食源性疾病流行病学调查

主　编　马晓晨　吴阳博　张晓媛

副主编　王同瑜　牛彦麟　姜金茹

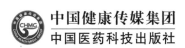

中国健康传媒集团

中国医药科技出版社

内 容 提 要

本书全面系统地介绍常见食源性疾病的致病因子，如细菌、有毒动植物及其毒素、有毒化学物质等；详细阐述食源性疾病暴发事件的流行病学调查方法，包括现场流行病学调查、食品卫生学调查、样品采集等；深入讲解食源性疾病实验室检测方法，为准确诊断提供技术支持；提供丰富的食源性疾病流行病学报告实例，以帮助读者更好地理解与实际应用。书中内容丰富，资料详实，将理论与实践相结合，为保障公众健康和食品安全提供有力的知识支撑，具有较高的实用价值。适合疾病预防控制机构从业人员和食品卫生相关专业技术人员参阅。

图书在版编目（CIP）数据

食源性疾病流行病学调查 / 马晓晨，吴阳博，张晓媛主编 . -- 北京：中国医药科技出版社，2025. 2.
ISBN 978-7-5214-5176-4

Ⅰ . R155.3

中国国家版本馆 CIP 数据核字第 2025KT3494 号

美术编辑　陈君杞
版式设计　也　在

出版　**中国健康传媒集团** | 中国医药科技出版社
地址　北京市海淀区文慧园北路甲 22 号
邮编　100082
电话　发行：010-62227427　邮购：010-62236938
网址　www.cmstp.com
规格　787×1092mm $^1/_{16}$
印张　17 $^1/_2$
字数　380 千字
版次　2025 年 2 月第 1 版
印次　2025 年 2 月第 1 次印刷
印刷　北京印刷集团有限责任公司
经销　全国各地新华书店
书号　ISBN 978-7-5214-5176-4
定价　**86.00 元**

获取新书信息、投稿、为图书纠错，请扫码联系我们。

编 委 会

前　言

　　食源性疾病是食品安全的主要问题之一，饮食方式的变化及不断出现的食品生产工艺和销售模式对食源性疾病防控提出了新的挑战。食源性疾病暴发事件不仅对消费者的健康造成威胁，也会对社会稳定和经济发展产生影响。成功的食源性疾病暴发调查是预防和控制食源性疾病的有效手段，对于进一步提高和完善食品安全管理具有重要意义。

　　食源性疾病暴发调查技术性强、涉及面广，常常需要多部门和多专业的人员共同参与，是疾病预防控制机构专业技术人员的基本技能。为提高基层专业技术人员能力，北京市疾病预防控制中心组织长期从事食品卫生、流行病学和实验室检验等相关领域的一线专业人员编写了本书。全书共分为七章，内容包括食源性疾病概述、常见食源性疾病、现场流行病学调查、食品卫生学调查、样品采集与实验室检测、调查报告的撰写等，并收集不同致病因子引起的典型案例。附录部分收录国内外常见食源性疾病诊断与判定标准。本书在坚持科学性的同时，又兼顾实用性，可作为基层疾病预防控制机构专业人员的培训教材，同时，也希望能给从事食品卫生专业的同仁带来一些启发和借鉴。

　　本书的编写历时一年，文稿几经互审和反复推敲，力求严谨、科学，但百密难免一疏，如有不当之处，恳请读者谅解并提出宝贵意见。

编者
2024 年 11 月

目　录

第一章

食源性疾病概述

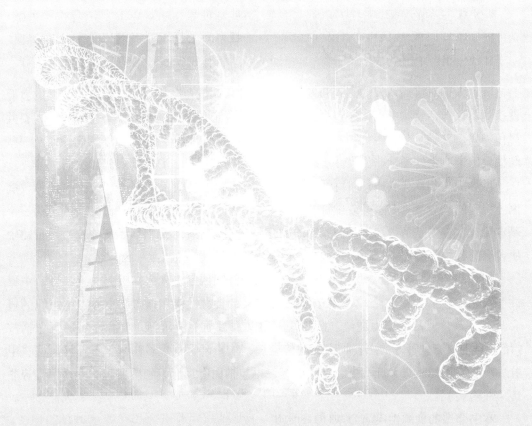

随着经济全球化和国际食品贸易的扩大，食品中的有害因素传播速度随之加快。危及人类健康的食品安全事件也屡屡发生，食品安全成为世界各国关注的热点。食源性疾病是食品安全的主要问题，是导致世界范围内人群发病和死亡的重要原因之一。2015年，世界卫生组织（WHO）首次估算了细菌、真菌毒素、病毒、寄生虫和化学物质等31种致病因子造成的食源性疾病负担，指出全球每年有多达6亿人或近1/10的人因食用受到污染的食品而患病，共造成42万人死亡，其中，5岁以下儿童12.5万人，几乎占食源性疾病死亡人数的30%。我国的食源性疾病发病情况也不容乐观，初步估计，每年约有2亿人次罹患食源性疾病，即平均每6.5人中就有1人因摄入受到污染的食品而罹患疾病。食源性疾病不仅会对人体健康造成威胁，还会对经济的发展和社会的和谐稳定产生巨大影响，预防和控制食源性疾病是世界各国普遍面临的问题。

第一节
食源性疾病的概念

一、食源性疾病的定义

随着人们对疾病认识的深入和发展，食源性疾病的范畴也在不断扩大。广义的食源性疾病不仅包括食物中毒，还包括经食物传播的肠道传染病、食源性寄生虫病、人畜共患传染病、食物过敏，由食物中有毒、有害污染物所引起的慢性中毒性疾病，以及一些与饮食因素有关的慢性非传染性疾病（如高血压、糖尿病、心血管疾病和肿瘤）等。

世界卫生组织（WHO）对食源性疾病的定义为通过摄入食物进入人体的各种致病因子引起的、通常具有感染或中毒性质的一类疾病。根据此定义，食源性疾病包括三个基本要素：食物是携带和传播病原物质的媒介；导致人体罹患疾病的病原物质是食物中所含有的各种致病因子；临床特征为急性、亚急性中毒或感染。

《食品安全法》将食源性疾病定义为食品中致病因素进入人体引起的感染性、中毒性等疾病，包括食物中毒。《食品安全法》定义的食源性疾病概念与世界卫生组织的概念基本一致，但范围更为宽泛。按照这一定义，目前一般认为，食源性疾病既包括按《传染病防治法》管理的由食物引起的传染病，如霍乱、痢疾、伤寒、布氏杆菌病、甲肝、戊肝、诺如病毒、旋毛虫、肝吸虫等，也包括由有毒有害物质引起的食物中毒等非传染性疾病。

本书介绍的食源性疾病与WHO的定义一致。

食物中毒是我国一直沿用的概念，是指摄入含有生物性、化学性有毒有害物质的食品或把有毒有害物质当作食品摄入后所出现的非传染性的急性、亚急性疾病。从这个概念可以看出，食物中毒主要强调三个特点：潜伏期较短，发病急剧，病程亦较短；中毒患者在相近的时间内均食用过某种共同的中毒食品，未食用者不中毒；停止食用中毒食品后，发病很快停止，一般无人与人之间的直接传染。目前，有学者认为，食源性疾病的概念已经代替食物中毒，食物中毒的概念已经不再使用。但实际上，食物中毒的概念作为食源性疾病的一部分仍然保留在《食品安全法》中。此外，食物中毒还有其特殊意义，一方面有些致病因素，如化学物质或者生物毒素引起的健康损害被称之为"中毒"而不是"病"，如亚硝酸盐中毒、肉毒毒素中毒、蘑菇中毒等；另一方面，食物中毒还体现了某些食源性疾病急性期的临床表现。

二、食源性疾病的致病因子

食源性疾病的致病因子多种多样，包括细菌及其毒素、病毒、寄生虫、有毒动物毒素、有毒植物毒素、真菌及其毒素，以及一些有毒化学物质。

（一）细菌及其毒素

细菌及其毒素是引起食源性疾病最重要的致病因素。细菌及其毒素可通过污染的食物进入人体而致病。细菌主要包括：非伤寒沙门氏菌、副溶血性弧菌、致泻大肠埃希氏菌、小肠结肠炎耶尔森菌、弯曲菌、金黄色葡萄球菌及其肠毒素、肉毒毒素、蜡样芽胞杆菌、单核细胞增生李斯特菌、克罗诺杆菌、产气荚膜梭菌等。

（二）病毒

可通过食物进入人体的病毒有轮状病毒、诺如病毒、甲型肝炎病毒、戊型肝炎病毒等。

（三）寄生虫

可引起食源性寄生虫病的有带绦虫及其囊尾蚴、旋毛虫、肝吸虫、肺吸虫、广州管圆线虫等。

（四）有毒动物及其毒素

有些动物体内含有天然毒素，如河鲀体内的河鲀毒素、某些海鱼体内的雪卡毒素、贝类中的石房蛤毒素等。除此之外，还包括动物性食物储存时产生的毒性物质，如青皮红肉鱼腐败时产生的组胺等。

（五）有毒植物及其毒素

有些植物体内含有天然毒素，如苦杏仁及木薯中的氰苷类、四季豆中的皂素、鲜黄花菜中的类秋水仙碱、发芽马铃薯中的龙葵素等。

（六）真菌及其毒素

真菌及其毒素引起的食源性疾病既包括误采、误食毒蘑菇引起的中毒，也包括由霉变甘蔗中毒及脱氧雪腐镰刀菌烯醇引起的中毒。

（七）有毒化学物质

可能污染食品的有毒化学物质主要有：金属及其化合物，如砷、铅、汞等化合物；农药，如有机磷、有机氯、氨基甲酸酯类等；工业用有毒物质，如甲醇、甲醛等。有毒化学物质引起的食源性疾病多是由于误食、误用，或者人为加入食品中引起。

三、食源性疾病流行病学特征

（一）地区性

绝大多数食源性疾病的发生有明显的地区性，如副溶血性弧菌食物中毒在我国沿海地区高发，肉毒毒素中毒主要发生在新疆、青海等地区，霉变甘蔗中毒多见于北方地区，毒蘑菇中毒多发生在云南、贵州等地区。随着我国统一大市场的形成，食品流通的范围越来越大，食源性疾病发病的地区性特点越来越不明显。

（二）季节性

食源性疾病发生的季节性特点与致病因子的种类有关，如细菌性食源性疾病一年四季均可发生，但以夏、秋季高发；病毒性食源性疾病在每年的12月至次年的3月出现发病高峰。蘑菇中毒和有毒植物中毒发生在夏、秋等雨水充沛的季节；化学性食源性疾病全年均可发生，季节性不显著。

（三）发生场所

国家食品安全风险评估中心对2003~2017年食源性疾病暴发监测系统的数据进行整理分析，发现食源性疾病事件发生的场所多见于家庭、餐饮经营单位和集体食堂，分别占45.25%、21.84%和17.91%。发生在家庭的食源性疾病事件导致的死亡人数最多，2003~2017年，占85.24%；发生在集体食堂的食源性疾病事件导致的发病人数最多，占总人数的35.02%。

食源性疾病的发病现状

一、食源性疾病发病状况评估方法

食源性疾病的致病因子众多，不同的食源性疾病临床表现不同，确定食源性疾病的总体发病率有很大的挑战性。许多国家采用强化的疾病监测方法为评估食源性疾病引起的发病、住院和死亡状况提供了基础数据。常规的被动监测系统依赖于患者是否就诊、是否能够获取患者生物样本、是否开展病原体的检测，以及最终实验室诊断出的病例是否报告给监测系统等因素。据 WHO 报告，食源性疾病的实际病例数要比监测报告的病例数多 300~500 倍，报告的发病率不到实际发病率的 10%。因此，监测系统报告的病例数是实际病例数的"冰山一角"。

疾病负担金字塔法是估计已知食源性病原体的发病率的常用方法。该方法基于重建监测金字塔步骤，包括寻求医疗服务的患者比例、提交标本的比例、实验室针对特定病原体进行检测的频率、实验室检测的敏感性、监测系统漏报的频率。使用这些数据，疾病负担金字塔方法可以估计传统诊断中由于诊断不足和报告不足而漏诊的病例所占的比例。从实验室确诊的病例数进行推断，估计社区中的疾病病例总数。对每个监测步骤计算乘数，即比例的倒数进行推断。

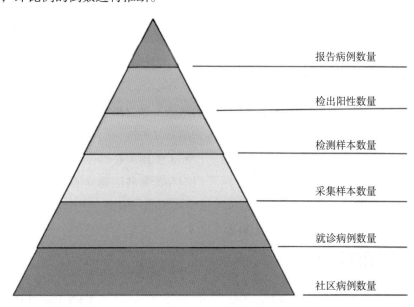

报告病例数量

检出阳性数量

检测样本数量

采集样本数量

就诊病例数量

社区病例数量

图 1.1　金字塔模型

二、国内外食源性疾病的发病现状

2015 年，世界卫生组织发布了全世界食源性疾病发病率和负担的估计，指出全世界有 6 亿食源性疾病病例和 42 万死亡病例。引起食源性疾病最常见的是诸如病毒、弯曲菌和非伤寒沙门氏菌。其他与食源性疾病死亡相关的主要病因还有伤寒沙门氏菌、猪肉绦虫、甲型肝炎病毒和黄曲霉毒素。另外，5 岁以下儿童食源性疾病负担的比例最大（40%）。

据美国疾病预防控制中心统计，美国每年食源性疾病发病数约达 4800 万人次、死亡 3000 人次，监测的 9 种食源性致病病原体造成每年约 6.5 亿~350 亿美元的经济损失。加拿大研究估计每年约有 400 万例食源性疾病病例，其中，因 30 种已知病原造成住院 4000 人，死亡 105 人；由未知病原导致住院 7600 人，死亡 133 人。荷兰每年食源性疾病造成的疾病费用达 4.68 亿欧元。法国估计有 23 种病原体引起约 75 万例食源性疾病病例。澳大利亚人平均每 5 年经历一次食源性疾病感染。

食源性疾病，尤其是微生物污染引起的细菌性食源性疾病也是当前我国食品安全面临的首要问题。国家食品安全风险评估中心调查研究发现，我国每年发生食源性疾病约为 2 亿人次，平均每 6.5 人中就有 1 人因摄入食源性致病菌污染食物而罹患疾病。毛雪丹等也对我国食源性疾病负担进行了估计，每年发病约 15984.1 万人次，其中，细菌性食源性疾病的病例数为 9411.7 万人；每年食源性疾病导致住院的病例数为 414.9 万人，其中，细菌性食源性疾病导致住院 335.7 万人次，死亡约 8530 人。

第三节
食源性疾病监测

食源性疾病监测是预防和控制食源性疾病的基础，是保障食品安全的有效措施。通过开展监测，可以评估疾病负担、早期识别疾病的暴发和流行、确定防控重点、制定预防措施和措施评价，并为深入研究提供线索。世界卫生组织在《全球食品安全战略》中提出了加强食源性疾病监测体系等方案。国际组织和世界各国建立了多个监测网络，以保障全球食品安全战略的实施，如 WHO、美国、欧洲部分国家、中国等。

一、世界卫生组织

全球食源性疾病网络（Global Foodborne Infections Net-work，GFN）是 WHO 帮助成员国提高食源性疾病识别、控制及预防能力建设项目。为了促进以实验室为基础的综合性监测，鼓励在人类健康、兽医和食品相关科学和部门间建立协作关系，从而提高各国识别、应对和预防食源性疾病及其他感染性肠道疾病的能力。2000 年，WHO 联合美国 CDC 及其他合作伙伴共同组建了全球沙门氏菌监测网（WHO Global Salm-Surv，GSS）。GSS 是 GFN 的前身，主要围绕非伤寒沙门氏菌引起的食源性疾病建立监测体系，以了解全球沙门氏菌的流行病学特征。目前，GFN 有 10 家权威机构为成员实验室提供指引和技术支持，在全球有 20 个培训基地，已为超过 130 个国家的微生物学家和流行病学家提供包括中文、英文等语言在内的 75 个培训课程。目前，GFN 监测的致病菌主要包括沙门氏菌、弯曲菌、志贺氏菌、大肠埃希氏菌、肉毒梭菌及霍乱弧菌，已收集超过 150 万株人源沙门氏菌及 40 万株非人源沙门氏菌。

二、美国

美国是世界上最早建立食源性疾病监测体系的国家，目前已建立的食源性疾病监测系统包括：食源性疾病主动监测系统、食源性疾病监测分子分型网络和国家抗生素耐药监测系统、食源性疾病暴发监测系统等。这些系统在了解食源性疾病的发生、发展及其影响因素，识别食源性疾病暴发事件，保证食品安全方面发挥着重要的作用。

（一）食源性疾病主动监测系统（FoodNet）

美国食源性疾病主动监测系统（Foodborne Diseases Active Surveillance Network，FoodNet）是由美国疾病预防控制中心、10 个州的卫生部门、美国农业部食品安全检验局（USDA FSIS），以及美国食品药品管理局（FDA）合作建立的。初建时，在美国的东、西、南、北、中部各选 1 个州作为监测点，目前已纳入 10 个州的 650 个实验室。FoodNet 的监测范围包括美国 15% 的人口，主要监测对象包括 7 种常见致病菌（沙门氏菌、志贺氏菌、致泻性大肠埃希氏菌、单增李斯特菌、耶尔森菌、空肠弯曲菌、致病性弧菌）和 2 种病原性寄生虫（隐孢子虫和环孢虫）。监测环节主要由 5 大部分组成，即实验室确诊病例调查、实验室基本情况调查、医生调查、人群调查和流行病学研究。对于每个报告的病例，FoodNet 收集人口统计学信息、住院情况和转归数据。自 2004 年以来，FoodNet 还收集了病例国际旅行及该病例是否与暴发疫情有关联的数据。FoodNet 的主要任务是评估美国食源性疾病负担和变化趋势、进行特定病原体引起食源性疾病的食物载体和环境设施调查等。如基于 2010 年监测数据，美国对国内食源性疾病负担进行了评估，发现美国每年有 140 万人感染非伤寒沙门氏菌，导致 1.5 万人住院和 400 人死亡，肠炎沙门氏菌感染病例占了所有沙门氏菌病例的 1/5；FoodNet 开展了多项专项调查，并及时对调查和研究结果汇总分析，发现了很多此前不为人知的引起食源性感染的源头，并在此基础上提出临床实验室和临床医生在监测中需要改进之处，进一步提高监测预警能力的措施建议。PulseNet 最近更新了检测病原体及确定引起暴发病原体的技术——全基因组测序（Whole Genome Sequencing，WGS），更好地了解食源性病原，为公共卫生科学家提供比以往更多的信息，提高调查人员将疾病病例与疾病暴发联系起来并确定常见致病病原体的能力。

（二）国家食源性疾病监测分子分型网络（PulseNet）

国家食源性疾病监测分子分型网络（National Molecular Subtyping Netwok For Fodborne Surveillance，PulseNet）始于 1996 年，是美国州和地方公共卫生实验室和食品监管机构的国家网络。该网络在全美各地方、州或领地，以及联邦均设有网络实验室，由美国 CDC 负责协调，FDA、USDA 下属 FSIS、国家公共卫生实验室网络（Association of Public Health Laboratories，APHL）同为成员单位。1999 年，加拿大的 6 个省级公共卫生实验室和联邦食品安全实验室也加入该监测网络系统。PulseNet 的目标是及早发现食源性疾病聚集病例，实现联邦、州、地方卫生部门，以及国际间同行的即时沟通，促进暴发的早期识别，帮助食品监管机构有针对性地实施问题食品的下架、召回等监管措施，从源头上控制和阻断后续的疾病发生和暴发，提高食品安全管理水平。目前，美国 50 个州的公共卫生实验室都有计算机与美国 CDC 的中央计算机实现联网，网络实验室使用标准化的 PFGE 分型方法（包括沙门氏菌、大肠埃希菌、霍乱弧菌、志贺氏菌、副溶血性弧菌、空肠弯曲菌和单增李斯特菌），在规定的时间内上传菌株的指纹图谱，建立 PulseNet 国家 PFGE 指纹图谱数据库，实现了与全国各地菌株指纹图谱的在线比较。PulseNet 的这项功能使食源性病原菌检测基本满足了准确和快速的要求，引起暴发的病原菌分离的时间由几天缩短为几小时，大大提高了调查人员的分析能力，甚至能快速发现全国范围内跨地区的相对较小规模的暴发事件。PulseNet 已成功应用于美国数百起食源性疾病暴发的调查和原因食品溯源，可以识别全美各州都有散发病例的暴发事件，甚至某一个州仅有 1 例病例，也可以通过该网络与暴发事件建立联系，为可靠地确定食源性疾病患者和可疑食品中分离致病菌的同源性提供了重要的手段。

（三）国家抗生素耐药监测系统（NARMS）

国家抗生素耐药监测系统（National Antimicrobial Resistance Monitoring System，NARMS）始于 1996 年，是由美国疾病预防控制中心、美国食品药品监督管理局及美国农业部共同建立。该网络通过系统性地收集、分析和及时报告来自人的临床生物样本、零售肉类及患病动物食品的抗生素耐药信息，构建了一个全面且多维度的细菌耐药性监测体系。NARMS 的监测数据不仅可以揭示食源性致病菌耐药性的发展趋势和分布模式，还有助于及时发现新的或正在出现的耐药性威胁，为制定针对性的防控策略提供信息支持。监测系统规定统一采用肉汤微量稀释法测定 14 种抗生素（阿米卡星、庆大霉素、链霉素、氨苄西林、阿莫西林 / 克拉维酸、头孢替福、头孢曲松、头孢西丁、磺胺甲噁唑 / 磺胺噁唑、甲氧苄啶 / 磺胺甲噁唑、氯霉素、环丙沙星、萘啶酸和四环素）的最低抑菌浓度来表示致病菌的耐药性。

（四）食源性疾病暴发监测系统（FDOSS）

食源性疾病暴发监测系统（Foodborne Disease Outbreak Surveiliance System，FDOSS）于 1973 年建立，其目的是收集美国由食物传播的肠道疾病暴发的报告。州和地方公共卫生机构向疾病控制与预防中心提交报告，报告收集食源性疾病暴发事件发生日期、地点、患者数、病例症状及特征、食品加工的场所、食品运输工具和导致每次暴发的确定病原体（毒素及化学物质）的信息。美国 CDC 利用这些确定的暴发信息来更好地了解细菌、食物、环境和导致疾病暴发的因素（如食物在合适的温度储存），还可以利用这些信息确定新出现的食源性疾病致病因素，并制定暴发疫情的预防控制措施。

三、欧洲

（一）欧洲食源性和水源性疾病及动物源疾病监测网络（Enter-Net）

欧洲食源性和水源性疾病及动物源疾病监测网络（European Food and Waterborne Diseases and Zoonoses Network，Enter-Net）是一个多层次的防御体系，不仅囊括了各国自身的监测系统，还通过欧洲层面的协同机制，共同筑起了一道保护公众健康与安全的屏障，以抵御食源性疾病的潜在威胁。建立之初，Enter-Net 主要聚焦于沙门氏菌及大肠埃希氏菌的监测工作。Enter-Net 的目的是建立并维护一个肠道细菌病原体的国际数据库，为制定肠道疾病暴发干预战略提供数据；为迅速传播并可能具有国际影响的暴发事件提供线索；识别和调查国际暴发疫情，并通过适当的国家机构为干预战略作贡献。鉴于沙门氏菌在动物和人类感染中的主导地位，欧洲各国进一步联手，构建了 Salm-gene（Salmonella-Gene）网络，旨在为监测工作提供统一、高效的分子分型方法。该监测网络利用已建立的沙门氏菌分子分型方法，结合细菌 DNA 指纹图谱的传输，丰富 Enter-net 沙门氏菌数据库。2007 年，该网络的管理职责从英国健康保护局移交至欧洲疾病预防控制中心（ECDC），并更名为 FWD-Net。如今，FWD-Net 的监测范围已大幅扩展，覆盖了 21 种可通过食物、水源传播的或人畜共患病原菌，其成员国数量也增加至 30 个。

（二）欧洲耐药菌监测网络（EARS-Net）

欧洲耐药菌监测网络（European Antimicrobial Resistance Surveillance Network，EARS-Net）涵盖人类、动物以及环境的抗生素耐药病原菌的监控，是为了应对耐药菌给公共卫生带来的挑战，从同一健康的角度建立的。其前身是 1998 年建立的欧洲抗生素耐药监测系统（European Antimicrobial Resistance Surveillance System，EARSS）。EARSS

最初由欧洲委员会卫生和消费者事务总局以及荷兰卫生、福利和体育部资助。该网络稳步发展，并囊括越来越多的欧洲国家。2010年1月1日，EARSS的管理和协调移交给欧洲疾病预防控制中心（European Centre for Disease Prevention and Control，ECDC）。该网络更名为"欧洲抗生素耐药监测系统"。EARS-Net收集由会员国指定代表向ECDC报告的地方和临床实验室的常规抗生素敏感性数据。这些数据来源于国家抗生素耐药监测行动和/或实验室网络。欧洲抗生素耐药监测网络是欧洲最大的由公共资助的抗生素耐药监测系统。该系统收集具有可比性、代表性和准确的抗生素耐药数据，用以分析欧洲抗生素耐药性的时空趋势，为政策决策提供及时的抗生素耐药数据；鼓励实施、维持和改进国家抗生素耐药监测规划。

（三）丹麦抗生素耐药综合监测和研究规划（DANMAP）

丹麦抗生素耐药综合监测和研究规划（Danish Integrated Antimicrobial Resistance Monitoring and Research Programme，DANMAP）系统于1995年由丹麦卫生部、丹麦兽医和食品管理局，以及丹麦食品、农业和渔业部联合建立，是一个旨在监测动物、食品和人类耐药菌发展趋势的综合性网络。DANMAP监测来自动物、食物和人类的细菌的耐药性趋势，监测抗生素的消费，确定消费与耐药性发生之间的关系，并建立从动物到人类的耐药性传播模型。DANMAP是收集动物和人类病原体、人畜共患细菌和指示细菌等代表性细菌分离株信息的监测系统。对于食用动物、患病种群和健康种群都进行了研究。对来自所有三个种群储存库的分离株进行检查，以确定它们对一组基本抗生素的敏感性，从而可以比较储存库中的耐药水平。

四、中国

我国从2010年全面启动食源性疾病监测工作，逐步构建以被动报告为基础，主动监测为补充的食源性疾病监测体系，包括食源性疾病病例报告、食源性疾病主动监测、食源性疾病致病菌分子溯源网络、食源性疾病暴发报告等。

（一）食源性疾病病例报告

食源性疾病病例报告系统是以医疗机构报告为基础的被动报告系统。医疗机构发现疑似食源性疾病病例、食源性疾病确诊病例时，要及时采集患者症状与体征信息、饮食暴露史、临床检查结果、临床诊断等个案信息并进行上报，其目的是通过对个案病例信息的主动采集、汇总和分析，及时发现食源性疾病聚集性病例，提高食源性疾病暴发和食品安全隐患的早期识别、预警与防控能力。公共卫生机构定期对个案信息进行综合和关联性分析，发现可疑聚集性病例与食品生产经营活动相关时，要及时向相关部门进行报告。

（二）食源性疾病主动监测系统

食源性疾病主动监测是一种以实验室为基础的病原学监测。监测机构采集腹泻病例（每日排便≥3次，且粪便性状异常，如稀水样便、黏液便或脓血便等）的粪便标本，开展沙门氏菌、副溶血性弧菌、志贺氏菌、致泻性大肠埃希氏菌和诺如病毒等病原体的检测，检测结果通过食源性疾病主动监测系统报告，阳性菌株上送到公共卫生机构。食源性疾病主动监测的目的是掌握主要食源性病原体的流行特征和变化趋势。

（三）食源性疾病分子溯源系统

食源性疾病分子溯源系统（National Molecular Tracing Network For Foodborne Disease，TraNet）是依托各级公共卫生机构建立的基因分型电子化系统。公共卫生机构对食源性疾病主动监测分离到的阳性菌株进行分子分型，分子分型的结果上传到 TraNet 国家数据库，实现了数据的快速共享和高效利用。此外，TraNet 还具备提交血清型分型、抗生素耐药性等数据的功能，为全面评估食源性疾病风险提供了有力支持。通过对食源性致病菌分离株进行分子分型的聚类分析发现可能的聚集性病例，结合流行病学调查发现散在的食源性疾病暴发。

（四）食源性疾病暴发监测系统

食源性疾病暴发监测是一个事后信息收集系统，由各级公共卫生机构对经流行病学调查确认的食源性疾病暴发事件信息进行收集和归因分析，掌握食源性疾病暴发事件的高危食品和危险因素分布，为预防食源性疾病提供依据。食源性疾病暴发监测信息收集的范围为所有发病人数在 2 人及以上，或死亡 1 人及以上的食源性疾病暴发事件。收集信息包括发生时间、发生区域、暴发场所、发病人数、死亡人数、主要临床症状、可疑食品、可疑食品来源场所和致病因子等。

（五）突发公共卫生事件管理信息系统

突发公共卫生事件管理信息系统是 2003 年建立的突发公共卫生事件的管理系统。该系统要求对以下事件进行报告：一次食物中毒人数超过 30 人或出现死亡病例的事件；地区性或全国性重要活动期间发生食物中毒，一次中毒人数超过 5 人或出现死亡病例；学校、幼儿园、建筑工地等集体单位发生食物中毒，一次中毒人数超过 5 人或出现死亡病例。与食源性暴发监测不同的是，该系统为事件管理系统，除要求报告结案报告外，还要按照调查处理进度上报初步报告和进程报告，以便及时掌握事件进展，指导事件的调查处置。

（六）食源性疾病专病监测

食源性疾病专病监测是针对新发或危害严重的单病种食源性疾病开展监测。专病监测通常是综合的监测，除了进行病例的报告外，还要开展病原学的监测、分子分型，以及危险因素的调查和有针对性的健康教育等。目前，我国主要开展了针对李斯特菌病、弯曲菌病和婴幼儿克罗诺杆菌病的专项监测。

第四节
食源性疾病暴发

一、食源性疾病暴发及相关概念

（一）食源性疾病暴发

WHO 对食源性疾病暴发的定义为某种食源性疾病的观察病例数超过预期病例数或出现 2 例或以上相似的食源性疾病病例，并由食用相同食物而引起。美国食源性疾病暴发应对促进委员会认为食源性疾病暴发是指出现 2 个或多个患有类似疾病的病例，调查显示这些病例为同源暴露，并且认为只有通过系统的调查才能确定病例聚集是否为暴发。我国食源性疾病暴发监测的内容为所有发病人数在 2 人及 2 人以上，或死亡 1 人及以上的食源性疾病暴发事件。

（二）食品安全事故

食品安全事故是指食物中毒、食源性疾病、食品污染等源于食品，对人体健康有危害或者可能有危害的事故。食源性疾病暴发是食品安全事故的主要呈现形式，《国家食品安全事故应急预案》将食品安全事故分为四级，即特别重大食品安全事故、重大食品安全事故、较大食品安全事故和一般食品安全事故。发病人数是食品安全事故的等级评估的重要指标。

二、食源性疾病暴发信息来源

（一）消费者

消费者往往是提供食源性疾病暴发信息的第一人。参加特定集体活动或在餐饮单位就餐的消费者怀疑自己出现的症状与就餐有关时往往向监管部门投诉。社区中受感染的人群通过市民热线等投诉系统向食品安全监管部门报告他们怀疑的食源性疾病。这些消费者投诉可以帮助发现一些局域性食源性疾病暴发。

投诉不依赖病原体的确认，可以识别已知/不明原因导致的暴发，是发现非法定报告病原体或新发病原体较好的方法之一。国外研究发现：仅是消费者投诉事件中就有79%确认是食源性疾病暴发。同时，因为投诉报告无需实验室检测和相关报告流程，因此识别事件的速度比较快。但投诉报告也有一些局限性。个人投诉的疾病可能是，也可能不是食源性的，疾病的表现可能典型，也可能不典型。对于一起真正的暴发事件，无法确认致病病原体就有可能造成病例的错误分类，从而难以识别暴发和暴露之间的关联。

（二）媒体

媒体通常对食源性疾病暴发的报告非常感兴趣，可能投入大量资源来"捕捉"食源性疾病暴发的新闻。自媒体的快速发展让信息的传播越来越快，如微信、微博和论坛可以发现许多暴发线索，开展针对食源性疾病暴发的舆情监测是获取暴发信息的有效手段。然而，媒体报道的不准确有时是难以避免的，有时不能客观反映真实情况，应当加以核查和证实，以免引起不必要的恐慌。

（三）疾病监测

疾病监测是发现食源性疾病暴发的有效手段。临床医生在诊疗过程中发现其接诊的患者符合食源性疾病监测对象的定义时，将病例上报到监测系统中，疾病监测系统即开始发挥作用。医疗机构向实验室转送标本开展相应的检测，并确定致病因子的种类，开展针对性的治疗。病例信息被报送给公共卫生部门后，该疾病的信息会与其他相似病例报告进行对比，通过将分散的个案信息进行整合分析，可以识别病例的聚集性，这些聚集可能就是由被污染的食物引起的暴发。

（四）其他来源

其他信息来源也可以提示公共卫生机构可能的食源性疾病暴发，例如集体单位、学校或幼儿园因病缺勤/缺课人员的增多，药店药物（如治疗腹泻药物）销售增加，消费者向食品安全监督部门投诉增加、中毒控制中心接到的电话增多、救护车派遣量增多等等。此外，环境危险因素监测发现人群暴露风险增加，如生活饮用水的污染或流通的食品受到污染，则可能发生暴发。

三、国外食源性疾病暴发调查现状

食源性疾病暴发的调查与控制需要医疗机构、公共卫生机构、食品安全监管等多部门的参与。完善的暴发调查需要临床医学、流行病学、实验医学、食品微生物与化学检测、食品安全危害控制、风险交流与管理等专业的技术支持。为了更好的开展食源性疾病暴发调查工作，WHO 和很多国家都制定了食源性疾病暴发调查指南。

（一）WHO

WHO 于 2008 年编写了《食源性疾病暴发：调查和控制指南（Foodborne Disease Outbreaks：Guidelines for Investigation and Control）》，对食源性疾病暴发调查与控制的基本准则和各相关工作的具体内容和程序作了详尽描述和讲解。指南提出了应对食源性疾病暴发时的实用准则，包括：

①情况的初步评估；

②沟通；

③描述流行病学；

④食品和环境调查；

⑤分析和解释；

⑥控制措施；

⑦进一步研究。

WHO 认为，暴发调查和管理的责任因国家而异，并根据若干因素而异，包括疫情的性质和规模、疫情对公众健康的重要性及其经济影响。食源性疾病暴发调查和控制的成功取决于快速和负责任的工作。当疫情发生时，参与调查的所有人员必须清楚地了解采取行动的过程。食源性疾病暴发调查的标准步骤包括：

①确定暴发的存在；

②确定诊断；

③确定病例和病例数；

④确定高危人群；

⑤描述流行病学；

⑥提出假设；

⑦验证假设；

⑧必要时进行更多的流行病学、环境和实验室研究；

⑨实施控制和预防措施；

⑩交流结果。

对食源性疾病暴发进行调查，以防止正在发生的疾病传播和将来发生的类似暴发。

疫情的规模可从局部暴发的少量轻度疾病相关病例到全国或国际暴发的严重疾病，涉及从各级动员公共卫生资源。无论规模如何，对食源性疾病暴发的全面调查通常应包括：

①流行病学调查；

②环境及食物调查；

③实验室检测。

（二）美国

美国在2006年成立了食源性疾病暴发应对促进委员会（The Council to Improve Foodborne Disease Outbreak Response，CIFOR），建立规范的程序来提升食源性疾病暴发的调查和控制能力。CIFOR发布的《食源性疾病暴发应对指南》提出了暴发调查的一些标准步骤，包括：计划和准备、监测和暴发识别、病例聚集性和暴发调查、控制措施。与WHO一致，暴发调查的基本内容包括流行病学调查、环境卫生学调查和实验室检测三个部分。在暴发调查中，CIFOR具体规定了与群体活动或食品企业相关的暴发调查和通过特定病原体监测识别的暴发调查的重点。以下为与群体活动或食品企业相关的暴发调查的重点：

1. 流行病学调查

（1）确认致病因子

①联系医疗卫生机构就诊的病例；

②访谈病例，描述症状、潜伏期和病程特征；

③采集病例的粪便标本；

④确定症状、潜伏期和病程是否提示某种可能的病原体；

⑤基于病例的确诊和临床表现建立病例定义。

（2）确定高危人群并判断暴发的规模和范围

①从活动组织者处获取参与了相关活动的人员名单，可能的话，获取在暴发期间光顾过该食品企业的顾客名单；

②及时访谈活动参与者或企业顾客以确定时点罹患率；

③联系医疗卫生机构确认其他已就诊且符合病例定义的人员；

④若确认的致病因素属于报告范围的，需回顾近期上报病例以确定群体活动或食品企业的可能暴露因素。

（3）确认传播方式和载体

①对病例和对照或同时进餐的健康人群进行所有同源暴露的访谈；

②计算特定暴露因素的比值比；对已明确有暴露史的人员进行访谈以确定特定暴露因素的罹患率和相对危险度。

（4）确定污染源

结合描述性和分析性流行病学研究的结果建立暴发模型。

（5）确定病原体和环境影响因素

①总结信息找到确认的或疑似的因素和环境病原体；

②总结信息找到确认的或疑似的病因食物载体。

（6）确定持续传播风险和采取措施的必要性

①以病原体、潜伏期和二次传播的潜在可能性为基础，绘制流行曲线并评估流行进程；

②确定是否仍有新病例发生；

③如果暴发仍持续存在，应与环境卫生专家合作，审查可能的控制措施是否有效。

2. 环境卫生学调查

（1）确定致病因子

①访谈企业管理层以确定其是否注意到任何可能导致食源性疾病的患病员工或环境因素；

②调查员工是否患病；

③采集患病员工或所有员工的粪便标本；

④采集并储存相关和涉事食物及原料样本；

⑤确定场所或食物是否提示了可能的病原体。

（2）确定高危人群并判断暴发的规模和范围

获取食品企业的订单、信用卡帐单、外卖食品定单收据、企业订餐的目录、参与了活动的客人名单。可能的话，通过电子化途径获取这些信息。

（3）确认传播方式和载体

①获得活动或食品企业的菜单；

②访谈员工以明确食品加工职责；

③重建可疑餐次或涉事食物的流程图；

④确认环境影响因素；

⑤采集涉事食物样本；

⑥从食物接触表面或环境中可能的病原体富集库采集样品。

（4）确定污染源

①访谈员工以确认食品加工职责；

②重建可疑餐次或涉事食物的流程图；

③评估食物流程图，以找出在食物加工和服务环节可能发生的污染事件；

④如果在食物加工和服务环节没有发现污染事件，则要从配送环节追溯涉事食物原料的来源，直到发现污染的环节为止；如果在配送过程依然未能发现污染事件，则要追溯到原料生产的过程。

（5）确定病原体和环境影响因素

评价环境调查结果，结合病原体鉴定和流行病学调查结果，确认最可能导致暴发的环境因素。

（6）确定持续传播风险和采取措施的必要性

①采取控制措施防止更进一步的暴露；

②确认所有存在传播疾病风险的员工已经按要求调离或隔离；

③确认可能被污染的食物已经得到妥善处理；

④确认食物接触表面和环境中可能的病原体隐患已经被充分清洗消除；

⑤对员工开展安全食物加工处理的培训；依据预防控制措施合理修改食物生产和加工工艺；

⑥如果以上这些措施不能验证有效，还要考虑另外的控制措施；如果有进一步的暴露风险，应向公众发布警示或关闭企业。

3. 公共卫生实验室检测

（1）确认致病因子

①联系可能已经对病例标本进行了初始培养的临床实验室并收集标本；

②检测粪便标本以确认病原体；

③检测涉事食物样本以确定病原体；

④在收到分离株后，尽快全部分型；

（2）确定高危人群并判断暴发的规模和范围

联系临床实验室，确认是否还有正在培养的额外的粪便标本；

（3）确认传播方式和载体

①检测涉事食物和环境样本以确认病原体；

②收到样品后尽快对病原体分离株进行分型；

③开展应用性食品安全研究，以确定病原体在可疑载体中存活和增殖的能力，以及作为载体的食物被污染的原因。

（4）确定污染源

①评价暴发相关的所有细菌培养结果，以发现临床标本、食物样本和环境样本病原体分离株间可能的关联性；

②开展应用性食品安全研究，以确定食物载体被污染的原因。

（5）确定病原体和环境影响因素

总结临床标本、食物样本和环境样本的细菌培养结果。

（6）确定持续传播风险和采取措施的必要性

对已完成的和正在进行的细菌培养结果进行评估，以识别造成疾病持续传播的可能环节。

（三）中国

中国在2010年制定了《食品安全事故流行病学调查规范》和《食品安全事故流行

病学调查指南》，调查指南明确食品安全事故流行病学调查包括人群流行病学调查、危害因素调查和实验室检测三部分。

1. 人群流行病学调查

①制订病例定义，开展病例搜索；

②统一个案调查方法，开展个案调查；

③采集有关标本和样品；

④描述发病人群、发病时间和发病地区分布特征；

⑤初步判断事故可疑致病因素、可疑餐次和可疑食品；

⑥根据调查需要，开展病例对照研究或队列研究；

⑦人群流行病学调查结果可以判定事故有关因素的，应当及时作出事故流行病学调查结论。

2. 危害因素调查

①访谈相关人员，查阅有关资料，获取就餐环境、可疑食品、食品配方、加工工艺流程、生产；

②经营过程危害因素控制、生产经营记录、从业人员健康状况等信息；

③现场调查可疑食品的原料、生产加工、储存、运输、销售、食用等过程中的相关危害因素；

④采集可疑食品、原料、半成品、环境样品等，以及相关从业人员生物标本。

3. 实验室检测

①送检标本和样品应当由调查员提供检验项目和样品相关信息，由具备检验能力的技术机构检验。标本和样品应当尽可能在采集后 24 小时内进行检验。

②实验室应当妥善保存标本和样品，并按照规定期限留样。

③按照相关检验工作规范的规定，及时完成检验，出具检验报告，对检验结果负责。

参考文献

［1］孙长颢．营养与食品卫生学［M］．北京：人民卫生出版社，2012．

［2］Christine E.R. Dodd，Tim Aldsworth，Richard A. Stein 等．食源性疾病：第三版［M］．北京：中国轻工业出版社，2021．4.

［3］黄琼，郭云昌．食源性疾病防治知识——医务人员读本［M］．北京：人民卫生出版社，2014．

［4］孙亮，陈江，章荣华．食源性疾病监测知识［M］．杭州：浙江工商大学出版社，2021．11.

［5］赵同刚，马会来．食品安全事故流行病学调查手册［M］．北京：法律出版社，2013．9.

［6］Scallan E，Hoekstra RM，Angulo FJ，et al. Foodborne Illness Acquired in the United States—Major Pathogens［J］．Emerg Infect Dis，2011，17（1）：7-15.

［7］Chen Y，Yan WX，Zhou YJ，et al. Burden of self-reported acute gastrointestinal illness in

China：a population-based survey［J］．BMC Public Health，2013（13）：456.

［8］陈君石．中国食品安全的过去、现在和将来［J］．中国食品卫生杂志，2019，31（4）：301-306.

［9］中国人民共和国第十二届全国人民代表大会常务委员会．中华人民共和国食品安全法［S］．2015-10-01.

［10］Torgerson PR，Devleesschauwer B，Praet N．et al．World Health Organization Estimates of the Global and Regional Disease Burden of 11 Foodborne Parasitic Diseases，2010：A Data Synthesis［J］．PLoS Med，2015，12（12）：e1001920.

［11］Havelaar AH，kirk MD，Torgerson PR et al．World Health Organization Global Estimates and Regional Comparisons of the Burden of Foodborne Disease in 2010［J］．PLoS Med，2015，12（12）：e1001923.

［12］冉陆，张静．全球食源性疾病监测及监测网络［J］．中国食品卫生杂志，2005，17（4）：封二，暗码3，暗码4，383.

［13］陈艳，严卫星．国内外急性胃肠炎和食源性疾病负担研究进展［J］．中国食品卫生杂志，2013，25（2）：190-193.

［14］毛雪丹，胡俊峰，刘秀梅．我国细菌性食源性疾病疾病负担的初步研究［J］．中国食品卫生杂志，2011，23（2）：132-136.

［15］Scharff RL．Economic burden from health losses due to foodborne illness in the United States［J］．Journal of food protection，2012，75（1）：123-131.

［16］Scallan E，Hoekstra RM，Mahon BE，et al．An assessment of the human health impact of seven leading foodborne pathogens in the United States using disability adjusted life years［J］．Epidemiology and infection，2015，143（13）：2795-2804.

［17］Flint JA，Van Duynhoven YT，Angulo FJ，et al．Estimating the burden of acute gastroenteritis，foodborne disease，and pathogens commonly transmittedby food：an international review［J］．Clinical Infectious Diseases，2005，41：698-704.

［18］Hall G，Kirk M，Becker N，et al．Estimating foodborne gastroenteritis，Australia［J］．Emerging InfectiousDisease，2005，11：1257-1264.

［19］Havelaar AH，Kirk MD，Torgerson PR，et al．World Health Organization global estimates and regional comparisons of the burden of foodborne disease in 2010［J］．PloS Medicine，2015，12：e1001923.

［20］Thomas M，Murray R，Flockhart PK，et al．Estimates of the burden of foodborne illness in Canada for 30 speci．fied pathogens and unspecified agents，circa 2006［J］．Foodborne Pathogen Disease，2013，10：639-648.

［21］Li W，Pires SM，Liu Z，et al．Surveillance of foodborne disease outbreaks in China，2003-2017［J］．Food Control，2020，118：107359.

第二章

常见食源性疾病

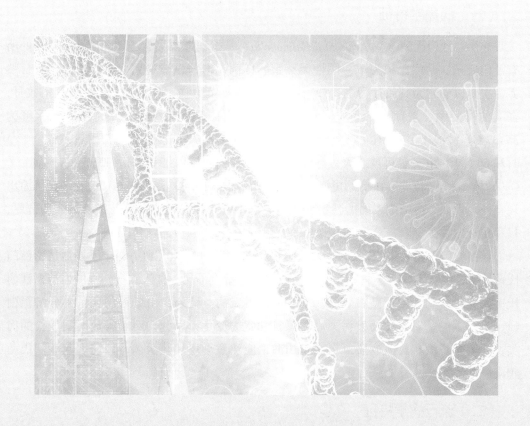

食源性疾病的致病因子众多，目前已经发现 250 多种，包括各种细菌及其毒素、病毒、寄生虫、有毒动植物及其毒素、真菌及其毒素以及一些有毒化学物质。不同致病因子引起的食源性疾病的临床表现不同，大部分食源性疾病会出现恶心、呕吐、腹泻、腹痛等消化系统症状。2019 年中华人民共和国国家卫生健康委员会印发的《食源性疾病监测报告工作规范（试行）》食源性疾病报告名录中规定了 33 种食源性疾病。本书重点介绍一些常见的食源性疾病。

第一节
微生物性食源性疾病

一、非伤寒沙门氏菌病

（一）病原学特征

非伤寒沙门氏菌（*Nontyphoidal Salmonella*）是指伤寒及甲、乙、丙副伤寒以外的所有沙门氏菌。沙门氏菌为革兰阴性无芽胞肠杆菌，本菌血清型繁多，广泛分布于自然界，主要以动物为其储存宿主。沙门氏菌对外界抵抗力强，在水和土壤中可存活数月，在人的粪便中可生存 1~2 个月。大部分沙门氏菌在 5~47℃生长，最适宜生长温度为 35~37℃。沙门氏菌在 pH 4~9 可生长，最适宜 pH 6.5~7.5。沙门氏菌不耐热，55℃ 1 小时和 60℃ 10~20 分钟可被杀灭，煮沸可立即杀死。沙门氏菌有三种主要抗原：H（鞭毛）、O（菌体）和 Vi 抗原。H 抗原可以以一种或两种形式出现，称为 1 相和 2 相。O 抗原出现在外膜表面，由细胞表面的特定糖序列决定。Vi 抗原是覆盖在 O 抗原上的表面抗原，仅存在于少数血清型。

导致沙门氏菌感染的食品中，细菌数量一般需要 10^7~10^9CFU/g，但不同血清型沙门氏菌致病性强弱不同，经食物摄入沙门氏菌的菌量也不同，食入致病性强的血清型沙门氏菌，如巴雷利沙门氏菌在 10^5~10^6CFU/g 即可发病。此外，由于沙门氏菌不分解蛋白质、不产生靛基质，食物被污染后无感官性状的变化，因此，对于存放时间较长的肉类，即使外观没有腐败变质，再次食用前也应注意彻底加热灭菌，以防引起沙门氏菌感染。

（二）流行病学特征

1. 季节性
全年均有发生，以 6~9 月发生最多。

2. 传染源

患者及带菌动物的粪便是主要的传染源。沙门氏菌在多种家畜（猪、牛、马、羊）、家禽（鸡、鸭、鹅）、鱼类、飞鸟、鼠类及野生动物的肠腔及内脏中均能检测到。鸡是沙门氏菌最大的宿主。致病食品以动物性食品为主，畜肉类、禽肉类及其制品、蛋类及其制品是传播沙门氏菌的最常见的食物载体。植物性食品多因储存不当或交叉污染引起感染。

3. 传播途径

本病主要通过粪 – 口途径传播。

（1）食物传播

通过进食受污染的食物，使用被污染的餐具等造成感染。蛋类被沙门氏菌污染有两个途径，一是卵巢内污染，即家禽卵巢内带有沙门氏菌，直接污染卵黄，在蛋壳尚未形成以前即被污染；二是家禽肠道和肛门腔带有沙门氏菌，蛋经泄殖腔由肛门排出时，蛋壳表面被沙门氏菌沾染，在适当条件下，沙门氏菌可通过蛋壳侵入蛋内，使蛋液带菌。奶与奶制品有时也带有沙门氏菌，多因挤奶时未严格遵守卫生操作制度而被污染，加上巴氏消毒不彻底，而引起该菌食物中毒。加工食品用具、容器或食品储存场所生熟不分，交叉污染，食用前未加热处理或加热不彻底是引起沙门氏菌感染最常见的原因。

（2）水源传播

通过动物和人的粪便污染水源。饮用此种污水可发生感染。如水源被污染或供水系统被污染，则可能导致水源性暴发流行。

（3）接触传播

医院内可因被污染的被服、医疗用具、工作人员的手、玩具、公用的水管、门把手等造成院内交叉感染，严重时甚至造成病房内暴发流行。

4. 人群易感性

人群对沙门氏菌普遍易感，任何年龄均可患病，免疫功能低下的人群，如幼儿、老年人，以及慢性疾病患者感染严重。

（三）发病机制

非伤寒沙门氏菌感染主要是摄入食物中含有大量活菌，对肠黏膜侵袭而引起感染型食物中毒。某些沙门氏菌，如鼠伤寒沙门氏菌、肠炎沙门氏菌所产生的肠毒素在导致食物中毒发生中亦起重要作用。

1. 感染

随食物进入肠道的沙门氏菌附着于小肠和结肠的肠黏膜上皮细胞并侵入黏膜下固有层，使肠黏膜出现充血、水肿、渗出等炎性病理变化。然后，经淋巴系统进入血循环而引起一过性菌血症的全身感染。大量菌体在肠系膜淋巴结和网状内皮细胞内被破坏，释放出菌体内毒素，从而引起机体各种中毒症状。沙门氏菌内毒素可引起发热（高热）、肠蠕动增加、血管运动神经麻痹、紧张度降低。

2. 毒素

肠炎沙门氏菌、鼠伤寒沙门氏菌可产生肠毒素，肠毒素激活小肠黏膜细胞膜上腺苷酸环化酶，改变小肠黏膜细胞对水及电解质的吸收，抑制小肠黏膜细胞对 Na^+ 的吸收，促进 Cl^- 的分泌，使 Na^+、Cl^- 和水在肠腔滞留而致腹泻。

（四）临床表现

潜伏期一般为 6~48 小时，最长可达 72 小时。临床表现以急性胃肠炎为主。前期症状为发热，体温一般在 38~40℃。开始表现为头痛、恶心、倦怠、全身酸痛、面色苍白等症状，随即出现腹泻、腹痛和呕吐，严重者可出现脱水。腹泻主要为黄色或黄绿色水样便，有恶臭，间有黏液或血便，一日数次至十余次。腹痛多在上腹部，伴有压痛。重症者可出现烦躁不安，昏迷谵妄、抽搐等神经症状，也可出现尿少、尿闭、呼吸困难、发绀、血压下降等循环衰竭症状，甚至休克，如不及时救治，可导致死亡。

（五）诊断与治疗

1. 诊断

一般根据该病的流行病学特点、临床表现和实验室检验结果进行诊断。具体可以参考《食源性疾病暴发诊断》（附录 2）、《感染性腹泻诊断标准》（WS 271–2007）、《食源性疾病判定及处置技术指南》（试行）（附录 1）、《食品安全事故流行病学调查技术指南》和《沙门氏菌食物中毒诊断标准及处理原则》（WS/T l3–1996）进行诊断。

2. 治疗

轻者多为自限性腹泻，以补充水分和电解质等对症处理为主，对重症、患菌血症和有并发症的患者，需用抗生素治疗，同时进行对症治疗。

（六）预防控制

非伤寒沙门氏菌病的预防以注意饮食卫生及加强肉类、蛋类的食品安全管理为主要措施。

1. 加强食品安全管理

加强对肉类、禽蛋类食品的卫生监督及家畜、家禽屠宰的卫生检疫和饮水消毒管理。防止肉类食品在储藏、运输、加工、烹调或销售等各个环节被沙门氏菌污染，特别要防止食品从业人员带菌者、带菌的容器污染。肉类食品加工处理前后，彻底清洗道具、砧板和手。生、熟食品处理和保存应该分开，避免交叉污染。食品从业人员发生腹泻，应及时就医，主动调离接触直接入口食品的岗位。

2. 注意饮食卫生

不吃病、死畜禽肉类，不喝生水。

影响沙门氏菌繁殖的主要因素是储存温度和时间。低温储存食品是控制沙门氏菌繁殖的重要措施。加工后的熟肉制品应尽快食用，或低温储存，并尽可能地缩短储存时间。

加热杀灭病原菌是防止食物中毒的关键措施，但必须达到有效的温度。食用的肉块重量应小于 1 kg，持续煮沸 2.5~3 小时进行加热，或应使肉块的深部温度至少达到 80℃，持续加热 12 分钟，使肉块的中心部位变为灰色且无血水，以便彻底杀灭肉类中可能存在的沙门氏菌并灭活毒素。禽蛋类需将整个蛋洗净后带壳煮或蒸，煮沸 8~10 分钟以上。

二、致泻性大肠埃希氏菌病

（一）病原学特征

大肠埃希氏菌（*Escherichia coli*）为革兰氏染色阴性杆菌，属肠杆菌科埃希菌属。大肠埃希氏菌分为致病性和非致病性，非致病性大肠埃希菌是肠道的正常菌群。致泻性大肠埃希氏菌存在于人和动物的肠道内，随粪便排出后污染水源、土壤。该菌在自然界的生存能力强，在土壤、水中可存活数月。本菌对热的抵抗力较其他肠道杆菌强，55℃ 60 分钟或 60℃ 15 分钟仍有部分细菌存活。根据发病机制、临床特征、流行病学特征、抗原血清型及细菌的毒力不同，可将致泻性大肠埃希氏菌分为以下 5 种。

1. 产肠毒性大肠埃希氏菌（ETEC）

产肠毒性大肠埃希氏菌为婴幼儿和旅行者腹泻的常见病原菌，可从水中和食物中分离到。产肠毒性大肠埃希氏菌的毒力因子为菌毛和毒素，毒素分耐热毒素（ST）和不耐热毒素（LT），菌株可单独产生 ST 或 LT，或同时产生两种毒素。LT 与霍乱肠毒素相似的功能，ST 能活化鸟苷酸环化酶引起小肠分泌功能亢进，产 LT 菌株引起的腹泻较多，且临床症状较严重。

2. 肠侵袭性大肠埃希氏菌（EIEC）

肠侵袭性大肠埃希氏菌全人群易感，具有类似于志贺氏菌侵入肠黏膜上皮细胞的能力，发病特点类似细菌性痢疾，因此该型别也称为志贺样大肠埃希氏菌。不同的是，EIEC 不像志贺氏菌能够产生肠毒素。EIEC 主要通过侵入小肠黏膜上皮细胞，在细胞内生长繁殖，引起肠壁的炎症、溃疡和肠道腹泻。

3. 肠致病性大肠埃希氏菌（EPEC）

肠致病性大肠埃希氏菌为引起流行性婴儿腹泻（持续性重度腹泻）的常见病原菌。肠致病性大肠埃希氏菌不产生肠毒素，不具有致病菌毛，主要通过表达黏附素（如成束菌毛、EspA 菌丝、紧密黏附素等）黏附于肠黏膜上皮细胞，并产生痢疾志贺样毒素。侵袭部位是十二指肠、空肠和回肠上段，引起黏膜刷状缘破坏、微绒毛萎缩、上皮细胞排列紊乱及功能受损，导致严重腹泻。

4. 肠出血性大肠埃希氏菌（EHEC）

细菌侵入肠道后，主要在十二指肠、空肠和回肠上段大量繁殖。STEC 不产生肠毒素，不具有黏附因子，不具有侵入细胞的能力，但可产生志贺样毒素，毒素的结构、作用与志贺菌产生的毒素相似，具有神经毒性、细胞毒性和肠毒性，有极强的致病性，引起上皮细胞脱落、肠道出血、肾远曲小管和集合管变性、内皮细胞损伤和血小板聚集。肠出血性大肠埃希氏菌是 1982 年首次在美国发现的引起出血性肠炎的病原菌，为STEC 中的一个亚型，临床表现为出血性结肠炎，引起剧烈的腹痛和便血，严重者出现溶血性尿毒症。人群普遍易感，以老人和儿童为主，且老人和儿童感染后症状往往较重。

5. 肠集聚性大肠埃希氏菌（EAEC）

肠集聚性大肠埃希氏菌不侵袭细胞，表达 4 种不同形态的菌毛，并通过这些菌毛特征性地聚集黏附于肠黏膜上皮细胞，形成砖状排列，阻止液体吸收，并产生毒素，常引起婴儿持续性腹泻、脱水，偶有血便。毒素为肠集聚耐热毒素和 α 溶血素。

（二）流行病学特征

1. 季节性

全年均可发生，以夏秋季发病为主。

2. 传染源

致病食品主要为被致泻性大肠埃希氏菌污染的各类熟肉制品，其次为蛋及蛋制品、奶制品等食品。

3. 传播途径

经口食入被致泻性大肠埃希氏菌导致的感染型疾病，传播因素包括水、食品、日常生活用品等，还可能通过接触患者或带菌者传播。

4. 易感人群

老年人和婴幼儿易感。

5. 流行特征

（1）ETEC

传染源主要为患者和带菌者，主要通过被污染的水体、食品、牛奶、饮料等经粪 – 口途径传播。可散发或暴发流行，多表现为"旅行者腹泻"。其临床表现多以腹痛、腹泻、恶心、低热为主，主要为水样便（粪便形似霍乱），少有血样便出现。腹泻常为自限性，一般 2~3 天即愈。营养不良者可达数周，也可反复发作。

（2）EIEC

以粪 – 口途径为主要传播方式，成人、儿童均可发病，因与志贺氏菌所致疾病相似，实际发病可能被低估。一般潜伏期为 8~36 小时，临床表现多为水样性腹泻，伴有肠鸣、腹痛、乏力、厌食等症状，部分患者还有恶心、发热等症状。

（3）EPEC

成人较少见。传播方式以粪－口途径和密切接触为主，人群普遍易感，但婴幼儿多见，为婴幼儿腹泻的主要病原菌，20% 左右的婴幼儿伴有上呼吸道感染的症状，病情可持续 2 周以上，有高度传染性，严重者可致死。

（4）EHEC

引起散发性或暴发性出血性结肠炎，可产生志贺毒素样细胞毒素。主要菌型是 O157:H7，还有 O26、O111 等。家禽和家畜为主要储存宿主和传染源，如牛、羊、猪等，其中，牛带菌率最高，患者和带菌者也是传染源之一。通过进食被污染的食物、水或与患者接触而传染，常见被污染的食物有牛肉、牛奶、牛肝、鸡肉、羊肉、蔬菜、水果等。人群普遍易感，各年龄段均可发病，体弱多病的老人及婴幼儿感染后易引起死亡。

（5）EAEC

以成人旅行者腹泻为主，病程较短（1~2 天），症状较轻，中度腹泻。与婴幼儿长期腹泻有关，其特征为病程长（＞ 14 天），有发热（体温＞ 38℃）、呕吐、血便等症状，很少引起大规模的食源性疾病暴发。

（三）发病机制

与致泻性大肠埃希氏菌的类型有关。肠致病性大肠埃希氏菌和肠侵袭性大肠埃希氏菌主要引起感染型中毒；肠产毒性大肠埃希氏菌、肠出血性大肠埃希氏菌和肠聚集性大肠埃希氏菌可引起毒素型中毒。

（四）临床表现

临床表现因致泻性大肠埃希氏菌的类型不同而有所不同，主要有以下三种类型。

1. 急性胃肠炎型

主要由肠产毒性大肠埃希氏菌引起，易感人群主要是婴幼儿和旅游者。潜伏期一般为 10~15 小时，短者 6 小时，长者 72 小时。临床症状为水样腹泻、腹痛、恶心，体温可达 38~40℃。

2. 急性菌痢型

主要由肠侵袭性大肠埃希氏菌和肠致病性大肠埃希氏菌引起。潜伏期一般为 4~87 小时，主要表现为血便或脓黏液血便、里急后重、腹痛、发热。病程 1~2 周。

3. 出血性肠炎型

主要由肠出血性大肠埃希氏菌引起。潜伏期一般为 3~4 天，主要表现多为突发性痉挛性腹痛，初为水样便，后为鲜血样粪便，偶有低热，伴有上呼吸道症状。严重者（如婴幼儿或老年人）可并发溶血性尿毒综合征，血栓性血小板减少性紫癜，导致死亡，病死率为 3%~5%。

（五）诊断与治疗

1. 诊断

一般根据致泻性大肠埃希氏菌各型相应的流行病学特点、临床表现和实验室检验结果进行诊断。可以参考《食源性疾病暴发诊断》、《感染性腹泻诊断标准》（WS 271-2007）、《食源性疾病判定及处置技术指南》（试行）、《食品安全事故流行病学调查技术指南》和《病原性大肠埃希氏菌食物中毒诊断标准及处理原则》（WS/T 8-1996）进行诊断。

2. 治疗

主要是对症治疗和支持治疗，对部分重症患者应使用抗生素治疗。

（六）预防控制

不吃生的或加热不彻底的牛奶、肉等动物性食品。剩饭、剩菜食用前要彻底加热。放置食品时避免发生生熟交叉污染，养成良好的饮食卫生习惯。食品加工、生产企业，特别是餐饮业应保证食品加工、运输及销售的安全。

三、肉毒毒素中毒

（一）病原学特征

人类肉毒毒素中毒是由肉毒梭菌（*Clostridium botulinum*）引起的，发病患者数不多，但一旦得病，若不及时治疗，往往导致死亡。肉毒梭状芽胞杆菌为革兰氏染色阳性的厌氧菌，无荚膜，可产生芽胞，为腐生寄生菌，广泛分布于自然界，特别是土壤中。芽胞为卵圆形或圆筒形，位于菌体的端部或中央，芽胞大于菌体横径时，细菌呈现梭状。肉毒梭菌生长繁殖和产生毒素的适宜温度为 18~30℃。肉毒梭菌芽胞能耐高温，干热 180℃，5~15 分钟方能杀死。芽胞的抵抗力强，需在 180℃干热加热 5~15 分钟，或在 121℃高压蒸气加热 30 分钟，或在 100℃湿热加热 5 小时方可致死。

肉毒梭菌在厌氧环境中能产生一种独特的神经麻痹毒素，即肉毒毒素。肉毒毒素是一种特殊的蛋白质，其性质稳定，毒力比氰化钾大 1 万多倍，比响尾蛇毒素毒力高 10万倍，是现今已知化学毒物和细菌毒素中毒性最强的一种。肉毒毒素是一种毒性很强的神经毒素，对人的致死量为 10^{-9}mg/（kg·bw）。肉毒毒素在人体消化酶、酸和低温环境中稳定，但对碱和热敏感。在正常的胃液中，24 小时不能将其破坏，可以被胃肠道吸收。根据毒素抗原结构的不同，可分为 A、B、C、D、E、F、G 七个型别。人类肉毒毒素中毒主要由 A、B、E、F 型所引起，我国以 A、B 型为主，E 型仅部分地区有报道，C、D 型主要引起动物疾病。食盐能抑制芽胞的形成和毒素的产生，但不能破坏已形成的毒素。提高食品的酸度也能抑制肉毒梭菌的生长和毒素的形成。

（二）流行病学特征

1. 季节性
一年四季均可发生。

2. 传染源
肉毒梭菌广泛分布于自然界中，水和土壤中存在芽胞是造成食物污染的主要来源。我国肉毒毒素中毒多发地区的土壤中肉毒梭菌的检出率高达 20%，中毒事件暴发的地理分布与肉毒梭菌在土壤中的分布是一致的。引起肉毒毒素中毒的常见食品因人们的饮食习惯和膳食组成的不同而有所区别，主要以豆谷类发酵食品和肉制品为主，如臭豆腐、豆瓣酱、豆豉、面酱、火腿肠、风干牛肉等。中毒食品多数为家庭自制的熏制、腌制食品和各种罐头食品，以及植物性食品。肉毒毒素中毒在我国最早于 1958 年在新疆伊犁地区察布查尔县首次报告确诊病例，病因食品为当地居民习惯食用的一种自制米面发酵食品"米送乎乎"；在青海，主要为越冬密封保存的肉制品。在日本，90% 以上的肉毒梭菌食物中毒由家庭自制的鱼和鱼类制品引起。欧洲各国的中毒食物多为火腿、腊肠及其他肉类制品。美国主要为家庭自制的蔬菜、水果罐头、水产品及肉、乳制品。近些年，婴幼儿肉毒毒素中毒正引起人们注意，中毒多发生在 6 个月以下的婴儿，研究发现与婴儿食用蜂蜜、饴糖及砂糖等有关。

3. 传播途径
由带有肉毒梭菌或其芽胞的粪便、土壤、水污染畜禽肉、鱼肉、粮食菜等食物原料或食品，在其加工储存过程中于厌氧和适宜的温度条件下产生肉毒毒素，食用前未再进行高温加热，经口食入含肉毒毒素的食物导致感染。

4. 易感人群
人群普遍易感，婴幼儿（特别是 6 月龄以下者）更易发生。

（三）发病机制

肉毒梭菌污染食物后在适宜的条件下大量繁殖，并产生肉毒毒素，肉毒毒素进入人体后大部分在小肠上部被吸收。主要作用于中枢神经系统的脑神经核、神经肌肉的连接处及植物神经末梢，尤其是对运动神经与副交感神经有选择性作用。通过抑制神经末梢乙酰胆碱的释放，导致肌肉麻痹和神经功能障碍，但对知觉神经和交感神经无影响。

（四）临床表现

潜伏期一般为 12~36 小时，最短者 2 小时，长者 8~10 天或更长。潜伏期的长短与摄入毒素量、菌株型别、毒性和患者个体差异等因素有关。摄入量大者，潜伏期短、病程急。

临床表现以颅脑和脊髓的运动神经麻痹症状为主，胃肠道症状不明显。患者最先出现头痛、头晕、乏力等前驱症状，继而出现神经麻痹症状，主要表现为视力模糊、复视、上睑下垂、瞳孔散大、对光反射减退等眼部症状。同时或稍后出现舌硬，语言不清，咀嚼和吞咽困难，无力咳嗽，饮水呛咳，耳聋耳鸣，面肌麻痹而无表情，唾液分泌显著减少，引起强烈口渴，胃肠分泌降低造成顽固性便秘。患者颈软不能抬头，四肢瘫软不能站立。最后，可因呼吸肌神经麻痹引起呼吸衰竭或合并感染而死亡。本病治疗及时，多在 4~10 日内逐渐好转，呼吸、吞咽困难和语言障碍首先恢复，随之肌肉麻痹消失，但视力恢复较慢。本病愈后无任何后遗症。

婴儿肉毒中毒的主要症状为便秘、头颈部肌肉软弱、吮吸无力、吞咽困难、眼睑下垂、全身肌张力减退，可持续 8 周以上。重症者可因呼吸衰竭而死亡，大多数在 1~3 个月自然恢复。

（五）诊断与治疗

1. 诊断

一般根据肉毒毒素中毒的流行病学特点、特有的临床表现，并从患者的生物标本中检出 A、B、E、F 任意一型或复合型肉毒毒素，或者对患者的抗毒素治疗有效，可以确诊。可以参考《食源性疾病暴发诊断》、《肉毒梭菌食物中毒诊断标准及处理原则》（WS/T 83-1996）、《食源性疾病判定及处置技术指南》（试行）、《食品安全事故流行病学调查技术指南》进行诊断。

2. 治疗

（1）急救治疗：催吐、洗胃、导泻。

（2）对症和支持治疗。

（3）抗毒素治疗：早期使用多价抗肉毒毒素血清。抗毒素治疗是唯一的特效疗法，日本报道使用抗毒素治疗已将本病由原来 30% 的死亡率降为 4% 以下。国内由于广泛采用多价抗肉毒毒素血清治疗本病，病死率已降至 10% 以下。

（六）预防控制

1. 加强食品安全的管理

对食品原料进行彻底的清洁处理，以除去泥土和粪便。家庭制作发酵食品时，应彻底蒸煮原料，加热温度为 100℃，并持续 10~20 分钟，以破坏各型毒素。生产罐头食品时，要严格执行卫生规范，彻底灭菌。

2. 加强健康教育

加强食品安全教育，建议牧民改变肉类的储藏方式。

3. 食用或储存时控制好温度

加工后的食品应迅速冷却并在低温环境储存，避免再污染和在较高温度或缺氧条件下存放，防止毒素产生。食用前，对可疑食物进行彻底加热是破坏毒素，预防中毒发生的可靠措施。

四、葡萄球菌肠毒素中毒

（一）病原学特征

葡萄球菌（*Staphylococcus*）为革兰氏染色阳性球菌，多为需氧菌或兼性厌氧菌，显微镜下排列成葡萄串状。葡萄球菌属于微球菌科，人体内可检出 12 个菌种，包括表皮葡萄球菌、金黄色葡萄球菌等。葡萄球菌的抵抗能力较强，在干燥的环境中可生存数月。营养要求不高，在普通培养基上生长良好，在温度 5~47.8℃范围内均可生长，最适生长温度为 37℃。对盐和糖高度耐受，在含氯化钠 10%~15% 的培养基或在含糖浓度较高的食品中繁殖。

葡萄球菌的致病力强弱主要取决于其产生的毒素和侵袭性酶，可引起食物中毒的肠毒素是一种可溶性蛋白质，耐热，经 10℃煮沸 30 分钟不被破坏，也不受胰蛋白酶的影响。根据抗原性可分为 A、B、C1、C2、C3、D、E、F 共 8 个型别，其中，以 A 型肠毒素引起的食物中毒较多见，其次为 B、C 型和 D 型，F 型为引起毒性休克综合征的毒素。食物一旦被葡萄球菌污染并产生肠毒素后需煮沸 120 分钟方能被破坏，故一般烹调方法不能将其破坏，而易引起食物中毒。

金黄色葡萄球菌是引起食物中毒的常见菌种，50% 以上的金黄色葡萄球菌可产生肠毒素，对热具有较强的抵抗力，在 70℃时需 1 小时方可灭活。肠毒素的产生取决于温度、pH、营养条件、氧分压和培养时间等条件。含水分、淀粉或蛋白质丰富的食品，在 pH 6.0~8.0、温度 20℃以上、通风状况不良的环境中易产生肠毒素。能产生肠毒素的菌株凝固酶试验常呈阳性。多数金黄色葡萄球菌肠毒素能耐 100℃ 30 分钟，并能抵抗胃肠道中蛋白酶的水解。因此，若要完全破坏食物中的金黄色葡萄球菌肠毒素，需在 100℃ 加热至少 2 小时。

（二）流行病学特征

1. 季节性
葡萄球菌肠毒素中毒全年均有发生，一般以夏秋季多见。

2. 传染源
葡萄球菌广泛分布于自然界，在空气、水、灰尘，以及人和动物的排泄物中都可找到。人和动物是其主要宿主，50% 以上健康人的皮肤上都有金黄色葡萄球菌存在。因而，食品受其污染的机会很多。引起中毒的食品种类很多，主要是营养丰富且含水分较多的食品，如乳与乳制品、熟肉制品、蛋、鱼及其制品。近年来，由熟鸡、熟鸭制品引起的食物中毒事件增多。奶牛患化脓性乳腺炎或禽畜局部化脓时，可引起其他部位的污染。

3. 传播途径

带菌的食品加工人员的鼻咽部黏膜或手指污染食物是造成食源性疾病的主要原因。食品被葡萄球菌污染后，于20~37℃，经4~8小时葡萄球菌即可在食品中产生达到中毒剂量的肠毒素。经口食入带肠毒素的食品导致感染。一般情况下，在37℃以下，温度越高，产生肠毒素需要的时间越短；在20~37℃时，经4~8小时可产生毒素；在5~6℃时，需经过18天才可产生毒素。食物受污染的程度越严重，葡萄球菌繁殖越快，也越易形成毒素。此外，含蛋白质丰富，水分较多，同时又含有淀粉的食物，如奶油糕点、冰淇淋、冰棒、油煎荷包蛋等及含油脂较多的食物，受葡萄球菌污染后更易产生毒素。另外，食品在加工前本身带菌或在加工、运输、销售等过程中被葡萄球菌污染后，在较高温度下保存时间过长，也可能产生足以引起中毒的大量肠毒素。

4. 人群易感性

人群普遍易感。

（三）发病机制

摄入含金黄色葡萄球菌活菌而无肠毒素的食物不会引起食物中毒，摄入达到中毒剂量的肠毒素才会中毒。肠毒素作用于胃肠黏膜，引起充血、水肿，甚至糜烂等炎症变化及水与电解质代谢紊乱，出现腹泻，同时刺激迷走神经和交感神经腹腔丛到达呕吐中枢从而引起反射性呕吐。

（四）临床表现

发病快、起病急是本病的特点。潜伏期一般为2~6小时，短者半小时即可发病，长者6~7小时，极少超过8小时。主要症状为明显的胃肠道症状，剧烈恶心和反复呕吐，同时伴有上腹绞痛及腹泻等急性肠胃炎症状，以呕吐最为显著。呕吐物常含胆汁，或含血及黏液。剧烈吐泻可导致虚脱、肌痉挛及脱水。体温一般不高。严重者可有头痛、肌肉抽筋，严重时可引起短时间血压、脉搏的变化。病程一般较短，1~2天即可恢复，预后良好。儿童对肠毒素比成人更为敏感，因此其发病率高于成人，病情也较成人重。

（五）诊断与治疗

1. 诊断

一般根据流行病学特点、临床表现和从患者的生物标本和/或可疑食品标本中检出葡萄球菌或菌株经肠毒素检测证明是相同型别的肠毒素，或由可疑食品中检出葡萄球菌肠毒素或检出金黄色葡萄球菌浓度≥ 10^5 CFU/g（ml）进行诊断。可以参考《感染性腹泻诊断标准》（WS 271–2007）、《葡萄球菌食物中毒诊断标准及处理原则》（WS/T 80–1996）、《食源性疾病判定及处置技术指南》（试行）、《食品安全事故流行病学调查技术指南》、《食源性疾病暴发诊断》进行诊断。

2. 治疗

以补水和维持电解质平衡等对症治疗为主，一般不需用抗生素。对重症者或出现明显菌血症者，可根据药物敏感性试验结果采用有效的抗生素。

（六）预防控制

1. 防止葡萄球菌污染食物

（1）避免带菌人群对各种食物的污染

定期对食品加工人员、饮食从业人员、保育员进行健康检查，有手指化脓、化脓性咽炎、口腔疾病时应暂时调换工作。

（2）避免葡萄球菌对畜产品的污染

经常对奶牛进行兽医卫生检查，对患有乳腺炎、皮肤化脓性感染的奶牛应及时治疗。奶牛患化脓性乳腺炎时，其牛乳不能食用。在挤乳的过程中，要严格按照卫生要求操作，避免污染。

2. 防止肠毒素的形成

尽量缩短剩余饭菜的存放时间，食物最好冷藏，室温放置的时间不应超过 4 小时，尤其在气温较高的夏秋季节，食用前必须彻底加热。

五、副溶血性弧菌病

（一）病原学特征

副溶血性弧菌（*Vibrio para hemolyticus*）于 1951 年在日本首次被确定为食源性疾病的病原体，是一种嗜盐的革兰氏染色阴性杆菌，两端浓染，呈棒状、弧形和卵圆形等多形态，此为其特征之一。无芽胞，主要存在于近岸海水、海底沉积物，以及鱼、贝类等海产品中。副溶血性弧菌在 30~37℃、pH 7.4~8.2、含盐 3%~4% 的培养基上和食物中生长良好，而在无盐或含盐 10% 以上的培养基中均不生长。在 6%~8% 氯化钠培养基中生长良好，且在 3%~5% 时生长最好。最适生长温度为 30~37℃，生长 pH5.3~10.0，副溶血性弧菌繁殖一代时间约为 10 分钟，速度约为大肠埃希氏菌和志贺氏菌的 2 倍。

副溶血性弧菌对酸及温热敏感，在 1% 醋酸中 1 分钟即被杀死，但在实际调制食品时可能需 10 分钟以上才能杀死，60℃经 5 分钟、90℃经 1 分钟可将其杀死。在各种天然淡水中生存一般不超过 2 天，而在海水中则可存活 47 天以上。

副溶血性弧菌有 845 个血清型，主要通过 13 种耐热的菌体抗原（即 O 抗原）鉴定，而 7 种不耐热的包膜抗原（即 K 抗原）可用来辅助鉴定。其致病力可用神奈川（Kanagawa）试验来区分。该菌能使人或家兔的红细胞发生溶血，在血琼脂培养基上出现 B 溶血带，称为"神奈川试验"阳性。引起食物中毒的副溶血性弧菌 90% 为神奈川试验阳性，通常在 12 小时内出现症状。

副溶血性弧菌致病性包括溶血素、脂多糖、侵袭性和脲酶。溶血素是副溶血性弧菌致病的主要因素，目前研究较多的有不耐热溶血素（thermolabile hemolysin，TLH）、耐热溶血素（thermolabile direct hemolysin，TDH）和 TDH 相关溶血素（thermolabile direct hemolysin-related hemolysin，TRH）。TLH、TDH 和 TRH 分别由 *tlh*、*tdh* 和 *trh* 基因编码。*tdh* 和 *trh* 基因是副溶血性弧菌的毒力基因。环境分离株极少携带 *tdh* 或 *trh* 基因。

（二）流行病学特征

1. 季节性

大多发生于 5~11 月，高峰在 7~9 月。寒冷季节极少发生。

2. 地区性

发病呈世界性分布，沿海地区发病率较高。近年来，由于食品生产及流通的全球化、人们饮食方式的改变、食用生鲜海产品的人群和地域在不断增加（特别是在沿海省份）。

3. 传染源

主要经食物传播，致病食品为海产品（鱼、虾、蟹、贝类等）和直接或间接被本菌污染的其他食品。带鱼、黄鱼、乌贼、梭子蟹等海产品带菌率极高。被海水污染的食物、某些地区的淡水产品（如鲫鱼、鲤鱼等），以及被污染的含盐量较高的其他食物，如咸菜、咸肉、咸蛋等亦可带菌。主要是海产食品，其中以墨鱼、带鱼、黄花鱼、虾、蟹、贝、海蜇最为多见；其次为盐渍食品，如咸菜、腌制的畜禽类食品等。

4. 传播途径

经口食入含有副溶血性弧菌的食物导致的感染型食源性疾病。

（1）生食海产品

海鱼、贝壳类等海产品由于运输或储存不当，可导致副溶血性弧菌大量繁殖，迅速达到致病剂量。

（2）食物未烧熟煮透

烹调食物时，未烧熟煮透，加热不充分，容易产生副溶血性弧菌污染。

（3）交叉污染

若食品制作时，熟食被接触过生海产品的刀、砧板、容器等污染，熟食保管不善，一旦受到副溶血性弧菌污染，易大量繁殖，达到足以致病剂量。

5. 人群易感性

人群普遍易感。男、女、老、幼均可发病，但以青壮年为多，病后免疫力不强，可重复感染。

（三）发病机制

副溶血性弧菌感染主要为大量活菌侵入肠道及其所产生的耐热性溶血毒素对肠道的共同作用。摄入一定数量的致病性副溶血性弧菌数小时后，引起肠黏膜细胞及黏膜下炎症反应等病理病变，并可产生肠毒素及耐热性溶血毒素。大量的活菌及耐热型溶血毒素共同作用于肠道，引起急性胃肠道症状。TDH 和 TRH 通过影响肠道细胞的离子通道直接诱发腹泻。副溶血性弧菌的毒力机制目前仍不清楚，但已鉴定出很多可能的致病因子，如具有Ⅲ型分泌系统的菌能够破坏宿主细胞信号传导。

（四）临床表现

潜伏期一般为 10~24 小时，短者 2~4 小时，长者可达 48 小时。潜伏期长短与摄入食物的含菌量密切相关，含菌量多，则潜伏期短。发病急骤，主要临床表现为上腹部阵发性绞痛或胃痉挛，继而腹泻，每天 5~10 次。粪便为水样或糊状，少数有黏液或黏血，约 15% 的患者出现洗肉水样血水便，但很少有里急后重。脐周阵发性绞痛为本病的特点。多数患者在腹泻后出现恶心、呕吐，体温一般 37.7~39.5℃。病程一般 1~3 日，多数患者在数天至 1 周左右恢复正常，预后良好。重症患者可出现脱水、意识障碍、血压下降等，病程 3~4 天，预后良好。

（五）诊断与治疗

1. 诊断

一般根据该病的流行病学特点、临床表现和实验室检验结果进行诊断。可以参考《感染性腹泻诊断标准》（WS 271-2007）、《食品安全事故流行病学调查技术指南》、《副溶血性弧菌食物中毒诊断标准及处理原则》（WS/T 81-1996）、《食源性疾病暴发诊断》进行诊断。

2. 治疗

以补充水分和纠正电解质紊乱等对症治疗为主，重症病例使用抗生素进行治疗。

（六）预防控制

从防止污染、控制繁殖和杀灭病原菌三个主要环节采取措施，其中，控制繁殖和杀灭病原菌尤为重要。各种食品，尤其是海产食品及各种熟制品应低温储藏（温度低于4℃）。鱼、虾、蟹、贝类等海产品要烧熟、煮透食用。此外，在食品加工过程中，盛装生、熟食品的器具要分开，并注意消毒，以防止交叉污染。厨房工作人员建立每日健康申报制度，养成良好的操作规范和卫生习惯。

六、米酵菌酸中毒

（一）病原学特征

米酵菌酸为唐菖蒲伯克霍尔德菌椰毒致病变种（*Burkholderia gladioli pv. cocovenenans*）的有毒代谢产物。唐菖蒲伯克霍尔德菌椰毒致病变种是由我国科学家首次发现并命名的食源性致病菌，曾用名"椰毒假单胞菌酵米面亚种"，是引起酵米面（臭米面）及变质银耳中毒的病原菌。唐菖蒲伯克霍尔德菌为革兰氏染色阴性小杆菌，无芽胞，有鞭毛，易在马铃薯葡萄糖琼脂上生长。生长温度为25~37℃，最适宜生长温度为37℃，最适宜产毒温度为26℃。在自然界分布广泛，当空气和食物中湿度较大、食物中氧气较充足时，如带湿存放的酵米面湿团粉、瓜干粉团等中，该菌能大量生长繁殖，产生米酵菌酸。

米酵菌酸是一种无色无味，耐热性强的毒素，一般烹调不能破坏其毒性，正常的家庭烹饪方法难以消除，进食后即可引发中毒，是引起酵米面变质、银耳中毒的致病物质。该菌还产生另一种水溶性毒素，称毒黄素，其毒性比米酵菌酸弱，具有抗生素性质，能抑制大肠埃希氏菌、金黄色葡萄球菌、伤寒沙门氏菌等的生长。在我国东北地区，以及广东、广西、四川、云南等地农村，常有吃酵米面的习惯。由于椰毒假单胞菌广泛分布在环境中，因此在长时间的酵米面制作过程中很容易被该菌污染。酵米面类食物十分适合该菌的生长，在适当的温度、湿度等条件下能产生大量米酵菌酸和毒黄素，对中毒者身体危害极为严重。

（二）流行病学特征

1. 季节性

多发生在气温较高、湿度较大的夏秋季节及梅雨季节。

2. 传染源

主要为发酵玉米面制品、变质鲜银耳及其他变质淀粉类制品，如糯米汤圆、吊浆粑、小米或高粱米面制品、马铃薯粉条、甘薯淀粉等，导致中毒的酵米面多有明显发霉现象，可见粉红、绿黑等霉斑，并有霉味。变质黑木耳也可引起米酵菌酸中毒。

3. 传播途径

经口食入受唐菖蒲伯克霍尔德菌污染并产生毒素的食物而引起发病。

4. 易感人群

人群普遍易感。可引起各年龄段的感染，无明显的年龄和性别差异。

（三）发病机制

米酵菌酸导致中毒的致病机制目前尚不清楚，有研究通过对小鼠腹腔注射不同剂量的米酵菌，2 小时后取其肝组织、大脑皮质，通过光镜和电镜观察其细胞组织学和超微结构的改变，发现光镜下米酵菌酸中毒小鼠肝细胞空泡样变性。电镜下可见肝细胞、脑神经元、胶质细胞的线粒体肿胀、内嵴断裂、模糊或消失，部分线粒体髓样变和空泡变性；基质局部或全部空亮，呈囊泡样变；粗面内质网数量减少；脑神经细胞核周间隙局部增宽；血－脑屏障毛细血管周间隙扩张，呈空亮的囊泡样结构；突触小泡减少，且线粒体内嵴和膜结构的病变随米酵菌酸剂量的增加而加重。实验结果表明，米酵菌酸主要损伤小鼠肝、脑神经细胞的线粒体，影响细胞功能，是导致小鼠中毒死亡的重要原因之一。

（四）临床表现

发病急，潜伏期多为 2~72 小时，一般多在 2~12 小时。潜伏期长短、病情轻重及预后好坏与摄入的毒素量有关。酵米面进食量多，发病率高，病死率也高，可达 30%~100%，其中，小儿以及年老、体弱、长年多病者易死亡。

一般情况下，发病最早出现胃部不适、恶心呕吐、腹胀、腹痛等症状。呕吐时，初为食物或黄绿色水样物，重者呈咖啡色样物，轻微腹泻、头晕、全身无力。肝脏损害多发生在中毒后 3~5 日，表现为全身皮肤明显黄染和肝大，有压痛，肝功能随病情发展而明显变化。重者出现急性或亚急性重型肝炎样的病变过程，导致肝性脑病，是致死原因之一。此外，心血管系统、神经系统、泌尿系统都受到损害，出现脑型、肝型、肾型或混合型的临床症状。

1. 脑型

有明显的神经综合征，如头痛、头晕、乏力、精神萎靡、抽搐、惊厥，以至昏迷，预后不良。

2. 肝型

以肝大、肝功能异常、黄疸等中毒型肝炎为主要临床表现，重症者出现肝性脑病，甚至死亡。

3. 肾型

该型中毒一般出现较晚，以尿中非蛋白氮含量增加、少尿、无尿等尿中毒症状为主要临床表现，重症者因肾衰竭而死亡。

（五）诊断与治疗

1. 诊断

一般根据该病的流行病学特点、临床表现和实验室检验结果进行诊断。可以参考从患者生物标本和／或可疑食品中检出米酵菌酸，或从可疑食品中检出唐菖蒲伯克霍尔德菌，产毒试验阳性或动物（小鼠）试验具有毒性，可确诊。具体可以参考《食源性疾病判定及处置技术指南》（试行）、《食品安全事故流行病学调查技术指南》、《椰毒假单胞菌酵米面亚种食物中毒诊断标准及处理原则》（WS/T 12–1996）、《食源性疾病暴发诊断》进行诊断。

2. 治疗

该病发病急，病情严重，发展迅速，病死率高，至今尚无特效的治疗方法。出现中毒症状后要立即停止食用可疑中毒食品，尽快催吐，并进行洗胃和导泻，尽早、尽快彻底地排出毒物，以减少毒素的吸收和对机体的损伤。凡吃过同种食品的人，不论是否发病，一律送医院检查治疗。目前对米酵菌酸和毒黄素无针对性治疗措施，以对症治疗为主。保肝护肾、防止脑水肿是对症治疗的重点。

（六）预防控制

在该病主要流行地区进行健康教育工作，劝告有制作、食用酵米面习惯的人不制作、不出售、不食用，逐步改变饮食习惯。银耳专业户在培养银耳时要注意无菌操作，覆盖纸要消毒，喷洒水要清洁，要保证银耳生长的最适温度和湿度，如遇因温度骤然变冷而出现烂耳时，应及时剔出烂耳并销毁，不能食用，更不能凉拌食用，收获的银耳要立即晒干或烘干。消费者选购木耳、银耳时，要选取具备正规资质的食品经营者进行购买，同时要注意销售环境的卫生状况，选购有生产许可的正规产品，并注意产品标签上的生产日期、保质期和储存条件。泡发木耳、银耳时间不宜过长，泡发后应及时加工食用；不能食用隔天泡制加工的银耳、木耳及其制品；不要采食已变质的鲜银耳或鲜木耳。黑木耳不宜在室温下（尤其是夏、秋季）长期浸泡。

七、蜡样芽胞杆菌病

（一）病原学特征

蜡样芽胞杆菌（*Bacillus cereus*）于 1950 年首次在挪威报告，为需氧或兼性厌氧、革兰氏染色阳性连锁状杆菌，属芽胞杆菌中的一种，可内生孢子。菌体两端钝圆，有动力，芽胞卵圆形，无荚膜。该菌存在于土壤、水、空气，以及动物肠道等处，对外界抵抗力强，因此在自然界中分布广泛，在普通培养基上即可生长，最适生长温度 28~35℃。在 10℃以下和 63℃以上不能繁殖，生长 pH 范围为 4.9~9.3。菌落大，表面粗糙似融蜡状（故名蜡样芽胞杆菌），扁平，不规则。该菌有很强的耐热性，经 100℃ 20 分钟可被杀死，而芽胞经 100℃ 30 分钟可被杀死。芽胞能合成青霉素酶，因而对青霉素有很强的抗性。蜡样芽胞杆菌可引起呕吐型和腹泻型两种类型的疾病。

（二）流行病学特征

1. 季节性

常年均有发生，多发于夏秋季，6~9月多见。我国发生的蜡样芽胞杆菌食源性疾病一般为耐热肠毒素引起的呕吐型疾病。

2. 传染源

蜡样芽胞杆菌在自然界广泛存在，常存在于土壤、灰尘和污水中，植物和许多生、熟食品中常见。已从多种食品中分离出该菌，包括肉、乳制品、蔬菜、鱼、土豆糊、酱油、布丁、炒米饭，以及各种甜点等。谷物制品是最常见的引起蜡样芽胞杆菌感染的危险食品。在美国，炒米饭是引发蜡样芽胞杆菌呕吐型食源性疾病的主要原因；在欧洲，蜡样芽胞杆菌感染大多由甜点、肉饼、沙拉、奶和肉类食品引起；在我国，主要与受蜡样芽胞杆菌污染的米饭或淀粉类制品有关。

3. 传播途径

引起中毒的食品由于食用前保存温度不当，放置时间较长或食品经加热而残存芽胞生长繁殖产生肠毒素而引起感染。

4. 易感人群

人群普遍易感，但年老体弱者多发。

（三）发病机制

蜡样芽胞杆菌感染由该菌所产生的肠毒素所引起。目前认为，腹泻型感染是由该菌在体内繁殖产生毒素所致。呕吐型感染是由于细菌在食物中大量繁殖并产生毒素引起。研究证明，摄入活菌的数量和能否引起感染密切相关。在腹泻型感染中，食物中的活菌量约在 10^6~10^8CFU/g。如食物含菌量大于 10^5CFU/g 时，即有引起中毒的危险。呕吐型感染中，蜡样芽胞杆菌毒素与金黄色葡萄球菌毒素一样同属外毒素型，当毒素达到一定量即引起中毒。

（四）临床表现

临床表现可分为呕吐型和腹泻型，或两型兼有，症状交替出现。病程一般在8~36小时，预后良好。一般无死亡。

1. 呕吐型

潜伏期一般为0.5~5小时。临床症状以恶心、呕吐为主，并伴有头晕、四肢无力，少数有腹痛、腹泻和发热。病程一般为8~10小时。

2. 腹泻型

潜伏期一般为8~16小时。临床症状以腹痛、腹泻为主，一般为水样便，体温升高较少。病程一般为16~36小时。

表 2.1　蜡样芽胞杆菌两种类型对比

类型	呕吐型	腹泻型
潜伏期	0.5~5 小时	8~16 小时
病程	8~10 小时	16~36 小时
感染剂量	10^5~10^8 个菌 /g	10^5~10^7 个菌 /g
症状	以恶心、呕吐为主，并伴有头晕、四肢无力，少数有腹痛、腹泻和发热	以腹痛、腹泻为主，一般为水样便，体温升高较少
病因食品	米饭、意大利面、面条、糕点	肉制品、汤类、奶和奶制品、蔬菜、布丁和沙拉

（五）诊断与治疗

1. 诊断

一般根据该病的流行病学特点、临床表现和实验室检验结果进行诊断。具体可以参考《感染性腹泻诊断标准》（WS 271–2007）、《食源性疾病判定及处置技术指南》（试行）、《食品安全事故流行病学调查技术指南》、《食源性疾病暴发诊断》进行诊断。

2. 治疗

以对症支持治疗为主，重症者可使用抗生素治疗。

（六）预防控制

对吃剩的米饭，快速冷却（摊平晾透）后放置冰箱储存，再食用时不可将剩的米饭放置在快烧熟的熟米饭上，也不宜用剩米饭做炒饭供应，应另外充分加热。食品制作、贮存中保持清洁卫生，清除环境中可能污染食品的一切因素，消灭苍蝇、蟑螂等有害昆虫。

八、空肠弯曲菌病

（一）病原学特征

空肠弯曲菌（*Campylobacter jejuni*）隶属于弯曲菌属，属螺旋菌科，为人兽共患病原菌，被认为是引起全世界人类细菌性腹泻的主要原因。空肠弯曲菌革兰氏染色阴性，在细胞的一端或两端着生有单极鞭毛，有活泼的动力。弯曲菌属与人类感染有关的菌种包括结肠弯曲菌、胎儿弯曲菌和空肠弯曲菌。其中，与食源性疾病最密切相关的是空肠弯曲菌和结肠弯曲菌。

空肠弯曲菌是氧化酶和触酶阳性菌，在 25℃、NaCl 浓度 3.5% 的培养基中不能生长。在实验室培养较困难，是一类在微需氧环境中生长、繁殖的细菌。本菌对外界的抵抗力不强，易被干燥、直射阳光、加热、冰冻，以及弱消毒剂所杀，56℃ 5 分钟可被杀死。对红霉素、新霉素、庆大霉素、四环素、氯霉素、卡那霉素等抗生素敏感。空肠弯曲菌是弯曲菌属中对人类感染最为严重的致病菌。早在 1957 年，King 就发现该菌与人类肠炎有关，但直到 1972 年才在比利时首次得到确认。1980 年起，世界卫生组织已将空肠弯曲菌病列为常见的食源性疾病。其抗原构造与肠道杆菌一样具有 O 抗原、H 抗原和 K 抗原。根据 O 抗原可把空肠弯曲菌分为 60 多个血清型，其中，第 11、12、18 血清型最为常见。

（二）流行病学特征

1. 季节性

全年均可发病，夏秋季（5~10 月）是发病的高峰季。

2. 地区性

空肠弯曲菌是发达国家最常见的肠道致病菌，欧美发达国家的感染率为 50/10 万 ~100/10 万，0~4 岁和 15~44 岁是两个发病高峰年龄段；发展中国家患者多集中于 5 岁以下儿童，并且以 2 岁以下的幼儿居多，成人患者相对较少。我国空肠弯曲菌食源性疾病暴发事件相对较少，儿童散发感染较多。

3. 传染源

本病为人畜共患病，主要传染源是家禽、家畜和鸟类，患者和带菌者也可为传染源。一般长期带菌者较少，但在呈地方性流行的地区，无症状带菌时间可长达 6~7 周，个别可至 1~12 个月。感染食品种类主要为牛乳及肉制品等。空肠弯曲菌在猪、牛、羊、狗、猫、鸡、鸭、火鸡和野禽的肠道中广泛存在。

4. 传播途径

主要经食物和水传播，通过食用被污染或生的及烹调不当的食物，如牛奶、鸡肉、牛肉、猪肉等而感染；处理被空肠弯曲菌污染的肉类的工具、容器等未经彻底洗刷消毒，对熟食品造成交叉污染；也可接触传播，包括直接接触动物传播、经日常生活接触传播、母婴垂直传播。

5. 易感人群

人群普遍易感，多发于婴幼儿、儿童及青壮年，发展中国家感染率以幼儿最高。

（三）发病机制

空肠弯曲菌已经分离到的致病物质有细胞紧张性肠毒素（引起水样腹泻）、细胞毒素（细胞变性坏死）、细胞致死性膨胀毒素和耐热毒素等。这些内毒素能侵袭小肠黏膜和大肠黏膜引起急性肠炎，亦可引起腹泻的暴发流行。毒素主要是通过脂多糖（LPS）起作用。LPS 可诱导多种细胞因子，后者介导内毒素对机体的损伤，引起相应病理变化。

（四）临床表现

潜伏期一般为1~10天，平均3~5天。初期可有头痛、头晕、发热、背痛和寒战、全身不适等症状，临床表现以胃肠道症状为主，主要表现为突然腹痛和腹泻。腹痛可呈绞痛，腹泻物一般为水样便或黏液便，腹泻次数达10余次，腹泻物带有腐臭味，严重病例有血便。约80%患者有发热、头痛，体温可上升至40℃，随后出现腹痛、腹泻，严重病例可发生休克。腹泻为本病的主要症状，一般持续2~4天，个别可迁延至3周。初为黄色稀便，奇臭，1~2天后转为黏液便或脓血便、黑便及肉眼血便。细菌有时可通过肠黏膜入血引起败血症和其他脏器感染，如脑膜炎、关节炎、肾盂肾炎等。孕妇感染本菌可导致流产、早产，而且可使新生儿受染。

该病多发于婴幼儿、儿童及青壮年，大多数感染为急性、自限性肠炎。格林巴利综合征（Guillain–Barresyndrome，GBS）是空肠弯曲菌感染后最严重的并发症。GBS是一种外周神经系统急性脱髓鞘性疾病，主要引起运动神经功能障碍，严重时可导致呼吸肌麻痹而死亡。由空肠弯曲菌引发的GBS往往症状较重，预后不佳。

（五）诊断与治疗

1. 诊断

一般根据该病的流行病学特点、临床表现和实验室检验结果进行诊断。具体可以参考《感染性腹泻诊断标准》（WS 271–2007）、《食源性疾病判定及处置技术指南》（试行）、《食品安全事故流行病学调查技术指南》、《食源性疾病暴发诊断》进行诊断。

2. 治疗

维持水和电解质平衡是治疗空肠弯曲菌肠炎的基本原则。大多数患者无需抗生素治疗。某些特殊情况下，如高热、血便、病程延长（症状持续1周及以上）、妊娠、HIV感染和其他免疫功能低下状态，可用抗生素治疗。

（六）预防控制

预防空肠弯曲菌病要注意避免食用未彻底加热或灭菌不充分的食物，尤其是乳品。食物烧熟、煮透，不吃生的或未熟透的禽肉等食物，再次食用前要彻底加热；不喝未经巴氏消毒的奶，空肠弯曲菌不耐热，乳品中的空肠弯曲菌可在巴氏灭菌的条件下被杀死；食用清洗干净的蔬菜和水果；生熟食品、餐具、器皿等分开放置，避免交叉污染；食品加工、销售和饮食行业的从业人员，应严格遵守有关卫生法规的规定；剩菜尽早冷藏，食用前再加热要彻底；家禽是最主要的传染源，应注意饲养场的饲养卫生，处理好排泄物及其污染的物品；加强对食品生产企业的卫生监督，特别是肉联厂宰前和宰后兽医卫生检验；做好个人预防，加强卫生教育；净化水源，特别注意农村的用水卫生；尽量避免与牲畜、宠物的直接接触，减少感染机会。

九、单核细胞增生李斯特菌病

（一）病原学特征

单核细胞增生李斯特菌（*Listeria monocytogenes*）是一种革兰氏阳性、兼性细胞内寄生性杆状细菌，具有过氧化氢酶阳性和 β 溶血性的特性。该菌具有 13 种已知血清型，其中血清型 1/2a、1/2b 和 4b 与大多数食源性疾病感染相关联，尤其是血清型 4b，经常与疾病暴发有关。由单核细胞增生李斯特菌引起的食源性李斯特菌病虽然发病率不高，但具有较高的致死率。

单核细胞增生李斯特菌广泛分布于自然环境中，包括土壤、水体、排污系统、蔬菜、动物饲料、农场环境、食品加工设施，以及各种食品中，也能从健康动物和人类的粪便中分离出来。该细菌展现出卓越的环境适应性，能在极端温度，低至 0°C、高盐分环境（NaCl 浓度高达 10%），以及低 pH 值（pH 4.5）条件下生存和生长。此外，单核细胞增生李斯特菌的部分菌株表现出对生物杀灭剂的抗性，并且能够形成生物膜，这一特性有助于其在各种环境中的持久存活。

（二）流行病学特征

1. 流行季节
单核细胞增生李斯特菌病季节性流行趋势明显，夏秋季高发。

2. 传染源
传染源主要包括被污染的食物与环境。

3. 传播途径
主要通过食源性途径传播，引起肠道感染。以下食品因其潜在的污染风险而被归类为高风险食品：未经巴氏杀菌的生乳和生奶制品、冰淇淋、生的或未经充分加热的蔬菜和水果、生的或烹饪不彻底的肉类、中式凉拌菜等。感染通常是由摄入了受污染且未经彻底加热处理的食品所导致。此外，孕妇感染后，可以通过胎盘或产道感染胎儿或新生儿。

（三）发病机制

单核细胞增生李斯特菌具有在低温条件下生长的能力。在低温环境下，该细菌能够诱导产生 RNA 螺旋酶等关键酶类，这些酶类有助于提高其在低温条件下的代谢活性和复制能力。此外，单核细胞增生李斯特菌具有形成生物膜的能力，这增强了其在恶劣环境条件下的存活能力。该细菌在低温条件下还能利用其鞭毛进行运动。这种机制不仅使细菌能够在肠道内推动自身前进，而且还能附着于肠上皮细胞。然而，当细菌暴露于较高温度较长时间后，其鞭毛功能可能会丧失。

单核细胞增生李斯特菌的细胞表面含有多种分子，包括半乳糖残基、脂肽，以及被称为"内毒素"的表面蛋白（如内毒素 A 和内毒素 B）。这些分子主要通过与宿主细胞表面的钙粘蛋白相互作用，促进细菌与胃肠道上皮细胞的结合，并进一步侵入宿主细胞。一旦进入宿主细胞，单核细胞增生李斯特菌倾向于在宿主体内引发细胞介导的免疫反应。该细菌能够利用一种名为"李斯特菌溶血素 O（LLO）"的孔形成毒性蛋白，裂解内化的溶酶体，从而促进细菌从溶酶体中逃逸。LLO 的作用是导致细菌在血琼脂平板上生长时出现 β 溶血现象的原因之一，这一现象还涉及其他非孔形成磷脂酶。逃逸溶酶体后，细菌可通过肌动蛋白聚合形成特殊的结构，称为"火箭尾"，这一结构使细菌能够在宿主细胞质内快速移动，破坏正常的细胞过程。

此外，单核细胞增生李斯特菌表达的粘附素能够与血脑屏障和胎盘－胎儿屏障中的上皮细胞结合，这可能解释了该细菌如何能够感染新生儿并引起脑膜炎。通过肌动蛋白聚合形成的"火箭尾"使细菌能够在细胞间快速移动，避开宿主的抗体检测，并实现血液传播，进一步增加了其致病性。

（四）临床表现

单核细胞增生李斯特菌感染主要分为两个临床类型：

1. 肠道型感染

该类型的潜伏期较短，通常在摄入受污染食物后的 8~48 小时内，患者可出现急性胃肠炎症状，包括发热、肌痛、恶心和呕吐。多数情况下，肠道型感染具有自限性，症状在数天内可自行缓解。

2. 侵袭型感染

该类型的潜伏期较长，潜伏期 2~12 周不等。单核细胞增生李斯特菌能够侵袭宿主的神经系统和循环系统，导致严重的脑膜炎和败血症。尽管侵袭型感染的发病率相对较低，但其病死率较高，可达 30%~70%。

作为细胞内寄生菌，单核细胞增生李斯特菌依赖宿主的细胞免疫反应进行清除。因此，免疫系统未完全发育或存在缺陷的新生儿、孕妇、慢性病患者和老年人是感染的高风险人群。特别是孕妇，感染后可能仅表现为类似普通感冒的轻微症状，但会造成包括胎儿感染、胎停育、流产等不良妊娠结局。

（五）诊断与治疗

1. 诊断

单核细胞增生李斯特菌病的初步诊断以典型临床症状，且在血液、脑脊液等生物样本中检出单核细胞增生李斯特菌为依据。可利用包括 PCR 在内的各种检测方法来诊断。

2. 治疗

首选的抗菌治疗方案通常包括静脉滴注阿莫西林或青霉素类药物。对于存在青霉素类药物过敏史的患者，可选用复方新诺明作为替代治疗方案。值得注意的是，李斯特菌天然对头孢菌素类抗生素表现出抗药性，因此，这类药物不适用于治疗李斯特菌感染。在制定治疗方案时，临床医生需综合考虑患者的过敏史、药物的抗菌谱，以及细菌的耐药性，以确保治疗的有效性和安全性。

（六）预防控制

避免食用未经充分加热的肉类和蔬菜，确保所有生食瓜果在食用前经过彻底清洗和干燥；避免摄入未经巴氏消毒处理的生乳及其制品。在冰箱储存食物时，应实行生熟食分区存放策略，减少食物在冷藏条件下的存放时间，以防止交叉污染和细菌滋生。此外，从冰箱取出的食品在食用前必须经过彻底加热，加热至70℃以上，并保持该温度至少2分钟，以确保食物安全，有效杀灭可能存在的李斯特菌。

十、产气荚膜梭菌病

（一）病原学特征

产气荚膜梭菌（*Clostridium perfringens*）作为梭状芽胞杆菌属（*Clostridium*）的一员，是一种革兰氏阳性、形态粗短的厌氧性细菌，不具备运动能力，并能形成耐热的芽胞及荚膜。该细菌在自然环境中广泛分布，常见于人类和动物的粪便中，同样可在土壤、尘埃、垃圾、苍蝇、水体、牛奶和食品等样本中被检出。产气荚膜梭菌依据其产生的可溶性抗原不同，可分为A、B、C、D、E五个血清型，其中A型与食物中毒型肠炎的发生密切相关。

A型产气荚膜梭菌的芽胞根据其热稳定性可分为耐热型和不耐热型两种类型，均具有致病性。耐热型芽胞可能表现为不溶血或α溶血活性，而不耐热型芽胞则大多呈现β溶血活性，这类菌株也是气性坏疽的常见致病菌。产气荚膜梭菌能够产生多种外毒素，其中α毒素作为一种卵磷脂酶，具有水解卵磷脂的能力，并发挥溶血作用。特别的是，引起食物中毒型肠炎的肠毒素仅在芽胞形成阶段被产生，这与细菌的致病机制密切相关。

（二）流行病学特征

1. 流行季节

产气荚膜梭菌病表现出显著的季节性特征，尤以夏季和秋季的发病率为高。

2. 传染源

常见的传染源包括未经充分加热或不当保存的肉类、家禽、肉汁和风干食物，以及可能被带有产气荚膜梭菌的动物粪便及有害昆虫污染的食品。

3. 传播途径

通过摄入被产气荚膜梭菌污染的食物，通常为富含蛋白质的食品，尤其是那些在高温下经过集中加热处理后，未进行适当冷藏，在数小时内逐渐冷却，且在供应前未再次加热至安全温度的肉类制品，以及其他菜肴及汤汁。

（三）发病机制

耐热性产气荚膜梭菌的芽胞可污染未经彻底处理的生肉和禽类等动物源性食品。即便经过烹饪加热，这些芽胞由于其耐热性质，可能在热处理过程中存活，甚至受到热刺激而萌发。在较高的温度下长时间储存，即缓慢冷却的过程中，这些芽胞能够萌发成活跃的繁殖体，并进行增殖。

当这些受污染的食品被摄入后，进入肠道的繁殖体会迅速增加，并在肠道环境中再次形成耐热性芽胞。在此过程中，产气荚膜梭菌能产生肠毒素，该毒素在芽胞内部积聚。随着细菌细胞的自溶，芽胞释放出肠毒素，引发食物中毒症状。肠毒素的释放导致肠道功能紊乱，引起腹部痉挛、腹泻等临床症状，严重时可导致水电解质失衡和脱水。

（四）临床表现

产气荚膜梭菌所致的食物中毒可分为两种不同的临床表型，由特定菌型引起。

1.A 型菌所致疾病

此型食物中毒的潜伏期一般为 6~24 小时，多数病例在 8~12 小时内出现症状。起病急骤，主要表现为阵发性腹部绞痛和水样腹泻，粪便中通常不含有血液或黏液。恶心和呕吐症状较为罕见，且患者一般不出现寒战或发热等全身性症状。该型食物中毒通常病程较轻，持续时间短暂，多数情况下在 24 小时内患者可自行恢复。

2.C 型菌 β 毒素所致疾病

由 C 型菌产生的 β 毒素引起的疾病较为罕见，但临床表现较为严重。患者出现剧烈的腹痛、腹泻，以及肠道黏膜出血和坏死性变化，导致坏死性肠炎的发生。此型食物中毒的病死率较高，可达 40%，需要紧急医疗干预和适当治疗。

（五）诊断与治疗

1. 诊断

诊断产气荚膜梭菌引起的食源性疾病的主要依据是从疑似污染食品和患者粪便样本中通过厌氧条件下的培养和分离出大量单一菌株的产气荚膜梭菌。结合患者的临床症状，可以确立诊断。具体可以参考《食源性疾病暴发诊断》《感染性腹泻诊断标准》

（WS 271-2007）、《食源性疾病判定及处置技术指南》（试行）、《食品安全事故流行病学调查技术指南》、《产气荚膜梭菌食物中毒诊断标准及处理原则》（WS/T 7-1996）进行诊断。

2. 治疗

主要采用对症治疗，一般情况下不推荐使用抗生素。在患者脱水情况下，可进行静脉补液，给予生理盐水和电解质溶液。针对由 C 型菌株的 β 毒素引起的急性中毒型病例，治疗重点在于补液、纠正休克，以及抗菌治疗。对于表现为急腹症型，如肠穿孔、肠梗阻或肠绞窄等严重情况，应采取外科手术治疗，切除坏死的肠段。然而，即使进行手术治疗，术后病死率依然较高，需要密切监护和综合治疗。

（六）预防控制

肉类制品在烹饪后应迅速食用，以减少细菌生长的风险。若需存储剩余食物，应迅速将其冷却并妥善冷藏，以抑制微生物活动。在食用前，应将冷藏食品进行彻底加热至中心温度达到 75℃以上，确保杀灭可能存在的病原体。

十一、克罗诺杆菌病

（一）病原学特征

克罗诺杆菌（*Cronobacter*）因产生黄色素，初期被认为是肠杆菌属中阴沟肠杆菌的变种黄色阴沟肠杆菌。1980 年，依据 DNA 杂交、生化反应、药敏特性等实验结果，更名为阪崎肠杆菌，属肠杆菌属。2008 年第 31 届国际食品卫生法典委员会根据 16S rRNA 基因序列分析、扩增性片段长度多态性指纹图谱、核糖体分型，以及 DNA 杂交等检测结果，又将其归入克罗诺杆菌属，成为肠杆菌科新的种属。

克罗诺杆菌是一种兼性厌氧革兰阴性无芽胞、有荚膜杆菌，周身有鞭毛，有动力，大多数产黄色素。营养要求不高，可以在营养琼脂、血平板、伊红美蓝琼脂、脱氧胆酸琼脂等多种培养基上生长繁殖。克罗诺杆菌广泛存储在环境中，土壤、水、家庭环境、蔬菜、水、香料、谷物类、豆腐等中都曾分离出该细菌。克罗诺杆菌可以在水分活度极低的环境中长期存活，如婴儿配方奶粉。

（二）流行病学特征

1. 季节性
无明显季节性，全年皆可发生。

2. 传染源
婴儿配方奶粉为主要传染源，在配方奶粉冲调、储存、喂食过程中，如果环境、卫生习惯差，容易造成克罗诺杆菌污染。

3. 传播途径

经口食入被克罗诺杆菌污染的食物而感染。婴儿配方奶粉中极微量的克罗诺杆菌污染即可造成婴儿感染该菌。婴儿配方奶粉储存温度较高，冲配奶粉时水温不足或加热不彻底，喂食时间过长等因素均可导致克罗诺杆菌生长繁殖，增大感染风险。

4. 人群易感性

全年龄段均可感染克罗诺杆菌，新生儿（0~28 天）和婴儿（0~12 月龄）是高危人群，早产儿，以及低出生体重、免疫力低下的婴儿发生严重感染的危险性高。

（三）发病机制

对克罗诺杆菌致病机制的研究一直是热点之一，它的致病性是多种因素协同作用的结果，但仍有很多机制尚不完全清楚。克罗诺杆菌有较强的黏附能力，其菌毛和生物膜有助于帮助菌体吸附在细胞表面，同时生物膜还提高了克罗诺杆菌对不良环境的抵抗能力。克罗诺杆菌对铁的吸收作用在其致病过程中也发挥着重要作用，其毒力质粒中有铁捕获系统，该系统与纤溶酶原激活物以及丝状血凝素一起参与对宿主的侵袭。

克罗诺杆菌还具有利用唾液酸的能力。唾液酸是神经节苷脂的重要组成部分，保证新生儿大脑的正常发育。克罗诺杆菌的这一能力帮助其可以顺利定殖于新生儿肠道，并能够穿透血脑屏障引发新生儿脑膜炎。克罗诺杆菌的主动外排系统与其致病能力有着密切的关系。

（四）临床表现

婴儿感染克罗诺杆菌潜伏期较长，据文献报道，发病时间中位数为 8.5 天。成人病例罕见，且难以确定受污染食物，缺乏详细数据，因此成人潜伏期不明。

婴幼儿感染克罗诺杆菌后一般症状较重，主要表现为体温波动（多数患儿有发热现象，少数全身发凉）、喂养困难、黄疸、哭声尖直、嗜睡等，严重者可引起坏死性小肠结肠炎、败血症、脑膜炎等。

（五）诊断与治疗

1. 诊断

一般根据该病的流行病学特点、临床表现和实验室检验结果进行诊断。具体可以参考《感染性腹泻诊断标准》（WS 271–2007）、《食源性疾病判定及处置技术指南》（试行）、《食品安全事故流行病学调查技术指南》、《食源性疾病暴发诊断》进行诊断。

2. 治疗

轻症病例对症治疗，加强护理，保证电解质及液体摄入。重症病例可选用头孢他啶、美罗培南等治疗。加强对症支持治疗。坏死性脑膜炎患儿需禁食。脑膜炎患儿给予镇静、止惊、降颅压治疗，有休克表现时及时给予抗休克治疗。

（六）预防控制

从正规渠道购买配方奶粉。在清洗奶瓶、吸奶器，冲配配方奶粉之前，应充分清洗双手，以免污染配方奶粉或奶瓶等用具。冲调配方奶粉时，应保证水温在 70~90℃之间，用凉水冲洗奶瓶底部降温，尽量避免室温晾凉，并在冲配后 2 小时内饮用。冲配好的配方奶粉可在冰箱冷藏室中保存 24 小时，饮用前需充分加热。

奶粉的生产过程中，加强原料的质量控制，确保原料安全无污染。加强生产流程管理，提高生产自动化水平，降低交叉污染风险。

十二、志贺氏菌病

（一）病原学特征

志贺氏菌（*Shigella*）通称为痢疾杆菌，是一种引起志贺氏菌病的人类病原菌，属于肠杆菌科中的志贺氏菌属。革兰氏阴性短杆菌，通常在显微镜下呈现短链状或单个分布。不形成芽胞，无荚膜，无鞭毛，因此不能运动。兼性厌氧，可以在普通培养基上生长。根据生化反应和 O 抗原的不同，分为 4 种血清型：痢疾志贺菌（A 群）、福氏志贺菌（B 群）、鲍氏志贺菌（C 群）和宋内志贺菌（D 群）。志贺氏菌在人体外的生活力弱，在 10~37℃的水中可生存 20 天，在牛乳、水果、蔬菜中也可生存 1~2 周，在粪便中（15~25℃）可生存 10 天，光照 30 分钟可被杀死，58~60℃加热 10~30 分钟即死亡。志贺氏菌耐寒，在冰块中能生存 3 个月。志贺氏菌食物中毒主要由宋内志贺氏菌和福氏志贺氏菌引起。

（二）流行病学特征

1. 季节性

夏季高发：在温暖和潮湿的季节，志贺氏菌病的发病率通常较高。这可能与细菌在较高温度下的存活和繁殖能力增强有关。

雨季高发：在热带和亚热带地区，雨季也常见志贺氏菌病高发，雨水可能污染饮用水源，增加感染风险。

2. 地理分布

志贺氏菌病在全球范围内广泛分布，但在发展中国家和卫生条件较差的地区更为常见。

3. 传染源

人类是志贺氏菌属的唯一宿主，患者和带菌者是主要传染源。急性期患者排菌量大，传染性强；慢性病例排菌时间长，可长期储存病原体；恢复期患者带菌可达 2~3 周，有的可达数月。

4. 传播途径

志贺氏菌主要通过粪－口途径传播。污染的食物和水是主要传播媒介，特别是在卫生条件差和人群密集的地方。

5. 人群易感性

人群普遍易感。学龄前儿童和青壮年为高发人群。儿童、老年人和营养不良者较易出现重症和死亡。部分成人感染后可无症状。病后可获得一定的免疫力，但持续时间短。不同血清群间无交叉保护性免疫。

6. 发病率和流行特征

在流行地区，志贺氏菌病的发病率较高，特别是在卫生条件差的社区和人群密集的场所，如难民营、贫民窟等。志贺氏菌病常以暴发形式出现，特别是在卫生设施不完善和饮用水源受污染的地方。学校、托儿所和监狱等人群密集场所容易出现暴发。

（三）发病机制

志贺氏菌进入下消化道侵入结肠黏膜上皮细胞，进入固有层繁殖、释放毒素，进而引起肠黏膜炎症反应，固有层毛细血管及小静脉充血，炎症细胞浸润，血浆渗出，进而导致固有层小血管循环障碍引起上皮细胞变性、坏死。坏死的上皮细胞脱落后可形成小而浅的溃疡，因而出现腹痛、腹泻、脓血便。直肠壁受炎症刺激出现里急后重感。

内毒素入血引起发热和毒血症状，并释放血管活性物质引起微循环障碍、血浆外渗，进而引发感染性休克、弥散性血管内凝血，以及重要脏器功能障碍，临床表现为中毒性菌痢。脑组织出现微循环障碍则发生脑水肿，甚至脑疝。

极少数患者因外毒素导致上皮细胞损伤，引发凝血障碍、肾微血管病变，以及溶血后血红蛋白堵塞肾小管引起溶血性尿毒症综合征。

（四）临床表现

潜伏期：8~50 小时，最长 7 天。

症状：突然发生剧烈腹痛，多次腹泻。初期为水样便，以后可出现带黏液的便，里急后重症状明显，伴有高热。一般持续数天至数月。食源性志贺氏菌病急性期治疗不彻底、不及时，或抵抗力下降、耐药等原因可导致慢性志贺氏菌病。约 2%~3% 的患者可出现并发症，包括红斑性结节、脾肿大、关节膜炎、溶血性尿毒综合征等。

急性菌痢根据毒血症及临床症状严重程度，分为以下四型：

轻型：不发热或低热，轻微腹痛，腹泻每日 3~5 次，无脓血便，无里急后重。

中型：起病急骤，畏寒发热，体温可达 39℃ 以上，伴头痛、恶心、呕吐、腹痛，以及腹泻、里急后重等肠道症状。排便初为稀便，后转为黏液脓血便。

重型：除上述腹泻症状外，出现严重腹胀及中毒性肠麻痹，严重失水可引起外周循环障碍，出现心、肾功能不全。多见于老年、体弱、营养不良者。

中毒型（或暴发型）：起病急骤，以高热、休克、惊厥和神志障碍为主要表现。初期腹泻症状轻或缺如。多见于2~7岁儿童，病死率高。按临床表现，可分为休克型（周围循环衰竭型）、脑型（呼吸衰竭型）、混合型。

（五）诊断与治疗

1. 诊断

一般根据该病的流行病学特点、临床表现和实验室检验结果进行诊断。

具体可以参考《食源性疾病暴发诊断》、《感染性腹泻诊断标准》（WS 271-2007）、《食源性疾病判定及处置技术指南》（试行）、《食品安全事故流行病学调查技术指南》、《细菌性痢疾诊疗方案》（2023年版）进行诊断。

2. 治疗

一般采取对症治疗、病原治疗和支持治疗。常用抗菌药物有氟喹诺酮类、磺胺类、头孢菌素等。

（六）预防控制

1. 改善卫生设施

提供安全饮用水和改善卫生条件是预防志贺氏菌病的关键措施。

2. 公共卫生教育

提高人们的卫生意识，特别是强调洗手、食品安全和饮用水安全的重要性。

十三、诺如病毒病

（一）病原学特征

诺如病毒（Norovirus）是一种无包膜的单股正链 RNA 病毒，其分类基于基因组特征，被划分为六个基因群，其中，GI 和 GII 基因群是导致人类急性胃肠炎的主要病原体。该病毒展现出对环境因素的显著耐受性，能够在 0~60℃ 的温度范围内存活，并且能够抵抗 pH 2.7 的酸性环境长达 3 小时，还能抵抗一定浓度的氯离子。

（二）流行病学特征

1. 流行季节

诺如病毒表现出显著的季节性流行模式，冬季高发，通常被称为"冬季呕吐病"。

2. 传染源

主要包括患者、隐性感染者，以及病毒携带者。

3. 传播途径

（1）人际传播：通过粪 – 口途径，即摄入或吸入含有病毒的粪便或呕吐物产生的气溶胶，或通过间接接触被排泄物污染的物体或环境，实现人与人之间的传播。

（2）食源性传播：通过摄入被诺如病毒污染的食物，可能发生在食品的制备过程中，如感染诺如病毒的餐饮服务人员在未采取适当卫生措施的情况下处理食物，或者在食品的生产、运输和分发过程中被人类排泄物或其他受污染物质（例如水）所污染。牡蛎等贝类海产品和未经烹饪的蔬果，由于其可能在生长或加工过程中接触到受污染的水体，因此成为食源性诺如病毒暴发的常见媒介。

（3）水源性传播：通过摄入被污染的水源，包括桶装水、市政供水、井水等，这些水源可能因为各种原因被含有诺如病毒的物质污染。

（三）发病机制

由于缺少有效的小型动物模型和常规培养方法，诺如病毒的发病机制尚未完全清楚。

（四）临床表现

诺如病毒感染的潜伏期一般较短，多在 24~48 小时，最短 12 小时，最长 72 小时。该病毒感染引起的临床表现多以轻症为主，感染者发病突然，主要表现为急性胃肠炎症状，包括腹泻、呕吐，伴随症状可能包括恶心、腹部不适、头痛、低热、寒战，以及肌肉痛。儿童患者普遍会出现呕吐现象，而成年患者则更常见腹泻症状。成年患者在 24 小时内的排便次数可达 4~8 次，排出的粪便通常为稀水样或水样便，不含有黏液或血液。通过大便常规显微镜检查，白细胞计数（WBC）通常小于 15 个 / 高倍视野，且未观察到红细胞（RBC）。在原发性感染的病例中，呕吐症状的发生率明显高于继发性感染。

感染者的病程通常呈自限性，症状平均持续时间为 2~3 天。然而，特定人群，如高龄老年人和低龄儿童，以及存在基础性疾病的患者，可能表现出恢复缓慢，并且有较高风险发展为重症或死亡病例。

（五）诊断与治疗

1. 诊断

主要依据流行季节、地区特点、发病年龄等流行病学资料、临床表现，以及实验室常规检测结果进行诊断。在一次腹泻流行中符合以下标准者，可初步诊断为诺如病毒感染：①潜伏期为 24~48 小时；②超过 50% 的患者出现呕吐症状；③病程持续时间为

12~60 小时；④大便常规检查和血常规检查未发现异常；⑤排除了常见的细菌性、寄生虫性及其他病原体引起的感染。确诊病例：除符合临床诊断病例条件外，且在粪便标本或呕吐物中检测出诺如病毒。

2. 治疗

目前，对于诺如病毒感染尚缺乏特异性的抗病毒治疗药物。治疗主要依赖于对症支持疗法，包括但不限于维持水电解质平衡和酸碱平衡。在治疗过程中，通常无需使用抗菌药物，因为诺如病毒感染为病毒性而非细菌性。诺如病毒引起的胃肠炎患者中，脱水是主要的致死原因。因此，对于病情较为严重的患者，特别是幼儿和身体虚弱的人群，应及时进行补液治疗。

（六）预防控制

1. 病例管理

感染者在急性期至症状完全消失后 72 小时内应进行隔离。轻症患者可居家隔离，重症患者需医疗机构隔离治疗。隐性感染者自核酸检测阳性起 72 小时内居家隔离。食品操作人员需连续 2 天核酸检测阴性后方可返岗。

2. 手卫生

维持良好的手卫生是预防诺如病毒传播的关键措施。应使用肥皂和流动水洗手至少20 秒，免洗消毒液和消毒纸巾不能替代标准洗手程序。

3. 环境消毒

集体单位应建立清洁消毒制度，使用化学消毒剂，特别是含氯消毒剂，对环境和物品表面进行消毒，避免消毒过程中产生气溶胶或扬尘。

4. 食品安全管理

加强食品从业人员健康管理，确保急性胃肠炎患者或隐性感染者隔离并暂时调离岗位，对食品加工环境进行彻底消毒，避免交叉污染。对高风险食品（如贝类）应深度加工，保证彻底煮熟。

5. 水安全管理

暂停使用受污染的水源，通过增加投氯量消毒，确保饮用水安全，避免使用未经消毒的水源。

6. 风险评估与健康教育

疾病预防控制机构需实时开展疫情风险评估，提出控制措施。政府及相关部门应开展诺如病毒防控知识宣传，提高公众防控意识，培养健康生活习惯。

第二节
有毒动植物性食源性疾病

一、菜豆中毒

（一）致病因子

菜豆（包括扁豆、四季豆、刀豆）中含有皂苷和植物血凝素。皂苷对胃黏膜有较强的刺激作用，可引起消化系统症状；植物血凝素可使红细胞凝集，影响携氧能力。这两种毒素只有加热100℃并持续一段时间才能破坏。加工时间短，温度不够，往往不能完全破坏，食用后容易导致中毒。

（二）流行病学特征

菜豆中毒一年四季均有发生，多发生于集体用餐单位。中毒程度与摄食量的多少及个人体质有关。

（三）临床表现

菜豆中毒一般发生在食用后0.5~5小时，临床表现为恶心、呕吐、腹痛、胃部烧灼感、水样便等症状，部分患者还可出现头晕、头痛、口唇麻木、胸闷和心慌等症状。病程较短，多数患者在1~3天内可恢复健康。

（四）诊断与治疗

1. 诊断

有明确的菜豆进食史，符合菜豆中毒的流行病学特征和临床表现，排除化学物质、细菌等微生物引起中毒的可能，可确诊。有条件时，可对可疑食品或患者呕吐物检测植物血凝素或脲酶活性。

2. 治疗

进食菜豆出现中毒症状，可先饮温开水，然后用手指或筷子刺激咽喉、舌根进行催吐。密切观察，呕吐严重者立即送医治疗，并向医生说明饮食史。

症状严重者给予吸氧，补液，纠正水、电解质及酸碱平衡紊乱。必要时可肌内注射阿托品治疗腹部痉挛疼痛。有凝血现象时，可给予低分子右旋糖酐、肝素等进行治疗。

（五）预防控制

预防菜豆中毒的原则是彻底加热，烧熟煮透。家庭炒制菜豆前，可将菜豆切成丝或小段，充分加热使菜豆褪去翠绿色，里外熟透，确保食用时没有豆腥味。集体单位食堂加工菜豆时，每次烹饪量不得过大，每一锅的量不超过锅容量的一半，可先将菜豆放入开水中烫煮10分钟以上再烹调，烹饪时反复翻炒，使菜豆受热均匀至失去原有的生绿色，且在食用时没有豆腥味方可食用。

需要注意的是，根据《学校食品安全与营养健康管理规定》：中小学、幼儿园食堂不得加工制作四季豆等高风险食品。

二、桐油中毒

（一）致病因子

桐油是油桐籽榨的一种优良的干性油，工业用途广泛。油桐树全株有毒，以种子毒性最强。含A-桐酸、亚油酸、油酸、饱和脂肪酸、不皂化物，还夹杂着油桐籽中的有毒皂素等毒物，但主要成分是桐酸，为含有3个双键的不饱和脂肪酸，对胃肠道有强烈的刺激作用，并可损害心、肝、肾和神经系统。

（二）流行病学特征

多因误食而引起中毒。有误食桐油或桐油制作的食品的进食史，或者有误食混有桐油的食用油及其制品。

（三）临床表现

多在0.5~4小时内发病，轻者为恶心、呕吐、腹泻、腹痛等，常伴有胸闷、头晕、出汗、口干、手足麻木、全身乏力、抽搐，部分有发热。重者可出现蛋白尿、血尿、血便；肝、肺功能异常；间质性肺水肿，血气分析异常；心慌，心肌酶升高、心电图异常，可因心脏麻痹而死亡。

（四）诊断与治疗

1. 诊断

符合主要临床表现，有明确误食桐油或其制品的进食史，可判定桐油中毒。有条件时，可进行实验室检测作为参考。

2. 治疗

误食桐油或油桐籽后出现症状时，应密切观察，无呕吐者可刺激咽部催吐，呕吐严重者迅速送医院治疗。进食后 6 小时未发生呕吐，则予催吐、洗胃、导泻（已腹泻者则无须导泻）等手段清除毒物。同时采用纠正水及电解质紊乱，维持酸碱平衡，保肝护肾等对症治疗及支持治疗。

（五）预防控制

预防的措施主要是避免误食。在种植油桐树、盛产桐油地区，生产和供销部门应严加管理，杜绝桐油进入食用油生产、加工、销售过程。储存桐油的容器要有明显标识，以免混用。不食用来源不明、无标签标识的油。加强宣教，避免儿童误食桐油籽。

三、发芽马铃薯中毒

（一）致病因子

发芽马铃薯中含有龙葵素（又称茄碱），是茄科植物生长过程中代谢生成的一种甾系糖苷生物碱，在马铃薯的花、叶、茎等部位均有不同含量的分布。龙葵素在植物生长过程中可以抵御病虫害，以及寒冷、干旱等恶劣气候，因此在马铃薯的嫩芽和未成熟的马铃薯中含量较高，在正常的成熟马铃薯块茎中龙葵素平均含量为 3~10mg/100g，且主要分布在马铃薯皮中。食用极少量的龙葵素对人体没有明显损害，当马铃薯中龙葵素含量达到 20mg/100g，即可使人产生中毒症状。龙葵素对胃肠道黏膜有很强的刺激作用，对呼吸中枢有麻痹作用，能引起脑水肿、充血，并对红细胞有溶解作用。

（二）流行病学特征

有皮质变绿或发芽马铃薯的进食史，多在春末夏初季节发生。

（三）临床表现

轻症者咽喉部及口腔有灼烧感、恶心呕吐、腹痛、腹泻，或口干舌燥、耳鸣、畏光、头痛、眩晕、发热等。严重中毒者会因剧烈吐泻导致脱水、电解质失衡、血压下降，同时瞳孔散大、呼吸困难、颜面青紫、口唇及四肢末端呈黑色，昏迷抽搐，因呼吸中枢麻痹死亡。

（四）诊断与治疗

1. 诊断

符合以下两种情形之一，可判定发芽马铃薯中毒：

（1）有明确的发芽或皮质变绿马铃薯的进食史，且符合该病的临床表现。

（2）符合主要临床表现，生物标本（如呕吐物、胃内容物等）检出龙葵素。

2. 治疗

进食发芽或皮质变绿的马铃薯出现中毒症状时，应立即催吐，密切观察，呕吐严重者应迅速就医。

就医后进食 6 小时无呕吐时应立即进行催吐、洗胃和导泻治疗（有腹泻者不需要进行导泻），并进行补液、吸氧、强心苷类药物等对症支持治疗。

（五）预防控制

研究显示，光照、升高储藏温度、延长储藏时间都会使马铃薯中龙葵素含量升高。日常生活中，应将马铃薯放在避光、干燥通风、低温的条件下，尽快食用，避免长时间囤积造成龙葵素含量升高。当马铃薯大量发芽或大面积变绿时，应尽量丢弃。轻微发绿或发芽的马铃薯可挖去嫩芽并深挖掉芽眼附近的皮肉，削掉变绿的表皮后，采取冷水浸泡和加入食醋等方式处理，破坏残留的龙葵素，避免引起食物中毒。

四、河鲀毒素中毒

（一）致病因子

河鲀毒素是河鲀（又名河豚）鱼及其他生物体内含有的生物碱，是自然界中已发现的毒性最大的一种神经毒素。河鲀毒素为无色针状结晶，微溶于水，易溶于稀醋酸，对热稳定，煮沸、盐腌、日晒均不能将其破坏。100℃加热 24 小时、220℃加热 20~60 分钟，或在碱性条件下才能被分解。220℃加热 20~60 分钟可使毒素全部破坏。

河鲀毒素存在于除鱼肉之外的所有组织中，其中以卵巢毒性最强，肝脏次之。每年春季为河鲀卵巢发育期，毒性最强。通常情况下，河鲀的肌肉大多不含毒素或仅含少量毒素，但产于南海的河鲀不同于其他海区，肌肉中也含有毒素。另外，不同品种的河鲀所含有的毒素量相差很大，人工养殖的河鲀不含有河鲀毒素。

（二）流行病学特征

河鲀中毒多发生在沿海居民中，以春季发生中毒的次数、中毒人数和死亡人数最多。引起中毒的河鲀有鲜鱼、内脏，以及冷冻的河鲀和河鲀干。引起中毒的河鲀主要来源于市售、捡拾、渔民自己捕获等。

（三）临床表现

潜伏期：通常为 10 分钟至 3 小时，取决于摄入毒素的量和个体敏感性。

早期可有恶心、呕吐、腹痛等胃肠道症状，以及手指、口唇和舌头麻木感，随后是面部和四肢麻痹、身体摇摆，甚至全身麻痹，失去运动能力，呈瘫痪状态，最后出现语言不清、血压和体温下降。一般预后较差。常因呼吸麻痹、循环衰竭而死亡。一般情况下，患者直到临死前意识仍然清楚，死亡通常发生在发病后 4~6 小时以内，最快 1.5 小时，最迟不超过 8 小时。由于河鲀毒素在体内排泄较快，中毒后若超过 8 小时未死亡，一般可恢复。

（四）诊断与治疗

1. 诊断

符合以下两种情形之一，可判定河鲀毒素中毒：

（1）符合主要临床表现，有明确的河鲀鱼等含有河鲀毒素生物的进食史。

（2）符合主要临床表现，生物标本（如尿液和血液样本）中检出河鲀毒素。

2. 治疗

河鲀毒素中毒尚无特效解毒药，一般以排出毒物和对症处理为主。

（1）催吐、洗胃、导泻，及时清除未吸收毒素。

（2）大量补液及利尿，促进毒素排泄。

（3）早期给予大剂量激素和莨菪碱类药物。肾上腺皮质激素能减少组织对毒素的反应，改善一般情况；莨菪碱类药物能兴奋呼吸循环中枢，改善微循环。

（4）支持呼吸、循环功能，必要时行气管插管，心脏骤停者行心肺复苏。

（五）预防和控制措施

加强公众和食品从业人员的教育，普及河鲀毒素中毒的危害和预防知识。为防止河鲀毒素中毒，我国规定禁止任何单位和个人擅自收购、贩运、加工和销售织纹螺、非法河鲀鱼及其制品。餐饮单位经营者如需经营河鲀菜品，需选择来源于经农业农村部备案公布的渔源基地养殖，且经审核通过的农产品加工企业加工后检验合格的预包装产品。消费者应选择证照齐全的餐饮单位，或通过正规渠道购买加工后合格的河鲀预包装产品，切勿购买、加工河鲀活鱼或河鲀整鱼食用，更不要自行捕捞食用。食用河鲀后如出现不适，应注意保留剩余的食物，立即就医。

五、贝类毒素中毒

（一）致病因子

贝类毒素中毒是由于摄入被毒素污染的贝类（如牡蛎、蛤蜊、贻贝等）引起的一种食源性疾病。贝类毒素具有毒性大、反应快的特性，目前缺乏特效解毒剂。根据其侵袭的器官组织和临床表现，主要可分为以下四类：

1. 麻痹性贝类毒素（Paralytic Shellfish Poisoning，PSP）

主要毒素是石房蛤毒素及其衍生物。

2. 腹泻性贝类毒素（Diarrhetic Shellfish Poisoning，DSP）

主要毒素是冈田软海绵酸及其衍生物鳍藻毒素。

3. 神经性贝类毒素（Neurotoxic Shellfish Poisoning，NSP）

主要毒素是短裸甲藻毒素。

4. 失忆性贝类毒素（Amnesic Shellfish Poisoning，ASP）

主要毒素是软骨藻酸及其异构体。这些毒素由海洋中的某些浮游藻类产生，并通过食物链积累在贝类体内。

（二）流行病学特征

贝类毒素中毒在全球沿海地区均有发生，特别是在贝类养殖和捕捞业发达的地区，有明显的地区性和季节性，以夏季沿海地区多见，这一季节易发生赤潮（大量的藻类繁殖使水产生微黄色或微红色的变色，称为赤潮），而且贝类也容易捕获。

引起中毒的贝类主要为双壳贝类，常见的有扇贝、贻贝、牡蛎、杂色蛤、文蛤、赤贝等。此外，国内外也有关于泥螺等螺类及螃蟹引起的麻痹性贝类毒素中毒报道。

（三）临床表现

受食用贝类数量和毒素的种类、加工方式等因素影响，患者食用后出现的临床表现也不同。

1. 麻痹性贝类毒素中毒

潜伏期为数分钟到20分钟。临床表现为唇、舌、指尖、腿、颈麻木，以及运动失调、头痛、呕吐、呼吸困难，重症者因呼吸肌麻痹而死亡。

2. 腹泻性贝类毒素中毒

潜伏期为30分钟到3小时。临床表现为恶心、呕吐、腹痛、腹泻、寒颤、头痛、发热。症状通常持续几天，致死率低。

3. 神经性贝类毒素中毒

潜伏期为数分钟到数小时。临床表现为口唇、喉咙和四肢麻木，以及肌肉痛、头痛、冷热感觉倒错、腹泻、呕吐。症状通常在几天内消退。

4. 失忆性贝类毒素中毒

潜伏期为数小时到24小时。临床表现为恶心、呕吐、腹痛、腹泻、头痛、眩晕、意识模糊、记忆丧失。严重病例可能导致癫痫发作、昏迷和死亡。

（四）诊断和治疗

1. 诊断

符合以下两种情形之一，可判定贝类毒素中毒：

（1）符合主要临床表现，有明确暴露史；

（2）符合主要临床表现，生物标本中检出贝类毒素。

2. 治疗

目前对贝类中毒尚无有效解毒剂，有效的抢救措施是尽早采取催吐、洗胃、导泻的方法，及时去除毒素，同时对症治疗。

（五）预防和控制措施

建立贝类毒素监测和预警系统，定期检测贝类和水体中的毒素含量，及时发布预警信息。在贝类养殖过程中，严格监控水质和藻类情况，避免贝类在毒素高峰期采捕和销售。加强公众和食品从业人员的教育，普及贝类毒素中毒的危害和预防知识。消费者应购买有质量保证的贝类制品，避免食用来历不明的贝类，特别是在毒素高发季节。制定和严格执行相关法规，规范贝类的捕捞、加工和销售，确保市场上销售的贝类符合安全标准。

六、组胺中毒

（一）致病因子

组胺中毒是由于摄入含有高浓度组胺的食物（通常是某些鱼类）引起的过敏反应。海产鱼类中的青皮红肉鱼，如鲣鱼、参鱼、鲐巴鱼、竹夹鱼、金枪鱼等鱼体中含有较多的组氨酸。当这些鱼类在温度不当的条件下储存和处理时，鱼肉中的组氨酸在细菌作用下被脱羧生成组胺。一般认为，当鱼体中组胺含量超过 200mg/100g 即可引起中毒。也有食用虾、蟹等之后发生组胺中毒的报道。组胺是一种生物胺，可导致支气管平滑肌强烈收缩，引起支气管痉挛；循环系统表现为局部或全身的毛细血管扩张，患者出现低血压、心律失常，甚至心脏骤停。

（二）流行病学特征

组胺中毒在全球范围内都有发生，尤其是在热带和亚热带地区，因为高温更易导致鱼类腐败。夏秋季高发，所有年龄段的人群均可受影响，尤其是食用鱼类较多的沿海居民和餐馆就餐者。

（三）临床表现

潜伏期通常为 10 分钟到 3 小时。发病急、症状轻、恢复快。患者在食用鱼后 10 分钟~2 小时内出现面部、胸部甚至全身皮肤潮红和热感，全身不适，眼结膜充血并伴有头痛、头晕、恶心、腹痛、腹泻、心跳过速、胸闷、血压下降、心律失常甚至心脏骤停。有时可出现荨麻疹，咽喉烧灼感，个别患者可出现哮喘。一般体温正常，大多在 1~2 天内恢复健康。

（四）诊断与治疗

1. 诊断

符合以下两种情形之一，可判定组胺中毒：

（1）符合主要临床表现，有明确的可疑鱼类食用史。

（2）符合主要临床表现，生物标本中检出组胺。

2. 治疗

一般可采用抗组胺药物和对症治疗的方法。常用药物为口服盐酸苯海拉明或静脉注射 10% 葡萄糖酸钙，同时口服维生素 C。

（五）预防和控制措施

防止鱼类腐败变质，禁止出售腐败变质的鱼类。鱼类食品必须在冷冻条件下贮藏和运输，防止组胺产生。加强健康宣教，避免食用不新鲜或腐败变质的鱼类食品。加强食品监管，制定鱼类食品中组胺最大允许含量标准。

对于易产生组胺的青皮红肉鱼类，家庭在烹调前可采取一些去毒措施：首先应彻底刷洗鱼体，去除鱼头、内脏和血块，然后将鱼体切成两半后以冷水浸泡。在烹调时加入少许醋或雪里红或红果，可使鱼中组胺含量下降 65% 以上。

七、乌头类中毒

（一）致病因子

乌头属毛茛科植物。川乌为毛茛科植物乌头的干燥母根，附子为子根，草乌为毛茛科植物北乌头的干燥块根，均为乌头类中药，具有祛风除湿、温经止痛和解热的功效，可用于治疗风寒湿痹、关节疼痛、支气管哮喘、月经不调等病症，多外用。其有毒的成分为二萜类生物碱，如乌头碱、新乌头碱、次乌头碱等。口服 0.2mg 即可产生中毒症状，对人的致死剂量为 2~4mg。乌头碱经消化道或破损皮肤吸收，中毒后毒性成分在体内主要分布于肝脏，肾脏、心脏、脑等器官次之。肾脏是毒素排泄最重要的器官。

乌头类生物碱通过开放钠离子通道，非选择性阻滞钾离子通道而延长动作电位时程；通过影响钙离子通道，使细胞内钙超载并影响心肌兴奋收缩耦联过程，造成心律失常。其能兴奋心脏迷走神经，降低窦房结自律性和传导性，部分造成传导阻滞甚至停搏，部分触发异常激动或折返，均导致心律失常。此外，乌头类生物碱能直接作用于心肌细胞，造成氧化损伤和凋亡。乌头类生物碱所致γ-氨基丁酸（GABA）等神经递质异常分泌损伤神经系统。抑制胆碱能神经可出现毒蕈碱（M）样症状和烟碱（N）样症状，并作用于呼吸中枢导致死亡。

（二）流行病学特征

乌头属植物广泛分布于北半球的温带和亚热带地区，包括亚洲、欧洲和北美。中毒事件可以发生在全年任何时候，但与植物的生长和采集季节有关。所有年龄段的人群均可受影响，尤其是使用乌头类中草药治疗疾病的人群，以及误食这些植物的儿童和成人。常见中毒原因有用药过量、煎煮时间不够、生品使用不当，以及自制乌头类药酒中毒等。

（三）临床表现

潜伏期通常为10分钟到10小时，取决于摄入毒素的量和个体敏感性。急性中毒表现主要有神经系统、心血管系统、消化系统三大症候群。多数患者首发症状为口周及面部麻木、恶心、呕吐、腹痛、腹泻、心慌、心悸等表现。严重中毒者可表现出昏迷、心律失常，以及循环、呼吸衰竭，甚至死亡。

1. 神经系统

轻度中毒患者表现为口周及面部的感觉异常和麻木，部分患者可出现头晕、耳鸣、出汗；重度患者可表现为全身发麻、肢体僵硬、烦躁、视物模糊、头痛、抽搐，甚至出现昏迷。

2. 心血管系统

心悸和胸闷极为常见。出现血压下降和休克时，则可表现为面色苍白、肢端湿冷、大汗淋漓。乌头类生物碱中毒可出现各种心律失常，造成心源性休克、心脏骤停。

3. 消化系统

恶心、呕吐、腹痛和腹泻等症状。

4. 其他

轻度患者可出现气促、咳嗽等表现，严重者则会出现呼吸困难和呼吸衰竭等。

（四）诊断与治疗

1. 诊断

符合以下两种情形之一，可判定乌头碱中毒：

（1）符合主要临床表现，有明确乌头碱类植物服用或接触史。

（2）符合主要临床表现，生物标本中检出乌头碱类物质。

2. 治疗

对拟诊乌头类生物碱中毒的患者入院后立即予心电监护，并在首次医疗接触后尽早完成12（或18）导联心电图检查，评估有无高危心律失常。并采取生命支持治疗，洗胃、催吐、导泻，血液净化治疗及对症综合治疗等。

（五）预防和控制措施

对生产人员、医务人员，以及使用乌头类药物的人群进行预防中毒宣传教育。医务人员应严格掌握乌头类药物的适应证及用药剂量，避免滥用和误用。告诫患者乌头类药物使用前必须遵嘱炮制，禁用生品。乌头类药物与其他药物配伍时，必须充分水煎后，再与其他药物同煎。此外，对于肝肾功能不全的患者以及需长期服药的患者，宜调整用药剂量。

第三节
化学性食源性疾病

一、有机磷农药中毒

有机磷农药（OPS）是我国广泛使用的一类杀虫剂、杀菌剂、除草剂农药。其中杀虫剂主要有内吸磷、对硫磷、甲拌磷、马拉硫磷、敌敌畏、乐果、敌百虫等。杀菌剂和除草剂主要有稻瘟净、克瘟散等。每年全世界有数百万人发生有机磷农药中毒，其中约有30万人口死亡，且大多数发生在发展中国家。有机磷农药也是我国农药中毒的主要药品种类。

（一）理化特性

有机磷农药多为油状液体，多为脂溶性，颜色从淡黄色到棕色，具有大蒜臭味，挥发性强，对光、热较稳定。有机磷农药遇碱易被分解破坏，但敌百虫遇碱可转化为毒性更强的敌敌畏。

（二）毒性与中毒机制

有机磷农药对人的毒性很强，不同种类的有机磷农药毒性差别较大，对目前常用的有机磷农药的毒性综合评价（急性经口、经皮毒性，慢性毒性等）可分为三类：①高毒类：如对硫磷、内吸磷等；②中毒类：如敌敌畏、异丙磷等；③低毒类：如敌百虫、乐果、马拉硫磷等。对硫磷、内吸磷成人口服致死量为 0.1g，敌百虫的成人口服致死量则为 10~25g。

乙酰胆碱是胆碱能神经传递的重要物质，在正常生理情况下，乙酰胆碱在完成传递作用后会被体内的胆碱酯酶分解为胆碱和乙酸。同时，胆碱酯酶乙酰化，并迅速分解为乙酸和胆碱酯酶，重新进入下一个循环。有机磷农药进入人体后会与体内的胆碱酯酶迅速结合，形成磷酰化胆碱酯酶，抑制胆碱酯酶活性，使身体失去分解乙酰胆碱的能力，造成大量乙酰胆碱在体内蓄积，使乙酰胆碱作为传导介质的胆碱能神经出现功能紊乱现象。

（三）流行病学特点

有机磷农药中毒全年龄段皆可发生，农村地区未成年人、文化水平低下者因误食、误用发生中毒为主要原因。另外，目前食物中有机磷农药残留相当普遍和严重，南方较北方严重，受污染的食物以蔬菜和水果为主，夏秋季高于冬春季，因夏秋季为抑制病虫害，农药使用量大，污染严重。

（四）临床表现

急性中毒潜伏期一般在 2 小时以内，常见为 30 分钟左右，误服农药纯品者可立即发病，在短期内引起全血胆碱酯酶极速下降，出现毒蕈碱、烟碱样和中枢神经症状为主的全身症状。

（1）毒蕈碱（M）样症状：恶心、呕吐、腹痛、腹泻、流涎、流泪、多汗、瞳孔缩小、视物模糊，严重者出现呼吸困难、肺水肿。

（2）烟碱（N）样症状：肌肉震颤，特别是眼睑、舌、面部肌肉，全身紧束感，胸部压迫感，肌力减退，步态蹒跚，严重者因呼吸肌麻痹导致周围性呼吸衰竭。

（3）中枢神经症状：头晕、头痛、乏力、烦躁不安、失眠或嗜睡、意识模糊、语言不清，严重者出现昏迷，甚至呼吸中枢麻痹而死亡。

需要注意的是，敌百虫、敌敌畏、马拉硫磷等具有迟发性神经毒性，中毒后被抑制的胆碱酯酶不能再复能，急性中毒后 2~3 周，病例可出现感觉运动型周围神经病，主要表现为下肢软弱无力、运动失调及神经麻痹等。神经 – 肌电图检查显示神经源性损害。

（五）诊断与治疗

1. 诊断

急性中毒依照《食源性急性有机磷农药中毒诊断标准及处理原则》（WS/T85–1996）执行。

（1）急性轻度中毒：短时间内接触较大量的有机磷农药，在 24 小时内出现头晕、头痛、恶心、呕吐、多汗、视力模糊、无力等症状，瞳孔可能缩小，全血胆碱酯酶活性一般在 50%~70%。

（2）急性中度中毒：除出现上述症状外，还有肌束震颤、瞳孔缩小、流涎、轻度呼吸困难、步态蹒跚、腹痛等症状。全血胆碱酯酶活性一般在 30%~50%。

（3）急性重度中毒：除上述症状外，出现肺水肿、昏迷、脑水肿、呼吸麻痹症状之一者可诊断为重度中毒，全血胆碱酯酶活性一般在 30% 以下。

2. 治疗

（1）排毒：迅速给予中毒者催吐、彻底反复洗胃，直至洗出液清澈无有机磷农药臭味为止。洗胃液一般可用 2% 苏打水或清水，如误服农药为敌百虫，则使用 1∶5000 高锰酸钾溶液或 1% 氯化钠溶液。对硫磷、内吸磷、甲拌磷、乐果等农药会被高锰酸钾溶液氧化增强毒性，洗胃时不能使用高锰酸钾溶液。

（2）解毒：轻度中毒可单独给予阿托品，拮抗乙酰胆碱对副交感神经的作用，解除支气管痉挛，防止肺水肿和呼吸衰竭。中、重度中毒者需同时使用阿托品和胆碱酯酶复能剂（解磷定、氯解磷定等）。马拉硫磷、敌敌畏、敌百虫、乐果中毒时，胆碱酯酶复能剂疗效差，应以阿托品为主。

（3）对症治疗：在解毒让胆碱酯酶复能的同时，根据患者病情采取对症治疗和支持治疗。

（4）观察：临床症状消失后，应继续观察 2~3 天。如为马拉硫磷、乐果等农药中毒，应适当加长观察期。

（六）预防措施

加强农药管理：有机磷农药应有固定的专用储存地，并有专人看管。使用时远离水源、牲畜圈等。禁止用剧毒农药灭虱蚊、苍蝇。禁止向人体或衣物上喷洒。喷洒作业时必须穿着工作服，佩戴口罩、手套，并在上风向喷洒，喷洒作业结束后用肥皂洗手、洗脸后方可饮水、进食。喷洒农药及收获瓜、果、蔬菜必须遵守安全间隔期。禁止食用因有机磷农药致死的牲畜及家禽。

二、亚硝酸盐中毒

（一）理化特性

常见的亚硝酸盐有亚硝酸钠和亚硝酸钾，亚硝酸钠颜色为白色至淡黄色，呈粉末或颗粒状，味咸涩，易溶于水。外表和味道与食盐相似。食品工业多用于肉类食品的发色和食品防腐。

（二）毒性与中毒机制

亚硝酸盐具有很强的毒性，摄入 0.3~0.5g 即可引起中毒，摄入 1~3g 可致死亡。亚硝酸盐是一种氧化剂，进入人体后会将红细胞中的二价血红蛋白氧化为三价血红蛋白，形成高铁血红蛋白。高铁血红蛋白无法与氧结合，失去了供氧与携氧能力，致使组织缺氧而出现一系列中毒症状。此外，亚硝酸盐对周围血管有麻痹作用。

（三）流行病学特点

亚硝酸盐中毒全年皆有发生，多数事件因将亚硝酸盐误作食盐使用引起。也有部分事件因肉类加工过程中超量使用亚硝酸盐引起中毒。另外，饮用苦味井水，食用腌制时间过短的泡菜也可引起亚硝酸盐中毒。

（四）临床表现

亚硝酸盐中毒发病急，摄入 10~20 分钟后即可出现中毒症状。如食用大量富含亚硝酸盐的蔬菜，一般在食用后 1~3 小时出现中毒症状。全身皮肤和黏膜会出现不同程度的发绀，以口唇和指甲最为明显，这是亚硝酸盐中毒的典型症状。另外，中毒者还可出现恶心、呕吐、腹痛、腹泻、头痛、头晕、心慌、乏力、烦躁、反应迟钝等症状。严重中毒者可出现休克、惊厥、呼吸与循环衰竭、肺水肿征象等，如不及时救治，可危及生命。

（五）诊断与治疗

1. 诊断

流行病学特征、临床表现符合亚硝酸盐中毒表现，血液高铁血红蛋白含量超过10%，剩余食物或呕吐物中检出超过限量的亚硝酸盐（离子色谱法检出限为 0.2mg/kg，分光光度法检出限为液体乳 0.06mg/kg，乳粉 0.5mg/kg，干酪及其他 1mg/kg），具体可参照《食源性急性亚硝酸盐中毒诊断标准及处理原则》（WS/T 86–1996）进行诊断。

剩余食物、呕吐物或胃内容物中亚硝酸盐含量按《食品安全国家标准 食品中亚硝酸盐与硝酸盐的测定》（GB/T 5009.33–2016）检测。

2. 治疗

轻度中毒一般不需要治疗，重度中毒需及时抢救、治疗。

（1）排毒：及时通过催吐、洗胃、导泻等方法去除尚未吸收的亚硝酸盐。

（2）解毒：亚甲蓝为亚硝酸盐中毒的特效解毒剂，辅酶 A 和维生素 B_{12} 可增强亚甲蓝疗效。可大剂量使用维生素 C 将高铁血红蛋白还原为血红蛋白。

（3）对症治疗：给予吸氧、补液扩容等对症治疗。

（六）预防控制

加强学校食堂、工地食堂等的管理，禁止餐饮服务提供者采购、贮存、使用亚硝酸盐，防止将亚硝酸盐误作食盐食用。

尽量食用新鲜蔬菜，存放过久或变质的蔬菜中亚硝酸盐含量会升高。腌菜时，亚硝酸盐含量会先升高后下降，应最少腌渍半个月避开亚硝酸盐含量高峰。

避免饮用苦味井水。

三、瘦肉精中毒

瘦肉精是一类能够抑制动物脂肪生成，促进瘦肉生长的药物统称，主要为 β- 受体激动剂类药物，其中比较常见的有盐酸克伦特罗、莱克多巴胺、沙丁胺醇等，国内瘦肉精通常指盐酸克伦特罗。由于人食用"瘦肉精猪肉"产生不良反应，盐酸克伦特罗被广泛禁用。

（一）理化特性

盐酸克伦特罗为白色结晶体粉末、无臭、味苦，能溶于水、乙醇，不溶于乙醚。化学性质稳定，一般方法不能将其破坏，需加热到 172℃才能将其分解。

（二）毒性与中毒机制

盐酸克伦特伦毒性不强，小鼠静脉注射的半数致死量为 27.6mg/kg。当畜禽内脏组织盐酸克伦特罗残留量超过 1μg/g，人体摄入后会出现明显中毒症状。盐酸克伦特罗是 β- 受体激动剂，对心脏有兴奋作用，对平滑肌有较好的选择性兴奋作用，能缓解因过敏性反应引起的支气管痉挛和黏膜充血、水肿，临床用来治疗哮喘。盐酸克伦特罗进入动物体内后主要分布在肝脏，肌肉中含量较肝脏低很多。

（三）流行病学特点

我国瘦肉精中毒的主要原因是食用了在饲养过程中违法添加瘦肉精饲料的猪、羊等畜肉。瘦肉精中毒事件全国各地均有发生，无明显季节性与地域性。

（四）临床表现

患者一般在食用含有盐酸克伦特罗的畜禽肉或内脏后 15~20 分钟出现中毒症状。急性中毒可引起头晕、头痛、恶心、呕吐、面色潮红、乏力、心率增高、心悸、四肢和面部肌肉震颤等症状，心电图可见心室早搏、ST 段与 T 段波幅压低，严重中毒者还可引起代谢紊乱。

（五）诊断与治疗

1.诊断

同时具有以下三点，可确认为急性盐酸克伦特罗中毒：①中毒患者有盐酸克伦特罗的接触机会；②中毒患者短时间内出现以心动过速、紧张焦虑、失眠、乏力、手和眼睑震颤等心血管系统和神经系统为主的临床表现；③血液、尿液、呕吐物或食品等样品中检出盐酸克伦特罗。

动物性食品以及人血液和尿液中克伦特罗的测定可使用高效液相色谱法、气相色谱－质谱法和酶联免疫法，具体参见《动物性食品中克伦特罗残留量的测定》（GB/T 5009.192-2003）

2.治疗

急性中毒患者应立即催吐并用1%硫酸钠或碳酸氢钠洗胃，或用生理盐水反复洗胃。洗胃后给予15~30g硫酸镁导泻，促进毒物排除。在心电图监测及电解质测定下，使用保护心脏的药物，如6-二磷酸果糖等。症状轻微者无需治疗。

（六）预防控制

加强监管，禁止在饲料中添加"瘦肉精"。加强市场上畜禽肉、内脏的监测检验。一旦发现"瘦肉精"超标情况，及时向市场监督管理部门进行通报。

加强对消费者的宣传教育，避免购买、食用肉质鲜艳、脂肪非常少的猪肉。食用禽畜肉后一旦出现头疼、头晕、心慌、四肢发抖等症状应及时就医，并保存好剩余食品以备检测。

四、甲醇中毒

（一）理化特性

甲醇，又名木醇、甲基乙醇，略有乙醇气味，非食用物质，常温下为无色透明挥发性液体，有毒，易溶于水及有机溶剂。可经呼吸道、皮肤、消化道吸收而引起中毒。

（二）毒性与中毒机制

甲醇剧毒，误食5~10ml甲醇可引起严重中毒，误食15ml可致失明，误食30ml则可致人死亡。

甲醇在肝中经醇脱氢酶氧化代谢为甲醛，甲醛的毒性比甲醇大33倍。甲醛在醛类脱氢酶作用下氧化为甲酸。甲酸可抑制细胞色素氧化酶的活性，导致三磷酸腺苷（ATP）合成减少，从而导致乳酸性酸中毒。

甲醇主要作用于神经系统，具有明显的麻醉作用，对视神经和视网膜有特殊的选择作用。甲醇在醇脱氢酶的作用下在视网膜转化为甲醛，但由于视网膜缺少甲醛脱氢酶，使得甲醛不能进一步分解，在视网膜处大量堆积，视网膜氧化磷酰化过程被抑制，膜内能量代谢障碍，导致细胞发生退行性病变，视神经萎缩，严重者双目失明。

（三）流行病学特点

全年皆可发生，无明显季节及地域特点，主要中毒原因为误食、误用甲醇，其次为酿酒原料或工艺不达标导致酒中甲醇含量超标引起的中毒。

（四）临床表现

口服中毒潜伏期一般为8~36小时，有饮酒史者潜伏期可延长。临床表现以中枢神经系统损害、眼部损害和代谢性酸中毒为主。

（1）中枢神经系统损害：主要表现为头痛、头晕、无力、嗜睡、步态蹒跚、共济失调、昏迷、脑水肿等。中毒2~3日可出现谵妄、恐惧、多疑、狂躁、幻觉等精神症状。

（2）视神经、视网膜损害：最初表现为眼前黑影、白视、闪光感、畏光、视力模糊、眼球疼痛等。重度中毒者视力急剧下降，甚至失明。眼底检查可见视网膜充血。视神经损害严重者可见视神经萎缩。

（3）代谢性酸中毒：血二氧化碳结合力下降，严重时出现呼吸困难等症状。

（五）诊断与治疗

1. 诊断

同时具有以下三点，可确诊为急性甲醇中毒：①中毒患者有甲醇接触机会；②中毒患者出现以中枢神经系统、视神经损害和代谢性酸中毒为主的临床表现；③中毒现场采集样品中甲醇含量增高。

蒸馏酒及配制酒中甲醇按照《食品安全国家标准 食品中甲醇的测定》（GB 5009.266–2016）进行检测。血液、尿液中的甲醇按照《血液、尿液中乙醇、甲醇、正丙醇、丙酮、异丙醇和正丁醇检验》（GB/T 42430–2023）进行检测。

2. 治疗

（1）清除毒物：血液透析是目前最有效清除甲醇的方法。

（2）解毒药物：乙醇、叶酸和甲吡唑是比较肯定的甲醇解毒药，由于乙醇潜在的不良反应，且患者多为嗜酒者，可能存在慢性乙醇损害，故不将其作为临床解毒剂。

（3）纠正酸中毒：用碳酸氢钠纠正酸中毒，并定期监测动脉血气分析。

（4）避免光线刺激：用眼罩避免光纤对眼睛的直接刺激，使用改善微循环药物、生长因子促进损伤神经的恢复。

（5）加强呼吸监测：保证呼吸通畅，必要时采用呼吸机维持呼吸。

（6）对症支持治疗：保肝、营养心肌、抗感染、补充电解质、防治脑水肿等。

（六）预防措施

加强白酒生产的监督监管，取缔地下私酒作坊，建议消费者不要饮用私自勾兑或来源不明的散装白酒，以防甲醇中毒；加强甲醇中毒相关科普宣传，普及食品安全和饮酒安全相关知识，防止因误食工业酒精而发生甲醇中毒；工业酒精生产、经销单位严格管理，贴"不得食用"的警示标志。

五、杀鼠剂中毒

（一）致病因子

杀鼠剂主要分为两种类型，分别为抗凝血类杀鼠剂和致痉挛杀鼠剂。抗凝血杀鼠剂是一种维生素 K 拮抗剂，是最常用的一类慢性杀鼠剂，一般采用低浓度、多次投放。主要有杀鼠灵、杀鼠醚、溴敌隆等。致痉挛杀鼠剂主要包括氟乙酰胺、毒鼠强（四亚甲基二砜四胺）、氟乙酸钠、杀鼠硅等，其中，毒鼠强和氟乙酰胺引发的中毒事件最多。此类杀鼠剂大多数在体内不易分解，食用杀鼠剂中毒死亡的禽畜肉可发生二次中毒。

（二）毒性与中毒机制

1. 抗凝血杀鼠剂

抗凝血杀鼠剂的毒理作用是抑制凝血酶原和凝血因子 V、Ⅶ、Ⅸ、Ⅹ 的生物合成物，导致凝血功能障碍，同时会在人体内产生代谢产物亚苄基丙酮，增加毛细血管通透性，导致大出血。致痉挛性杀鼠剂中毒后的作用靶器官主要为中枢神经系统，对脑干产生强烈的刺激。

2. 致痉挛杀鼠剂

毒鼠强中毒的机制可能是拮抗 γ– 氨基丁酸（GABA）受体，导致中枢神经系统过度兴奋；而氟乙酰胺能够抑制乌头酸酶，使三羧酸循环受阻；磷化锌可抑制细胞色素氧化酶，阻断电子传递，抑制氧化磷酸化，造成组织缺氧。

（三）流行病学特征

中毒病例分布与鼠群分布有关，鼠群密集的农村为中毒常见地区。中毒原因一般为误食、误用，中毒患者多为儿童、智力低下者、文化程度低的人群。因邻里纠纷、餐饮同行嫉妒等原因发生投毒报复、破坏声誉的事件也有报道。

（四）临床表现

1. 抗凝血杀鼠剂

潜伏期差异较大，通常为 1~10 天。主要症状为鼻衄、牙龈出血、皮肤瘀斑、紫癜等。严重中毒者可出现血尿、血便、消化道出血、颅内出血、咯血等。死因主要为重要脏器出血或失血性休克，死者全身皮肤布满瘀斑和出血点。

2. 致痉挛杀鼠剂

潜伏期一般数分钟至数小时，与杀鼠剂种类、中毒剂量相关。轻度中毒者可出现恶心、呕吐、头晕、头痛、腹部烧灼感、腹痛、腹泻等症状。中毒者可出现癫痫、精神病样症状，如幻觉、妄想等。重度中毒者出现阵发性、强制性抽搐，并反复发作，最终因呼吸衰竭死亡，病死率高。

（五）诊断与治疗

1. 诊断

有毒物接触史，并且有出血倾向，或出现阵发性、强制性抽搐。实验室检测凝血酶原时间、活化部分凝血酶时间延长，凝血因子 Ⅱ、Ⅶ、Ⅸ、Ⅹ减少。在可疑食物、患者胃内容物、血液中检测出抗凝血杀鼠剂或致痉挛杀鼠剂。

2. 治疗

（1）抗凝血杀鼠剂

所有中毒患者无论是否有出血倾向均应立即送医。应立即对中毒者进行催吐、洗胃、导泻等处理清除毒物，减少毒物吸收。尽量口服或静脉注射维生素 K_1。静脉注射维生素 K_1 时可有副作用，少数有发生致死的危险，故静脉注射仅应用于严重中毒患者。严重中毒者可进行输血治疗。

（2）致痉挛杀鼠剂

应立即对中毒者进行催吐、洗胃、导泻等处理清除毒物。氟乙酰胺、氟乙酸钠和甘氟中毒一般选用血液透析治疗，毒鼠强中毒需使用血液灌流进行治疗。中度、重度中毒患者在保证生命体征平稳的情况下，应早期进行血液净化治疗，可多次进行。可用苯巴比妥钠与其他镇静止痉药物合用抑制抽搐、痉挛。如有癫痫大发作或癫痫持续状态，首选使用地西泮。乙酰胺为氟乙酰胺、氟乙酸钠和甘氟中毒的特效解毒剂，需早期、足量应用。轻度、中度中毒患者每次 2.5~5.0g，肌内注射，每日 2~4 次，连用 5~7 日；重度中毒患者一次可给予 5.0~10.0g。

（六）预防控制

加强鼠药管理，不要与食品混放，存放在儿童不能接触到的地方。不食用不明原因死亡的禽畜，防止杀鼠剂二次中毒的发生。加强鼠药中毒的宣传教育，定期开展安全教育。

第四节
寄生虫性食源性疾病

一、广州管圆线虫病

（一）病原学特征

广州管圆线虫（*Angiostrongylus cantonensis*）是一种鼠类寄生虫，又称鼠肺线虫，隶属于线形动物门线虫纲尾感器亚纲圆线目管圆科管圆线虫属。成虫线状，细长，体表有微细环状横纹。雌虫体长 17~45mm，宽 0.3~0.7mm，尾端呈斜锥形；雄虫体长 11~26mm，宽 0.2~0.5mm，交合伞对称，呈肾形。幼虫分为五期。

在广州管圆线虫的生命周期中，终宿主主要是鼠类。成虫寄居于黑家鼠、褐家鼠和多种野鼠的肺动脉或右心室。雌性成虫在这些宿主的肺毛细血管内产卵，虫卵孵化成第一期幼虫。这些幼虫穿透肺毛细血管，随宿主的呼吸道分泌物上升至咽部，被吞入消化道，并最终随粪便排出。软体动物，如福寿螺、褐云玛瑙螺和蛞蝓等，作为中间宿主，摄入或接触到含有第一期幼虫的鼠类粪便后，幼虫在这些宿主体内继续发育。幼虫在软体动物体内经历蜕皮，约 1 周后发育为第二期幼虫，再经过 1 周蜕皮成为第三期幼虫，即感染期幼虫。这些幼虫在软体动物的血液、内脏和肌肉中寄生，尤其在肺部更为常见。转续宿主，包括淡水鱼、虾、蟹、蛙、蛇和蜥蜴等，通过捕食含有第三期幼虫的中间宿主，长期存储这些幼虫。当鼠类捕食这些转续宿主时，第三期幼虫穿透肠壁，进入血管，随血液循环传播至宿主的各个器官，尤其是脑部。在脑部，幼虫在感染后 4~6 天内进行第三次蜕皮，成为第四期幼虫，并在 7~9 天后进行第四次蜕皮，发育为性成熟的成虫。从幼虫被鼠吞食到发育成熟，整个过程大约需要 42~45 天。

（二）流行病学特征

1. 地理分布

广州管圆线虫的分布相对广泛，主要在热带和亚热带地区。这种寄生虫病已经波及亚洲、非洲、美洲、大洋洲的 30 多个国家和地区，尤其在东南亚、太平洋岛屿和加勒比海区域流行较为严重，全球累计报告病例超过 3000 例。在中国，广州管圆线虫病例已在包括黑龙江、辽宁、北京、天津、江苏、浙江、福建、广东、云南等 9 个省市（自治区、直辖市）及香港特别行政区、台湾省得到报告。

2. 流行季节

病例全年均有报告，分布在各个月份。据报道，中国台湾省大多数病例集中在 6~9 月，这与该地区同期的降雨量高峰期相吻合。这种发病高峰与降雨量高峰的一致性可能与雨季期间褐云玛瑙螺的数量增多及活动频繁有关，这增加了人们食用或接触这些螺类的机会。

3. 传染源

鼠类是广州管圆线虫的主要传染源。此外，国内还报道了食虫类动物，如鼩鼱，也可作为终末宿主。在我国大陆，广州管圆线虫的主要终末宿主是褐家鼠、黑家鼠和黄毛鼠等。

4. 传播途径

感染广州管圆线虫通常与食用未经适当烹饪的中间宿主或转续宿主动物有关，这些动物体内携带着该寄生虫的幼虫。主要感染途径为经口感染。此外，人们也可能通过接触或摄入被幼虫污染的水源而感染。

（三）发病机制

人类感染通常发生在食用了生的或未煮熟的含有第三期幼虫的中间宿主或转续宿主动物，幼虫在人体内移行，侵犯中枢神经系统，尤其是脑部，引起嗜酸性粒细胞增多性脑膜炎或脑膜脑炎。病变通常是多灶性的，幼虫的遗骸可能在中枢神经系统中持续存在，诱导周围组织出现慢性炎症反应，同时胶质细胞的增生可能导致永久性瘢痕组织沉积。逃避宿主免疫系统攻击的幼虫可能通过血管离开中枢神经系统，到达肺部，当大量幼虫在肺动脉中寄生时，会导致严重的肺部疾病。

（四）临床表现

感染后的潜伏期一般为 3~30 天，多数患者在 7~14 天内出现症状。本病以脑脊液中嗜酸性粒细胞显著升高为特征。最明显的症状为急性剧烈头痛，头痛部位多发生在枕部或双颞部。头痛一般为胀裂性，乃至不能忍受，起初为间歇性，以后发作渐频或发作时间延长。其次为颈项僵直，可伴有颈部运动疼痛、恶心、呕吐、低度或中度发热。

（五）诊断与治疗

1. 诊断

根据流行病学史、临床表现，以及实验室检查结果等予以诊断。

（1）疑似病例

1 个月内有生食或半生食广州管圆线虫的中间宿主（如福寿螺、褐云玛瑙螺、蛞蝓等软体动物）或者转续宿主（如淡水虾、蟹、鱼、蛙等）史，或有广州管圆线虫的中间宿主、转续宿主接触史，且有上述临床表现者。

（2）临床诊断病例

疑似病例且血常规检查嗜酸粒细胞的百分比和（或）绝对值增高；或脑脊液压力增高、嗜酸粒细胞增多；或血清或脑脊液中广州管圆线虫抗体或循环抗原阳性；或经抗蠕虫药治疗有效者。

（3）确诊病例

临床诊断病例，并在脑脊液或眼等部位查见广州管圆线虫幼虫者。一般病例的病原检出率不高。

（4）鉴别诊断

广州管圆线虫病应与脑囊尾蚴病、脑型并殖吸虫病、脑型裂头蚴病、脑型血吸虫病、脑型包虫病、脑型颚口线虫病等寄生虫病相鉴别，同时也应与结核性脑膜炎、病毒性脑膜炎、流行性脑脊髓膜炎、神经性头痛等相鉴别。

2. 治疗

广州管圆线虫病的治疗目前没有特效药物，主要采用对症治疗和支持疗法，首选药物是阿苯哒唑。值得注意的是，在治疗过程中，由于虫体死亡及脑水肿可能引起颅脑高压，因此患者应在医院接受治疗。在治疗期间，医生可能会根据患者的具体情况给予相应的对症和支持治疗，如颅压增高时使用甘露醇、高渗葡萄糖和肾上腺皮质激素等处理。

（六）预防控制

预防广州管圆线虫病重点在于提升公众健康意识，避免疾病感染，并通过消灭疾病宿主，如鼠类来降低传播风险。推广正确的饮食习惯，提醒人们不生吃蔬菜，不生食或半生食螺片、蛞蝓、蛙、蟾蜍、河蟹和河虾等。对于鱼、蟹、虾和螺类等水产品，在食用前应煮沸至少 5 分钟或在 –15℃下冷冻 24 小时以杀灭寄生虫。同时，对于作为养鸭饲料的螺类，在加工和使用过程中也应采取措施防止污染。此外，应保持生熟食品分开存放，避免接触可能被污染的水源，以减少感染风险。

二、旋毛虫病

（一）病原学特征

旋毛形线虫（*Trichinella spiralis*）简称旋毛虫，成年阶段的线虫体型极为微小，呈现细长的线状形态。雄性个体的体长 1.4~1.6mm，宽度 0.04~0.05mm；而雌性个体的体长 3.0~4.0mm，宽度为 0.06mm。

旋毛虫的成虫通常寄居在宿主的十二指肠和空肠的上部，而幼虫则在宿主的骨骼肌中形成感染性的囊包。旋毛虫不需要在宿主体外发育，但需要宿主之间的转换来繁衍后代，因此，宿主同时扮演着终宿主和中间宿主的角色。当宿主摄入含有旋毛虫幼虫囊包的肉类时，消化酶促使幼虫在胃中释放，并钻入十二指肠和空肠上段的肠黏膜，发育成熟后返回肠腔。在感染后的 48 小时内，幼虫经历四次蜕皮，变成成虫。一些成虫可能侵入腹腔或淋巴结。交配后，多数雄虫死亡，而雌虫产出的虫卵在 5~7 天内发育成幼虫，每条雌虫一生可产 1500~2000 条幼虫，产卵期可长达 4~16 周或更久。雌虫通常存活 1~2 个月，有的可达 3~4 个月。新生幼虫通过淋巴管或小静脉传播至全身，但只有在骨骼肌中才能继续发育，特别是在活动频繁、血液丰富的肌肉，如膈肌、舌肌、咽喉肌、胸肌和腓肠肌中。幼虫在肌细胞中刺激形成炎性反应和纤维组织，1 个月内形成囊包。如果囊包未能传播至新宿主，通常在半年后钙化，而其中的幼虫可能存活数年，甚至长达 30 年。

（二）流行病学特征

1. 地理分布

旋毛虫病是一种全球性的疾病，曾在欧洲和北美地区广泛流行。得益于严格的猪肉检查，这些地区的发病率已经显著降低。然而，目前该疾病在俄罗斯、东欧、墨西哥、智利、阿根廷和泰国等地区仍然流行严重，并且已被列为再度肆虐的疾病。在中国，旋毛虫病的流行区域主要有：①云南、西藏、广西、四川；②湖北、河南；③辽宁、吉林、黑龙江。死亡病例主要集中在西南地区。

2. 传染源

感染有旋毛虫的动物是该病的传染源，即有可能作为人类肉食来源的旋毛虫病感染动物是人旋毛虫病的直接传染源。目前已知有超过 150 种动物，如猪、野猪、狗、鼠等可自然感染旋毛虫病，这些动物通过相互捕食或食用尸体而传播疾病。在中国，除了海南，其他所有省、市、自治区都有动物感染旋毛虫的记录，尤其是西南、中原和东北地区的猪感染率较高。

3. 传播途径

人们可能因为食用未煮熟的猪肉或狗肉，其中含有活旋毛虫囊包而感染旋毛虫病，如"过桥米线"和"涮猪肉"。近年来，随着人们饮食习惯的变化，也出现了因食用羊肉、马肉、狗肉和野猪肉等而引起的旋毛虫病暴发事件。此外，如果使用同一刀具、砧板或餐具处理生熟食品，也可能导致人们摄入活旋毛虫囊包，从而被感染。

（三）发病机制与临床表现

旋毛虫的主要致病阶段是幼虫。其对人体的影响取决于摄入幼虫的数量、幼虫的活性、侵入人体的具体部位，以及人体自身的免疫力。旋毛虫引起的疾病发展过程主要分为三个阶段。

1. 侵入期（肠道期）

摄入旋毛虫幼虫囊包后，幼虫在小肠内脱囊，随后发育成成虫，引发小肠黏膜的炎症反应，这一病理阶段通常持续约1周，主要受影响的部位是十二指肠和空肠。在这一阶段，成虫以肠绒毛为食源，幼虫频繁侵袭肠壁组织，导致受累部位出现充血、水肿、出血，并可能形成浅表性溃疡。患者可能出现恶心、呕吐、腹痛、腹泻等急性胃肠道症状，并伴有食欲减退、乏力、低热等全身性症状。由于这些症状与其他胃肠道疾病相似，因此该阶段的旋毛虫病容易被误诊。

2. 幼虫移行期（肠外期）

新生幼虫通过淋巴和血液循环传播至全身各器官，并侵入骨骼肌内发育，引发血管炎和肌炎，这一病理过程通常持续2~3周，称为肌炎期。幼虫移行路径上的组织发生炎症反应，表现为急性全身性血管炎。临床上，患者可能出现发热、眼睑或面部水肿、荨麻疹、肌肉疼痛，以及外周血嗜酸性粒细胞显著增多等表现。感染后第2周，嗜酸性粒细胞开始增多，3~4周时可达到峰值，占白细胞总数的10%~40%，有时甚至高达90%。

幼虫侵入骨骼肌后，可导致肌纤维变性、肿胀、排列紊乱、横纹消失，肌细胞坏死、崩解，以及肌间质轻度水肿和炎性细胞浸润。患者可能感到全身肌肉酸痛和压痛，特别是腓肠肌、肱二头肌和肱三头肌的疼痛最为显著。若咽喉部肌肉受累，患者可能出现吞咽困难和语言障碍。

幼虫若移行至肺部，可能引起局限性或广泛性肺出血、肺炎、支气管炎和胸膜炎等病变。若侵犯心脏，可导致心肌炎。若累及中枢神经系统，可引起非化脓性脑膜炎、脑炎和颅内压增高。在严重病例中，患者可能因心肌炎、肺炎或脑炎等并发症而死亡。

3. 囊包形成期（恢复期）

为受损肌细胞的修复过程，大约持续4~16周。随着幼虫的长大并卷曲，寄生部位的肌细胞逐渐膨大并变形，形成纺锤状结构，进而发展为梭形的肌腔包绕幼虫。随着囊包的形成，先前的急性炎症反应逐渐减轻，患者的全身症状可能相应减轻或完全消失。然而，肌肉疼痛可能持续数月。

（四）诊断与治疗

1. 诊断

旋毛虫病的临床表现具有高度多样性，导致临床上难以迅速且准确地进行诊断。因此，在诊断过程中，医生应重视流行病学调查和详细的病史采集。患者通常有食用未煮熟或半生的肉类食品史，在疾病的暴发期间，同一批患者往往可以追溯到共同的聚餐经历。如果通过肌肉活检发现幼虫囊包，则可以确诊该病。然而，由于取样范围和数量的限制，肌肉活检的检出率大约只有50%，因此，阴性结果并不能完全排除该病的可能性。对于有中枢神经系统并发症的患者，偶尔可以在脑脊液中检测到幼虫。

对于早期或轻度感染的患者，采用血清学检测方法来识别患者血清中的特异性抗体或循环抗原，是诊断该病的重要辅助手段。常用的检测方法包括间接荧光抗体试验（Indirect Fluorescent Antibody Test，IFA）、酶联免疫吸附试验（Enzyme-Linked Immunosorbent Assay，ELISA）和西方墨点法（Western Blot）。目前，IFA 和 ELISA 是最常用的方法，它们的阳性检出率均可达到 90% 以上。如果患者有剩余的肉类食物，也可以采用压片显微镜检查法和人工消化法（Artificial Digestion Method）进行分析，这些方法可以辅助诊断旋毛虫病。

2. 治疗

阿苯达唑是一种对旋毛虫具有高效杀伤作用的抗寄生虫药物，其对幼虫期的杀伤效果优于对成虫期的作用。鉴于旋毛虫病的主要致病阶段为幼虫期，阿苯达唑因此成为治疗的首选药物。其他咪唑类药物，如噻苯达唑和甲苯达唑，也显示出一定的疗效，对旋毛虫的各个发育阶段均有作用。

（五）预防控制

囊包内的旋毛虫幼虫具有较高的抵抗力，能够耐受低温，在 −15℃ 的环境下可以存活 20 天，在腐败的肉中甚至可以存活 2~3 个月。常规的熏制、烤制、腌制和暴晒等处理方式并不足以杀灭幼虫。然而，旋毛虫幼虫对高温敏感，当肉块中心温度达到 71℃ 时，可以有效地杀死囊包内的幼虫。

预防旋毛虫病的关键在于实施健康教育，改变不良的饮食习惯，避免食用未煮熟的猪肉或其他动物肉类及其制品，从而切断感染途径。此外，应严格执行肉类检疫制度，禁止未经检疫的肉类进入市场流通。改善养猪方法，推荐采用圈养方式，保持猪舍的清洁卫生，并加强饲料管理，以降低猪只感染旋毛虫的风险。通过这些综合措施，可以有效预防旋毛虫病的发生和传播。

三、华支睾吸虫病

（一）病原学特征

华支睾吸虫（*Clonorchis sinensis*），亦称肝吸虫，其成虫主要寄生于宿主的胆管系统，导致华支睾吸虫病。成虫的形态特征为狭长且背腹扁平，前端略狭窄，后端钝圆，形似葵花籽，体表光滑无棘刺。其体长通常在 10~25mm，体宽 3~5mm。虫卵呈椭圆形，大小约为 27~35μm 至 12~20μm，颜色为淡黄褐色，一端较窄并覆盖有卵盖，卵盖周围卵壳增厚形成肩峰，另一端有小疣。虫卵在排出体外时，内部已含有毛蚴。

华支睾吸虫生活史为典型的复殖吸虫生活史，包括成虫、虫卵、毛蚴、胞蚴、雷蚴、尾蚴、囊蚴及后尾蚴等阶段。终宿主为人及肉食哺乳动物（狗、猫等），第一中间宿主为淡水螺类，如豆螺、沼螺、涵螺等，第二中间宿主为淡水鱼、虾。

成虫主要寄生在人类及肉食性哺乳动物的肝胆管内。成虫产卵，虫卵随胆汁进入消化道，并通过粪便排出体外。虫卵进入水体后，被第一中间宿主——淡水螺类（如豆螺、沼螺、涵螺等）吞食，在螺类的消化道内孵化成毛蚴。毛蚴穿透肠壁，在螺体内发育成胞蚴，随后通过胚细胞分裂形成多个雷蚴。每个雷蚴进一步分裂，发育成多个尾蚴。成熟的尾蚴从螺体逸出，在水中遇到适宜的第二中间宿主——淡水鱼类或甲壳类动物时，侵入宿主的肌肉等组织，并在 20~35 天内发育成为囊蚴。囊蚴呈椭球形，平均大小约为 0.138mm×0.15mm，囊壁分为内外两层。囊蚴在鱼体内可存活 3 个月至 1 年。当囊蚴被终宿主（如人类、猫、狗等）吞食后，在消化液的作用下，囊壁软化，囊内幼虫的酶系统被激活，幼虫活动增强，最终在十二指肠内破囊而出。脱囊后的幼虫一般认为会进入胆总管，逆流胆汁而行，数小时内部分幼虫即可到达肝内胆管。然而，也有研究表明，幼虫可能通过血管或直接穿过肠壁到达肝胆管。从囊蚴进入终宿主体内到发育成熟并产卵的时间因宿主种类而异，人类约需 1 个月，犬和猫约需 20~30 天，鼠类平均 21 天。成虫的寿命可达 20~30 年。

（二）流行病学特征

1. 地理分布

华支睾吸虫病的地理分布主要集中在亚洲地区，包括中国、日本、朝鲜、越南，以及东南亚诸国。在中国，除了青海、宁夏、内蒙古、西藏等地区尚未有病例报道外，其他省、市、自治区均有华支睾吸虫病的发现或流行。

2. 传染源

传染源包括能够排出华支睾吸虫卵的患者、感染者、受感染的家畜以及野生动物。在这些宿主中，猫、狗和猪被认为是主要的保虫宿主。

3. 传播途径

当患者或患病动物的排泄物中含有的虫卵进入水域时，虫卵在第一中间宿主和第二中间宿主体内发育成为感染力强的囊蚴，当地居民因食用生的或半熟的淡水鱼虾而感染华支睾吸虫病。

（三）发病机制

华支睾吸虫感染主要导致肝脏损伤，特别是次级胆管的病变。成虫在胆管内生活时，其分泌物、代谢产物，以及机械性刺激可诱发胆管上皮及周围组织的超敏反应和炎症反应，导致胆管局限性扩张和上皮增生。在严重感染情况下，门脉区周围可能出现纤维化和肝细胞的萎缩变性，甚至发展为胆汁性肝硬化。由于胆管壁的增厚和管腔狭窄，加之虫体阻塞，胆汁流动受阻，容易并发细菌感染，引起胆管炎、胆囊炎、阻塞性黄疸或胆管肝炎。在细菌性 β- 葡萄糖醛酸苷酶的作用下，胆汁中的可溶性葡萄糖醛酸胆红素转化为难溶性胆红素钙，这些物质可能与死亡的虫体碎片、虫卵、胆管上皮脱落细胞等结合，形成胆管结石。因此，华支睾吸虫感染常并发胆管感染和胆石症，胆石核心中可能检测到华支睾吸虫卵。此外，华支睾吸虫感染还可能诱发胆管上皮细胞的异常增生，增加胆管癌的风险，尤其是腺癌。

（四）临床表现

华支睾吸虫病的临床表现与寄生虫的数量及宿主的生理状态密切相关，其潜伏期通常为1~2个月。在轻度感染时，患者可能不表现出临床症状或症状不明显。在重度感染的急性期，主要症状包括过敏反应和消化道不适，具体表现为发热、上腹部疼痛、腹胀、食欲减退、四肢乏力、肝区疼痛，以及血液检查中嗜酸性粒细胞显著增多。然而，大多数患者急性期的症状并不显著。临床上所见的病例多呈现慢性症状，这些症状可能在数年内逐渐显现，以消化系统症状为主，包括疲劳、上腹部不适、食欲减退、厌恶油腻食物、消化不良、腹痛、腹泻、肝区隐痛、头晕等。常见的体征包括肝脏肿大，通常在左叶，质地软且有轻度压痛，脾脏肿大则较为罕见。在严重感染的情况下，患者可能伴有头晕、体重减轻、水肿和贫血等症状，晚期可能发展为肝硬化、腹水、胆管癌，甚至死亡。儿童和青少年感染华支睾吸虫后，临床表现往往更为严重，死亡率较高。除了消化道症状外，患者还可能伴有营养不良、贫血、低蛋白血症、水肿、肝肿大和生长发育障碍，严重者甚至可发展为肝硬化，极少数患者可能出现侏儒症。

（五）诊断与治疗

1. 诊断

（1）病原学检查

粪便检查中发现华支睾吸虫卵是确诊华支睾吸虫病的关键依据。通常在感染后约1个月，可通过大便样本检测到虫卵。常用的检测方法包括直接涂片法、集卵法，以及十二指肠引流胆汁检查。由于华支睾吸虫卵在形态和大小上与异形类吸虫卵极为相似，因此在诊断时需要特别注意鉴别，避免误诊。此外，在分析服用灵芝及其制品患者的粪便样本时，也应区分灵芝孢子与华支睾吸虫卵，以防混淆。

（2）免疫学诊断

常用的方法有酶联免疫吸附试验（ELISA）、间接血凝试验（IHA）和间接荧光抗体试验（IFA）等方法。

（3）影像学诊断

B超检查对于华支睾吸虫病患者的诊断至关重要，能够发现包括胆管壁回声变化、胆管扩张、结石或钙化点、肝脏增大、回声不均匀、胆囊壁增厚、息肉、胆囊内异常回声等异常。这些超声图像的异常应结合流行病学、临床表现和实验室检查进行综合分析，以确诊疾病。CT检查同样具有重要价值，尤其在识别肝内胆管的特定扩张模式和肝边缘部小胆管的特异性征象方面，有助于诊断华支睾吸虫病。

2. 治疗

驱虫治疗是针对华支睾吸虫病的根本性治疗手段，至关重要。治疗时需根据患者感染的严重程度来选择相应的药物剂量。对于大多数患者，大便中的虫卵计数可以作为评估感染程度的参考依据。目前，临床上最常用的两种驱虫药物是吡喹酮和阿苯达唑。吡喹酮是一种广谱抗扁虫药物，具有吸收迅速、代谢快、排泄迅速且毒性低的特点。

（六）预防控制

1. 控制传染源

治疗确诊的华支睾吸虫病患者和感染者，主要使用吡喹酮和阿苯达唑作为治疗药物。对于家养的猫、狗，若粪便检查呈阳性也应进行相应治疗。

2. 切断传播途径

强化粪便管理，防止未经处理的粪便污染鱼塘。通过农业生产中的塘泥清理或使用药物杀灭螺蛳，有助于控制疾病传播。由于本病主要通过生食或半生食含囊蚴的淡水鱼、虾传播，预防措施应着重于避免摄入活囊蚴。

3. 保护易感人群

通过宣传教育，提高公众对疾病危害及其传播途径的认识，自觉避免食用生的或未煮熟的鱼肉或虾，改善烹饪习惯，使用分开的厨具处理生熟食。避免用未经煮熟的鱼、虾喂养猫等动物，以防感染。加强淡水养殖业食品卫生检疫工作。

四、并殖吸虫病

（一）病原学特征

并殖吸虫属（*Paragonimus*）的成虫主要寄生于宿主的肺内，故又称肺吸虫，是一种人兽共患的寄生虫病。卫氏并殖吸虫（*Paragonimus westermani*）是导致人类并殖吸虫病的主要病原体。该成虫具有肥厚的体壁，活体呈暗红色，其形态会随着宿主的生理活动而发生伸缩变化。在静息状态下，成虫呈现椭圆形，背部轻微隆起，腹部相对平坦。虫卵呈金黄色，椭圆形结构。囊蚴阶段为乳白色，呈球形。

卫氏并殖吸虫的终宿主包括人类以及多种食肉目哺乳动物。其生命周期涉及两个中间宿主：第一中间宿主为淡水螺类，主要为黑贝科和蜷科中的特定属；第二中间宿主为甲壳纲的淡水蟹类或蝲蛄。卫氏并殖吸虫的生活史包括多个发育阶段：卵期、毛蚴期、胞蚴期、母雷蚴期、子雷蚴期、尾蚴期、囊蚴期、后尾蚴期、童虫期，以及成虫期。成虫主要寄生于终宿主的肺脏内。由于成虫所形成的虫囊与支气管相通，其虫卵可通过呼吸道随痰排出，或经消化道随粪便排出。虫卵需进入淡水环境才能继续发育，在适宜温度下约3周孵化成毛蚴。毛蚴遇到第一中间宿主淡水螺类后，侵入并发育成胞蚴、母雷蚴、子雷蚴，最终形成尾蚴。尾蚴成熟后，可在水中主动侵入或被第二中间宿主吞食，形成囊蚴。人类或其他终宿主因摄入含有活囊蚴的淡水蟹类或蝲蛄而感染。囊蚴在终宿主消化道内 30~60 分钟内脱囊，后尾蚴借助吸盘和分泌物钻过肠壁，成为童虫。童虫在宿主组织中移行，1~3 周后穿过膈肌进入胸腔并定居于肺脏，最终发育成熟并产卵。部分童虫可能在宿主组织内穿行直至死亡，而成虫在宿主体内通常可存活 5~6 年，有记录显示最长可达 20 年。

（二）流行病学特征

1. 地理分布

卫氏并殖吸虫的地理分布主要集中在亚洲地区，中国是该病的主要流行国家。此外，日本、朝鲜、韩国、俄罗斯、菲律宾、马来西亚、越南、老挝、泰国，以及印度等亚洲国家均有确诊病例。在非洲和南美洲的一些国家和地区，也有卫氏并殖吸虫感染的报道。在中国，除了西藏、新疆、内蒙古、青海和宁夏等地区尚未见病例报道外，至少有 27 个省、直辖市、自治区已经记录了卫氏并殖吸虫病的病例。该病流行区域主要分布在丘陵或山区地带。近年来，随着城市化进程的加剧，该病的流行区域也出现了向城市地区扩展的趋势。根据第二中间宿主的种类，可以将卫氏并殖吸虫病的流行区域分为溪蟹型流行区及只存在于东北三省的蝲蛄型流行区。

2. 传染源

能排出虫卵的患者、带虫者和肉食类哺乳动物是本病传染源。

3. 传播途径

流行区居民普遍存在食用未充分煮熟的溪蟹或蝲蛄的习惯，例如腌渍蟹、醉蟹、烤蝲蛄、蝲蛄酱和蝲蛄豆腐等。这些烹饪方式未能彻底灭活食物中的囊蚴，是造成人类感染卫氏并殖吸虫的主要原因之一。此外，人类也可能通过生食或食用未经充分烹饪的转续宿主（如某些哺乳动物）的肉及其制品而感染此病。当中间宿主死亡后，囊蚴可能脱落至水中。因此，如果居民饮用未经处理的、含有活囊蚴的疫水，也可能因此感染卫氏并殖吸虫。

（三）发病机制

脱囊后的后尾蚴穿透肠黏膜，导致出血性或脓性窦道的形成。在早期，童虫若进入腹腔并游走，可能引起浆液纤维素性腹膜炎，诱发混浊或血性腹水，腹水中富含大量酸性粒细胞。随后，腹壁及大网膜等组织可能出现粘连。当童虫穿透腹壁时，可能引起出血性或化脓性肌炎。如果童虫在腹内停留并发育，可能会形成大小不等的囊肿，囊肿内容物为果酱样黏稠液体。当童虫侵入肝脏时，其经过之处会有纤维蛋白附着，导致肝表面出现虫蚀样改变。如果童虫穿过肝脏，肝表面可能呈现针点状小孔，肝脏局部有时会出现硬化现象。此外，如果童虫在膈肌、脾脏等处穿行，也可能引起点状出血和炎症。

童虫进入肺部后所引起的病理过程大致可分为三个阶段：脓肿期、囊肿期和纤维瘢痕期。这三个阶段是一个连续变化的过程，可能在同一器官中同时存在。

（四）临床表现

临床表现与感染的时间、程度，以及宿主的免疫力有关。在卫氏并殖吸虫感染的急性期，临床症状通常在摄入含有活囊蚴的宿主后数天至 1 个月内出现。患者的症状严重程度不一，轻微病例可能仅表现为食欲减退、乏力、腹痛、腹泻和发热等非特异性症状，而重症病例则可能伴有全身性过敏反应、高热、腹痛、胸痛、咳嗽、呼吸急促、肝肿大，以及荨麻疹等临床表现。在急性期，患者的外周血白细胞总数增多，特别是嗜酸性粒细胞计数显著升高，通常在 20%~40%。急性期的症状可持续 1~3 个月。

在卫氏并殖吸虫感染的慢性期，由于虫体的移行和窜扰，可造成多个器官受损，且受损程度轻重不一，故临床表现较复杂，按器官损害主要可分为胸肺型、腹肝型、皮下型、脑脊髓型、亚临床型，以及其他类型。

（五）诊断

1. 病原学检查

确诊依据为痰或粪便中发现虫卵，或皮下包块中发现虫体。轻症患者应留 24 小时痰液，经 10% 氢氧化钠溶液处理后，离心沉淀镜检。

2. 免疫学检查

皮内试验适用于初筛，但假阳性和假阴性均较高。ELISA 敏感性较高，目前普遍使用。循环抗原检测为新兴方法，具有高敏感性和疗效评估优势。

3. 影像学检查

X 线、CT、MRI 等适用于胸肺型和脑脊髓型患者的诊断。

（六）治疗

目前治疗卫氏并殖吸虫病的首选药物为吡喹酮，其具有高效、低毒、疗程短等治疗优势。对于脑脊髓型或重症肺吸虫病患者，可能需接受两个或更多疗程的连续治疗，以确保彻底清除寄生虫并缓解症状。

（七）预防控制

预防卫氏并殖吸虫病的最有效方法包括避免生食或半生食淡水蟹类、蝲蛄及其制品，同时避免饮用未经处理或煮沸的生水。这些措施可以显著降低感染风险，因为这些食物和水源可能含有卫氏并殖吸虫的活囊蚴。

健康教育是控制本病流行的关键措施之一。通过教育公众了解卫氏并殖吸虫病的传播途径、感染风险，以及预防方法，可以有效提高人们的自我保护意识和能力。同时，公共卫生部门应加强对食品生产和加工环节的监管，确保食品卫生安全标准得到遵守，减少寄生虫通过食物链传播的机会。

此外，对流行区域进行定期的寄生虫病监测和水源检测，及时发现和控制病原传播源，也是预防措施的重要组成部分。在流行地区，应推广使用安全的饮用水处理技术，如煮沸、过滤和消毒，以减少水源性感染的风险。

最后，加强环境卫生管理，改善污水处理和垃圾处理设施，减少中间宿主的滋生环境，也是预防卫氏并殖吸虫病传播的有效手段。

五、绦虫病

（一）病原学特征

绦虫（*Cestoda*）属于扁形动物门（*Platyhelminthes*）的绦虫纲（*Cestoda*），其成虫体形背腹扁平，呈带状延伸，因此得名。绦虫在其生命周期的各个阶段均以寄生方式生存，而成虫主要寄生于脊椎动物的消化道内。

链状带绦虫亦称猪肉绦虫、猪带绦虫或有钩绦虫，其成虫寄生于人体的小肠，导致猪带绦虫病。而绦虫的幼虫阶段，即囊尾蚴，若寄生于人体的皮下组织、肌肉或内脏器官，将导致囊尾蚴病。链状带绦虫的成虫呈乳白色、带状形态，体长通常 2~4m。整个虫体由多个节片组成，这些节片较薄且略透明，使得成虫在视觉上呈现出一定的透明度。绦虫的幼虫阶段，即猪囊尾蚴，俗称囊虫，是一种白色半透明的囊状体，其大小大约与黄豆相仿，呈卵圆形。

人类是猪带绦虫的终宿主，同时也能够成为其中间宿主。猪和野猪是该绦虫的主要中间宿主。成虫寄生于人类小肠的上段，利用其头节上的吸盘和顶突小钩固定于肠壁。成熟节片（孕节）会单独或成串（5~6 节）从绦虫链体脱落，随宿主粪便排出。这些脱落的孕节仍保有活动性，可能会因受挤压而破裂，释放出虫卵。当中间宿主如猪或野猪摄入了这些虫卵或孕节后，虫卵在小肠内受到消化液的作用，经过 24~72 小时，其胚膜破裂释放出六钩蚴。六钩蚴利用其小钩和分泌物穿透小肠壁，进入宿主的血液循环或淋巴系统，并迁移至宿主体内各部位。在这些部位，六钩蚴逐渐发育成为囊尾蚴，细胞溶解形成空腔并充满液体，经过大约 10 周的时间发育成熟。

含有囊尾蚴的猪肉俗称"米猪肉"或"豆猪肉"。当人类摄入生的或未煮熟的、含有囊尾蚴的猪肉时，囊尾蚴在小肠内受胆汁刺激，翻出头节附着于肠壁，经过 2~3 个月发育成为成虫，并开始排出孕节和虫卵。成虫在人体内的寿命可超过 25 年。此外，人类如果摄入了虫卵或孕节，也可能在体内发育成囊尾蚴，但不会进一步发育成为成虫。

（二）流行病学特征

1. 地理分布

猪带绦虫在全球范围内分布广泛，但整体感染率相对较低。该绦虫病主要在欧洲、中南美洲国家，以及亚洲的印度等地区流行。在中国，猪带绦虫病的分布也相当普遍，散发病例遍布全国，其中流行较为集中的地区主要位于华北地区和东北地区，包括黑龙江省、吉林省、山东省、河北省、河南省等地，以及南方的云南省和广西壮族自治区。在这些地区，农村地区的感染病例通常多于城市地区。

2. 传染源

含有活囊尾蚴的猪肉是本病主要传染源。

3. 传播途径

人体感染猪带绦虫的成虫主要通过摄入含有囊尾蚴的猪肉所致，而囊尾蚴病则是由于摄入了猪带绦虫的虫卵引起的。人体感染囊尾蚴病的途径主要有以下三种：

（1）自体内感染：在人体已经存在猪带绦虫成虫感染的情况下，由于反胃或呕吐导致肠道逆蠕动，可能将附着于肠壁的孕节推回至胃中，从而释放出虫卵，引起宿主自身的再感染。

（2）自体外感染：患者因误食自己排出的、含有猪带绦虫虫卵的粪便而发生再感染。这种情况可能发生在个人卫生条件较差或粪便处理不当的环境中。

（3）异体感染：通过摄入被他人粪便中猪带绦虫虫卵污染的食物或水，导致新的感染。这通常是由于食物处理不当或卫生条件不佳，造成交叉污染。

（三）发病机制与临床表现

猪带绦虫病的临床表现通常较为轻微。最常见的就诊原因是在粪便中排出节片。少数患者可能会出现上腹部或全腹部隐痛、消化不良、腹泻、体重减轻等症状。由于绦虫的头节可能固定于肠壁，导致局部损伤，极少数情况下可能引起肠穿孔或肠梗阻。

猪带绦虫的幼虫阶段，即囊尾蚴，引起的囊尾蚴病，对人体的危害远大于成虫感染，是中国主要的寄生虫病之一。囊尾蚴病的严重程度取决于囊尾蚴寄生的部位和数量。囊尾蚴可在人体的多个部位寄生，好发部位主要包括皮下组织、肌肉、脑和眼。根据主要寄生部位，囊尾蚴病可分为以下三类，其临床表现如下：

（1）皮下及肌肉囊尾蚴病：囊尾蚴寄生在皮下、黏膜下或肌肉中，形成结节，多见于躯干和头部，四肢较少见。轻症感染可能无症状。当寄生数量较多时，可能出现肌肉酸痛、无力、发胀、麻木或假性肌肥大等症状。

（2）脑囊尾蚴病：由于囊尾蚴在脑内寄生的具体部位、数量和发育程度不同，以及宿主对寄生虫的不同反应，脑囊尾蚴病的临床表现极为复杂。病程可能无症状，或引起猝死，但多数情况下病程缓慢，发病时间多在1个月至1年之间，最长可达30年。主要症状包括癫痫发作、颅内压增高和神经精神症状，其中癫痫发作最为常见。

（3）眼囊尾蚴病：囊尾蚴可寄生在眼的任何部位，但大多数情况下寄生在眼球深部的玻璃体和视网膜下。通常累及单眼，轻症可能仅表现为视力障碍，眼内可见虫体蠕动，重症可能导致失明。

（四）诊断

1. 猪带绦虫病的诊断

首先需详细询问患者是否有摄入生猪肉及排出绦虫节片的病史，此类信息对确诊具有关键性价值。粪便显微镜检查是诊断该病的常规方法，可检测出虫卵或孕节。对于临床疑似病例，应连续数日进行粪便样本的收集与检查，以提高检出率。在必要时，可采取试验性驱虫治疗，并观察疗效。

2. 囊尾蚴病的诊断

因囊尾蚴寄生的部位不同而有所差异。对于寄生在皮下或浅表组织的囊尾蚴结节，可通过手术摘除并进行组织病理学活检以确诊。眼部囊尾蚴可通过眼底镜检查来识别。脑部及深部组织中的囊尾蚴，则需借助 X 线、B 超、CT 和 MRI 等现代影像学技术进行检查。此外，患者的临床表现，如癫痫发作、颅内压增高和精神症状等，有助于对病情进行综合评估。间接红细胞凝集试验（IHA）、酶联免疫吸附试验（ELISA）和斑点酶联免疫吸附试验（Dot-ELISA）等免疫学检测在囊尾蚴病的辅助诊断中具有重要价值。

（五）治疗

外科手术摘除虫体是治疗囊尾蚴病的常规方法，尤其对于眼囊尾蚴病，手术摘除是首选的治疗方式。吡喹酮、阿苯达唑和甲苯达唑等抗寄生虫药物已被证实能有效促使囊尾蚴变性和死亡，特别是吡喹酮，因其具有高疗效、所需剂量小、给药途径方便等优势，在治疗皮下及肌肉囊尾蚴病方面表现出显著的疗效。

（六）预防控制

1. 驱虫治疗

对患者进行及时的驱虫治疗，由于囊尾蚴寄生在肠道常可导致囊尾蚴病，驱虫治疗应尽早进行且需彻底。槟榔–南瓜子联合疗法已被证实具有较高的疗效和较低的副作用。此外，米帕林、吡喹酮、甲苯达唑、阿苯达唑等药物亦显示出良好的驱虫效果。

2. 环境卫生管理

通过教育和引导，提高公众对厕所和猪圈卫生管理的意识，实施猪只圈养，以防止人与动物之间的疾病传播。

3. 食品安全监管

加强城乡地区肉品的卫生检查工作，确保所有供应市场的猪肉在上市前经过严格的检查和处理。特别是在农贸市场，对个体商贩出售的肉类进行重点检验。猪肉在 −13℃ ~−12℃ 的环境下冷藏 12 小时，可以有效杀灭其中的囊尾蚴。

4. 健康教育与促进

通过广泛的宣传教育活动，提高公众对疾病危害性的认识，强调个人卫生和饮食卫生的重要性。倡导避免食用生肉或未煮熟的肉类，以及在饭前便后进行手部清洁。同时，应使用不同的刀具和砧板分别处理生肉和熟食，以防止交叉污染。

第五节
真菌性食源性疾病

一、毒蘑菇中毒

（一）毒素分类

毒蘑菇种类繁多，所含毒素复杂。一种毒蘑菇多含有多种毒素，同一种毒素也可出现在不同种、属蘑菇中。目前，已知毒素种类有限，根据毒素结构和毒性可分为环肽类、奥来毒素、毒蕈碱类、裸盖菇素、异噁衍生物、鹿花菌素、鬼伞素等。

（二）流行病学特征

1. 季节性

全年均可发生，但有明显季节性，高温多雨的夏秋季节是蘑菇中毒的高发时期。

2. 地区性

毒蘑菇中毒全国均有发生，但以云南、四川、广西、贵州等省、自治区居多，多因误采毒蘑菇食用引起中毒。

（三）临床表现

蘑菇所含毒素复杂，几乎可对所有组织器官造成伤害，器官损伤常存在交叉，对蘑菇种类不明确，尤其是潜伏期超过 6 小时的中毒患者，应警惕致死性蘑菇中毒可能。通常分为以下七型。

1. 急性肝损伤型

潜伏期通常超过 6 小时，一般 10~14 小时，初期为胃肠道症状，可一过性缓解消失，即假愈期，36~48 小时后出现黄疸、出血、凝血酶原时间延长、胆酶分离、急性肝衰竭、多脏器功能衰竭，甚至死亡。

2. 急性肾衰竭型

潜伏期通常超过 6 小时，主要表现为少尿，血肌酐、尿素氮升高，急性肾功能衰竭。

3. 溶血型

潜伏期一般为 0.5~3 小时，主要表现为少尿、无尿、血红蛋白尿、贫血、急性肾功能衰竭、休克、弥散性血管内凝血，严重时可导致死亡。

4. 横纹肌溶解型

潜伏期为 10 分钟至 2 小时，主要表现为乏力、四肢酸痛、恶心呕吐、尿颜色深、胸闷等，后期可致急性肾功能衰竭，因呼吸衰竭而死亡。

5. 胃肠炎型

潜伏期大多数小于 2 小时，主要表现为胃肠道症状，严重者可出现电解质紊乱、休克。

6. 神经精神型

潜伏期小于 2 小时，主要表现为出汗、流涎、流泪、谵妄、幻觉、共济失调、癫痫、妄想等。

7. 光过敏性皮炎型

潜伏期最短 3 小时，通常为 1~2 天，表现为日晒后在颜面、四肢出现突发皮疹，自觉瘙痒。

（四）诊断与治疗

1. 诊断

有采摘、进食蘑菇的历史，流行病学特点与临床表现符合毒蘑菇中毒表现，可作出蘑菇中毒的临床诊断。时间窗内的血、尿、呕吐物、体液等样本中检测到相应的蘑菇毒素可确立诊断。

2. 治疗

致死性蘑菇中毒患者，需立即转入 EICU，生命监护，集束化治疗。致死性蘑菇中毒无特效解毒剂，95% 致死性蘑菇中毒源于鹅膏毒肽。集束化治疗包括：血液净化治疗，药物应用，全身及脏器功能支持治疗，有条件者进行肝脏移植。

非致死性蘑菇中毒患者主要以支持对症治疗为主，动态监测器官功能。胃肠炎症状者予补液对症，维持内环境等治疗；胆碱能亢进表现中毒者应用阿托品，神经精神症状可应用东莨菪碱，适当镇静对症处理等。

（五）预防控制

预防毒蘑菇最根本的方法是不要采摘不认识、没有食用过的蘑菇，有些毒蘑菇与可食用无毒蘑菇之间外形极为相似，需要经专业人员鉴定才可区分。如果不慎误食，应及时到医院就诊，并注意保存剩余蘑菇以备检测鉴定之用。民间流传的识别毒蘑菇的方法，如色彩鲜艳、切开变色等并无科学依据。

二、霉变甘蔗中毒

（一）病原学特征

霉变甘蔗中毒的病原体是节菱孢霉菌（*Arthrinium spp.*），是一类产毒霉菌，在外界很少存在，主要腐生于甘蔗。甘蔗在储存不当的情况下会使节菱孢霉菌大量繁殖，产生 3- 硝基丙酸（3-Nitropropionic Acid，3-NP）引起中毒。有现场调查证明：甘蔗储藏期 < 30 天，节菱孢污染率为 0.7%；储藏期 > 30 天，节菱孢污染率增至 34.0%。

（二）流行病学特征

1. 季节性

甘蔗的上市时间从 10 月份开始一直持续至次年 3、4 月份，如果冬季储存不当，易被节菱孢霉菌污染，故我国霉变甘蔗中毒多发生在 2~3 月份。

2. 地区性

霉变甘蔗中毒主要发生在北方地区，河北、河南省最多，其次为山东、辽宁等省份。南方地区因不长时间储存甘蔗，所以发病患者数低于北方地区。

3. 人群易感性

多发生于儿童、青少年，且病情常较重。

（三）发病机制

3-NP 的中毒机制尚不清楚。研究发现，其对生物体内一些重要的酶系统，如琥珀酸脱氢酶、过氧化氢酶、谷氨酸脱羧酶、单胺氧化酶等均有不同程度的抑制作用，进而阻碍了三羧酸循环的进行，最终导致组织器官的损害。

（四）临床表现

霉变甘蔗中毒发病急，潜伏期短，一般为 2~5 小时，短者十几分钟即可发病，长者可达 17~48 小时，潜伏期越短，病情越重。

轻度中毒者主要表现为头晕、头痛、恶心、呕吐、腹泻、腹痛等胃肠道症状，无神经系统损伤。中度中毒者除上述症状外，还可有失语、眼球震颤、双侧锥体束症状等。重度中毒者可出现阵发性抽搐，四肢强直或屈曲内旋，手呈鸡爪样，眼球偏向凝视，面肌颤动、四肢颤抖，大小便失禁，意识丧失，昏迷等。多于发病 1~3 天内死亡，重症幸存者预后差，留下严重的神经系统后遗症，如痉挛性瘫痪、语言障碍、吞咽困难、大小便失禁、四肢强直等。

（五）诊断与治疗

1. 诊断

有明确的霉变甘蔗进食史，且中毒的流行病学特点与临床表现与霉变甘蔗中毒相符，从剩余的可疑中毒样品中检出分离节菱孢或3-硝基丙酸，排除其他中毒可能。可参考《变质甘蔗食物中毒诊断标准及处理原则》（WS/T 10-1996）。

2. 治疗

目前尚无特效治疗方法，发生中毒后应尽快催吐、洗胃、灌肠，排除毒物，并对症治疗。

（六）预防控制

加强宣传教育，不吃霉变甘蔗。甘蔗必须在成熟后收割，防止因甘蔗不成熟而产生霉变。

三、呕吐毒素中毒

（一）病原学特征

呕吐毒素（*Vomitoxin*）即脱氧雪腐镰刀菌烯醇（*Deoxynivalenol*，DON），是镰刀菌属产生的一种B型单端孢霉烯族真菌毒素，主要存在于小麦、大麦、燕麦、黑麦、玉米、大米等谷物及其制品中，常见烹饪方法很难将其完全去除，在全球范围内具有很高的污染率。因对动物和人都具有很强的致呕吐能力，故又被称为"呕吐毒素"。

（二）流行病学特征

1. 季节性

因食用赤霉病麦引起的呕吐毒素中毒多发生在麦收季节5~7月，因食用霉变小麦和霉变玉米引起的呕吐毒素中毒可发生在任何季节。

2. 地区性

全国各地均有发生，多发生于多雨、潮湿地区，淮河和长江中下游一带最为严重。

3. 易感人群

主要为儿童、青少年、老年人和体弱多病者。

（三）临床表现

呕吐毒素中毒潜伏期一般为 0.5~2 小时，潜伏期短者仅 10~15 分钟。中毒症状主要表现为恶心、呕吐、腹泻、头痛、头晕等，伴随乏力、全身不适等症状，少数患者出现颜面潮红。

（四）诊断与治疗

1.诊断

有赤霉病麦、霉变小麦、霉变玉米等进食史，流行病学特点和临床表现与呕吐毒素中毒相符，在中毒食品中检出赤霉病麦或呕吐毒素。具体可参照《霉变谷物中呕吐毒素食物中毒诊断标准及处理原则》（WS/T 11–1996）。

2.治疗

立即停止使用霉变食物，轻度中毒患者一般无需治疗，重度中毒患者对症治疗，呕吐严重者予以补液，纠正水和电解质紊乱。

（五）预防控制

预防霉变谷物中呕吐毒素中毒的关键在于防止麦类、玉米等谷物被霉菌污染。种植时选用抗霉品种，使用高效、低毒、低残留的杀菌剂。通过晾晒降低谷物水分含量，注意储存条件，勤翻晒，通风。可采用比重分离法分离病变粒，或使用稀释法降低病变粒比例。呕吐毒素主要存在于表皮，可通过精碾法去除表皮以去除毒素。

参考文献

［1］孙长颢．营养与食品卫生学［M］．北京：人民卫生出版社，2012.

［2］克里斯缇娜 E. R，多德等．食源性疾病：第三版［M］．北京：中国轻工业出版社，2021.4.

［3］孙亮，陈江，章荣华．食源性疾病监测知识［M］．杭州：浙江工商大学出版社，2021.11.

［4］赵同刚，马会来．食品安全事故流行病学调查手册［M］．北京：法律出版社，2013.9.

［5］中国人民共和国第十二届全国人民代表大会常务委员会．中华人民共和国食品安全法［S］.2015–10–01.

［6］宋兴田，吴洪娟，庄宝祥．米酵菌酸中毒小鼠肝和脑组织的形态学改变［J］．中国医药导报，2010，7（26）：36–38.

［7］中华人民共和国国家卫生健康委员会．细菌性痢疾诊疗方案（2023 年）．［EB/OL］．［2023–12–28］．http://www.nhc.gov.cn/ylyjs/pqt/202312/75cfff021a484d0c9c200f85f2bf746b/files/58e9d15c81b945708f2afc8b64d6c698.pdf

［8］中国医师协会急诊医师分会，中国医师协会急救复苏和灾难医学专业委员会，中国急诊专

科医联体，等 . 急性乌头类生物碱中毒诊治专家共识［J］. 中华急诊医学杂志，2022，31
（03）：291-296.

［9］诸欣平，苏川 . 人体寄生虫学 . 第 8 版［M］. 北京：人民卫生出版社，2013.

［10］Rogalla D，Bomar PA . Listeria Monocytogenes［M］. Treasure Island（FL）：StatPearls
Publishing，2023.

第三章

现场流行病学调查

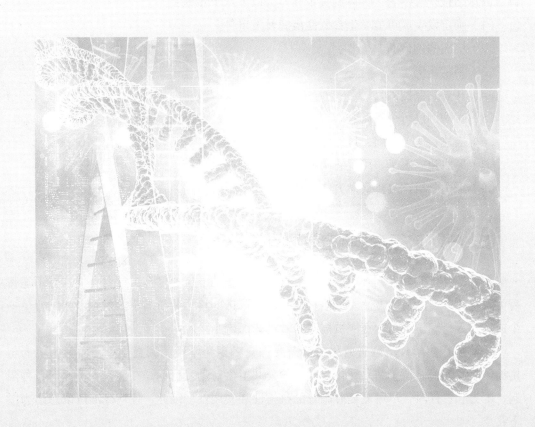

第一节
概述

现场流行病学调查是食源性疾病暴发调查过程中的一项关键任务，其目的是及时控制暴发蔓延，确定病因（包括致病因素、病因食品、污染原因及其危险因素）以便及时采取针对性措施控制暴发的进一步发展和扩大，预防未来类似事件的发生，保护公众健康和提高食品安全管理水平。

一、现场流行病学调查的步骤

现场流行病学调查包括组织准备、核实诊断、确定暴发的存在、确定病例定义、病例的发现与核实、描述性分析、形成假设并验证假设、完善现场调查、实施控制措施和调查的总结报告等内容，具体调查步骤分为以下八个步骤：

（1）确定发生或可能发生食源性疾病暴发事件。

（2）核实病例诊断。

（3）制定病例定义。

（4）开展病例搜索。

（5）对病例进行个案调查。

（6）描述疾病、时间、地点、人群的分布特征。

（7）形成致病因子、可疑餐次或可疑食物的假设。

（8）采用分析性流行病学方法验证假设。

二、现场流行病学调查效果的评估

在食源性疾病暴发调查中，现场流行病学调查的响应速度至关重要，但这并不意味着可以忽略严谨的科学方法。恰恰相反，应将严谨的科学分析与审慎的判断相结合。一个成功的流行病学现场调查应被描述为"迅速而恰当"。

评估流行病学现场调查效果时，需要综合考虑科学性、调查质量、面临的机遇与挑战，以及如何将调查结果转化为有效的公共卫生行动。目标是在调查人员面对各种限制、压力和责任时，尽可能提升调查的科学性和实用性。因此，评估标准可以总结为以下几点：

（1）及时性：调查必须迅速启动，第一时间获取关键信息并及时采取行动。

（2）目的性：调查要目的明确，应解决一个定义明确、社会关注或疾病负担严重的公共卫生问题。

（3）资源配置：早期识别并合理分配资源，确保调查的顺利进行。

（4）方法科学：适当运用描述性和／或分析性流行病学方法，充分利用所有可用数据。

（5）跨学科合作：必要时，调查能够整合微生物学、毒理学、心理学、人类学、信息学、经济学或统计学等其他公共卫生学科的专业知识。

（6）因果探究：深入分析，以确定问题的根本原因和／或病因。

（7）干预措施：制定循证的预防措施和政策，以防止再次出现类似问题。

（8）合作与沟通：与政策制定者、法律专家或行政人员积极合作，确保调查结果得到有效利用，并转化为实际行动。

第二节
现场流行病学调查的准备

一、编制应急预案

应急预案应明确各部门和人员在食源性疾病暴发发生之前、发生过程中及结束之后的工作职责与工作内容，以及相应的工作制度和资源准备等。此外，具体负责现场流行病学调查工作的调查机构在制定本单位针对食源性疾病暴发事件的应急预案时，还应包括调查员以及后备调查人员名单、常见食源性疾病参考资料、专家库名单、备用设备及物资等。

二、成立调查领导小组

调查领导小组一般由食品安全监管部门、公共卫生处置部门、实验室检测部门，以及其他有关支持部门的负责人组成。调查领导小组应当下设协调办公室或协调组，承担现场流行病学调查工作的组织协调、人员管理、信息发布等。

三、组建专业调查队伍

在开展现场流行病学调查前应组建专业调查队伍。调查员的配备应考虑开展现场流行病学调查、食品卫生学调查、采样工作的需要，调查员的专业背景应包括流行病学、卫生统计学、食品卫生学、环境卫生学、实验室检验等。调查员应当接受过现场流行病学调查相关培训或已积累一定相关工作经验。调查员的数量应依据暴发的规模和范围进行匹配，既可来自同一机构的不同工作组，也可来自不同机构。调查员专业背景的构成可因暴发特点而有所差异，同时，调查员在调查工作中担任的角色也不是完全固定的，可随着调查的推进而进行调整。

此外，还应成立现场流行病学调查专家组。专家组成员可结合实际需要，聘任来自医疗机构、疾控机构、监管部门、实验室检验机构等具有较高技术职称或工作经验的相关技术人员。

四、物资与技术准备

负责现场流行病学调查工作的机构或部门应当参考《食品安全事故流行病学调查技术指南》做好调查现场所需的物资准备，并由专人负责管理，保持可有效使用状态。消耗性物品应在完成一次调查后、重大节日或活动保障前及时更新补充，特别是无菌物品、试剂等应保证在有效期内，确保可随时投入使用。此外，还应保证现场流行病学调查中配备了满足条件的交通工具与通信工具。

食源性疾病暴发现场流行病学调查物资准备清单

一、文件资料

（1）参考资料：相关法律、法规、标准及其他有关专业技术参考资料等。

（2）调查表格：流行病学个案调查用表、危害因素调查记录表、采样单等。

二、取证工具

照相机、摄像机、录音笔、数字化信息采集设备（MID）等。

三、采样用品

（1）食品（固体和液体食品）采样用品：灭菌塑料袋、广口瓶、吸管、刀、剪、铲、勺、镊子等。

（2）涂抹样本采集：棉拭子、灭菌生理盐水试管。

（3）粪便采集：便盒、采便管、运送培养基。

（4）呕吐物采集：灭菌广口瓶、灭菌塑料袋、采样棉球。

（5）其他采样必备物品：75% 医用乙醇、酒精灯、酒精棉球、油性笔、标签、橡皮筋、打火机（火柴）、冷藏箱、样本运输箱、手电筒、一次性橡皮手套、口罩、工作服等。

四、现场快速检测设备

食物中毒快速检测箱（配备能对瘦肉精、灭鼠药，蔬菜中有机磷、有机氯和氨基甲酸酯类农药残留，甲醇，食品中亚硝酸盐、甲醛、砷、汞，食用油中的非食用部分进行快速检测的试剂）。

五、工作和通讯设备

现场信息采集终端（笔记本电脑）、打印机、数据统计分析软件、手机、对讲机、无线网络连接设备。

负责现场流行病学调查工作的机构或部门应当具备常见食源性致病因子的实验室检验能力，定期对调查人员开展培训、考核与演练。对于国家级、省级调查机构或部门应当具备检验、鉴定新出现的食品污染物和食源性致病因子的能力。

当暴发规模太大、事件过于复杂或怀疑出现新发病原体时，一个调查机构或部门可能不具备足够的资源开展调查工作，就需要额外的资源支持或多个机构或部门联合开展调查，应预先做好与其他机构的沟通联系，确保在大规模暴发事件时可及时取得外部支持。

第三节
初步调查与评估

初步调查的主要目的是在第一时间快速对食源性疾病暴发事件做出研判，以确定是否发生或可能发生食源性疾病暴发，核实病例的诊断，评估食源性疾病暴发事件的严重性，研判事件进一步蔓延的风险，提出初步假设，并采取控制措施防止食源性疾病暴发的蔓延。

一、制定初步调查方案

详尽的现场调查工作方案可以更好地实现调查目的和任务，提前做出切合实际的工作计划和任务安排。在制定方案过程中主要考虑以下因素：

（1）应对食源性疾病暴发事件的基本情况以及与之相关的其他疾病情况进行必要的了解。

（2）应明确食源性疾病暴发现场流行病学调查的目的，一是要查明事件发生的原因，二是要提出合理有效的干预措施。

（3）方案中应明确调查领导小组成员及其分工，并根据暴发的特征和现场实际情况，制定合理的现场工作机制。

（4）方案应确定现场调查范围和调查对象。调查范围过小，可能不足以得出正确的结论，影响后期干预措施的效果；调查范围过大，则可能浪费人力、物力和财力，特别是可能耽误调查处置的时效性。调查范围和调查对象的确认要做到三个有利于：有利于达到调查目的；有利于现场调查实施；有利于节约人力、物力、财力和时间。

（5）方案中应选择恰当的调查方法以及相应的调查工具，同时对实验室检验工作预先进行合理的安排和准备。

（6）方案中指派专人对现场流行病学调查过程中的资料、数据进行汇总整理与分析，及时形成调查报告，按程序提交和上报。

二、初步调查的内容与方法

（一）信息来源准确性的核实

初步调查时，首先要核实食源性疾病暴发事件信息来源的准确性，收集信息来源的部门/单位/机构相应的联系人和联系方式，食源性疾病暴发发生的时间、地点、涉及人群等，对于多个不同来源的食源性疾病暴发事件，应分析确认其信息的一致性。

（二）病例访谈

核实信息来源准确无误后，应尽快前往事件涉及病例就诊的医院，查阅医院病历、访谈接诊医生，收集病例的临床症状和体征及临床实验室检验结果（如血常规、便常规检验报告）。对部分病例（通常选 5~10 例）进行访谈，收集病例人口统计学信息（年龄、性别、职业、家庭住址等）、临床表现（发病时间、症状和体征、病情严重程度、病程等）、流行病学暴露史（发病前的饮食史、与其他病例的接触史、病例认识的人中有无类似临床表现、病例与有类似临床表现的其他病例共同暴露情况等）。访谈时应重点关注特殊病例。特殊病例是指发病时间最早或最晚的病例、年龄较大或较小的病例、职业是食品从业人员的病例或居住在暴发发生地以外的病例。

（三）标本采集

导致病例发病的多数病原体或毒素在肠道内存留时间较短。病例访谈前应先采集病例的呕吐物、粪便等临床标本，也应采集病例在潜伏期内（一般为发病前 3 天）食用过的剩余食品、加工食品的原料和半成品，采集疑似污染来源的样品时，应尽量采集多份样品，并留有备份。发现可疑餐次或可疑食物线索时，应在有关部门的配合下尽快对可疑食物的生产加工单位开展食品与环境卫生学的现场调查，并采集加工人员及相关食品标本和环境标本。

三、初步调查后的评估

（一）确定食源性疾病暴发发生的可能性

依据初步的流行病学调查、病例访谈、实验室检测，以及现场卫生学调查结果，如果发现以下任一情况，则判定发生或可能发生食源性疾病暴发事件：

（1）病例报告数量显著超出历史平均水平（通过疾病监测数据、教育机构和企业缺勤记录，以及医院的门诊和住院记录确定疾病的基线水平），且无法通过季节性波动等常见因素来合理解释。

（2）两例及以上病例在摄入同一食物或共同用餐后，出现了相似的临床症状。

（3）对于确诊病例，其临床表现、体征和潜伏期与已知食源性致病因子引起的典型食源性疾病特征相吻合。

（二）核实诊断

在实验室检验结果尚未公布之前，应依据患者的临床表现、体征、潜伏期、病程，以及临床实验室检测的数据，来评估患者是否患有相似的疾病。同时，需要对可能的病原体进行分析，以便为实验室的检测工作提供参考指标和范围。

当所有推定的病原体在实验室检测中均显示阴性时，应与实验室工作人员共同探讨可能的原因，包括但不限于患者是否在采集样本前使用抗生素、样本的类型和采集时间是否恰当、剩余食物样本的保存方法是否正确（例如是否存放于冰箱中）、实验室使用的试剂和实验检测方法是否准确，以及实验室的质量控制流程是否达到规定的标准。通过这些核查步骤，我们可以识别并解决检测过程中可能出现的问题。

当实验室检测结果显示致病因子为阳性时，必须验证诊断的准确性，以排除实验室诊断中可能出现的错误。例如，如果实验室报告显示从患者的肛拭子样本中检测到金黄色葡萄球菌肠毒素，那么应进一步调查：共采集了多少患者的样本，其中有多少样本检测结果为阳性？不同患者的金黄色葡萄球菌肠毒素类型是否相同？此外，还需考虑患者的临床表现和潜伏期是否与金黄色葡萄球菌引起的食源性疾病的典型症状相符。

在经过一系列实验室检测后，如果病原体仍然不明确，我们需要了解实验室已经进行了哪些病原体的检测，确保所有必要的项目都已被检测。同时，我们还应当考虑是否需要检测其他指标。

（三）提出初步假设，评估蔓延风险

根据病例访谈、实验室检测结果，以及对食品加工场所的卫生学调查所收集的初步数据，可以构建对暴发事件原因的初步假设。尽管调查工作仍在进行中，但在此阶段，应采取一系列综合性的预防和控制措施。例如，封存可疑食品，将患病的食品从业人员暂时调离工作岗位等。这些措施应尽早实施，并在调查的深入过程中，根据新的调查结果不断调整控制策略。

基于初步的调查结果，需要评估食源性疾病暴发事件进一步扩散的风险，并决定是否有必要继续深入调查。当暴发事件已经结束或不再存在发病风险时，需要评估是否有必要继续进行进一步的调查。对于一些简单的食源性疾病暴发事件，通常可以通过初步调查得出结论。如果经过一系列调查工作，食源性疾病暴发事件的原因尚未查明，就需要继续进行深入调查。通常，当满足以下条件之一时，就需要开展后续调查：

（1）食源性疾病暴发事件原因不明（致病因子、可疑食物等）；

（2）发病患者数较多或出现重症、死亡病例；

（3）疾病较严重，病死率较高或快速传播；

（4）病例涉及多个地区，且无明显的共同来源；

（5）涉及学校、幼儿园、养老院、食品企业等特殊部门；

（6）公众高度关注；

（7）有潜在的违法问题等。

第四节
描述性流行病学调查

描述性流行病学调查的工作包括确定病例、收集病例的基本信息，并详细描述这些信息，以揭示食源性疾病暴发事件相关病例在临床表现、时间、地区和人群中的分布特征。描述性流行病学调查不仅可以帮助我们理解疾病的具体特征和食源性疾病暴发事件的总体情况，还能明确指出受影响的人群，疾病发生的时间、地点，以及具体临床表现。调查人员通过比较不同时间、地点和人群中的发病率，能够形成关于病因的初步假设。此外，描述性流行病学提供的关于受影响人群和发病地点的信息，对于指导及时采取预防和控制措施具有重要参考价值，有助于减少疾病传播和食源性疾病暴发事件的影响。

一、病例定义

（一）概念

病例定义是一套用于确定调查对象是否符合所研究病例标准的工具。这套定义应简洁明了、易于理解，并且在整个调查过程中，对于所有受调查对象，都应使用统一的病例定义进行评估。通常，病例定义会涵盖 3 个主要方面：流行病学特征（涉及疾病发生的时间、地点和受影响的人群）、临床表现（包括症状、体征及临床实验室检测的结果）、实验室检测指标。

（二）制定方法

1. 流行病学指标

时间的确定通常以首例报告病例（即指示病例）的发病时间为起点，然后向前追溯 1~2 个该疾病的最长潜伏期。如果致病因子尚未明确，追溯的时间范围可以根据已报告病例的时间分布来确定。至于地点和人群的界定，则需要依据已报告病例的地理分布和人群的人口统计特征来进行。

2. 临床指标

主要关注的是患者的临床表现，包括症状、体征以及临床辅助检查的阳性结果。临床指标的设计应追求简洁明了、客观性强，并便于实施。既可以基于已报告病例中普遍存在的症状或体征（以提高敏感性），也可以选择那些虽然只在部分或少数病例中出现，但具有较高特异性的症状、体征或临床检查的阳性结果。

3. 实验室指标

实验室指标通常指通过检测患者的粪便、肛拭子、呕吐物或血液等临床标本来确认致病因子的阳性结果。在某些特殊情况下，还可以通过检测患者食用过的剩余食物样本来寻找致病因子的阳性证据。此外，如果使用特定药物进行治疗后效果显著，且该药物仅对特定的致病因子有明显作用，这也可视为实验室指标之一。

（三）病例定义制定时应注意的问题

1. 准确评估并决定是否将暴露因素纳入病例定义

在某些流行病学调查中，如果某个暴露因素已被明确识别为危险因素，并且不需要进一步验证，那么它可以被直接纳入病例定义。然而，如果一个因素仅是怀疑对象，需要进一步的验证，那么在病例定义中就不应直接包含它。如果怀疑的因素被纳入病例定义，可能会导致所有被定义为病例的个体都必须有这种暴露，这将阻碍我们发现由其他因素引起的病例，并且也会使得验证该怀疑因素与疾病之间关联性的难度增加。

2. 精确把握病例定义的敏感性和特异性

在食源性疾病暴发事件调查中，由于病例的临床表现可能存在差异，轻微症状的真正相关病例（真阳性）可能会被忽略，而那些临床表现相似但与事件无关的病例（假阳性）可能被错误纳入。因此，使用高敏感性的病例定义可以最大程度地减少真阳性的遗漏，但可能会包含许多假阳性病例；而使用高特异性的病例定义可以减少假阳性的纳入，但可能会漏掉一些真阳性病例。在制定病例定义时，需要平衡敏感性和特异性，目标是尽可能包含所有真阳性病例，同时尽可能排除假阳性病例。

为了实现这一目标，调查中可以设立不同级别的病例定义，包括疑似病例、可能病例和确诊病例。疑似病例的定义最为宽松，具有最高的敏感性和最低的特异性，通常包括那些缺乏典型症状但具有大多数或全部病例共有症状／特征的个体。可能病例的定义在特异性上介于疑似病例和确诊病例之间，这些病例可能没有实验室阳性结果或未能采集到临床标本，但展现出典型的临床症状／体征，或者有疑似病例的症状／体征，并且食用过的剩余食物样品中检出致病因子，或使用特异性药物治疗后效果显著。确诊病例的定义要求有实验室阳性结果支持，具有最低的敏感性和最高的特异性。

3. 不同时期不同病例定义的应用

在初期现场调查阶段，由于缺乏实验室确诊结果，应优先使用高敏感性的疑似病例定义，以便广泛筛查并识别尽可能多的病例。这有助于描述疾病的临床表现，识别高风险群体，并初步建立病因假设。当通过病例对照研究或回顾性队列研究等流行病学分析方法来验证这些假设时，应采用特异性较高的可能病例或确诊病例定义，以减少误诊，提升研究的准确性和效率。

在某些情况下，如果未能采集到病例的临床标本或没有实验室阳性结果，或者病例没有表现出典型的临床症状或体征，就不一定需要在每次食源性疾病暴发中都设立三个级别的病例定义，应根据实际情况和需求，灵活制定一个或多个级别的病例定义。

二、病例搜索

在多数情况下，食源性疾病暴发事件的报告只反映了实际病例的一小部分。为了全面了解食源性疾病暴发事件影响的地区和受影响人群的范围，调查过程中应当进行广泛的病例搜索。这需要依据既定的病例定义，尽可能地识别所有相关病例。病例搜索可以采取多种方式，包括主动搜索和被动搜索。

对于通过监测系统报告的疾病，调查人员可以加强对现有疾病监测和报告体系的管理，鼓励医生积极上报病例。此外，还可以通过访问各级医疗机构来搜索病例，比如检查门诊和住院记录。除此之外，还可以通过查阅学校和工厂的缺勤记录、实验室检测记录，进行家庭访问，利用媒体宣传，以及直接询问病例等多种途径来发现病例。

在进行同一食源性疾病暴发事件的现场调查时，对于事件影响的不同地区或单位，应尽可能采取统一的方法进行病例搜索。根据事件影响的地理范围、病例的人群特点以及现场配合情况，可以采取以下不同的搜索策略：

（1）对于由聚餐引发的食源性疾病暴发事件，可以通过获取参与聚餐的人员名单和联系方式，通过电话调查或面对面访谈，在所有参与者中寻找病例。

（2）当事件发生在工厂、学校或托儿所等集体单位时，可以通过收集缺勤、缺课记录，校医或厂医的就诊记录，以及病例就诊的医疗机构记录来搜索病例。

（3）如果食源性疾病暴发事件影响范围较小，病例居住地相对集中，或者出现了死亡或重症病例，可以采用逐户访问的方式进行病例搜索。

（4）当食源性疾病暴发事件影响范围较广或涉及病例数量较多时，应建议卫生行政部门协调医疗机构，通过查阅门诊日志、住院登记和检验报告等记录，搜索并记录符合病例定义的个案。

（5）如果食源性疾病暴发事件涉及市场流通的食品，且食品销售范围广泛或流向不明确，或者事件影响较大，应通过疾病监测报告系统收集并分析相关病例报告。同时，建议卫生行政部门发布预警信息，设立咨询热线，鼓励受影响者就诊，以便进一步搜索病例。

三、病例的个案调查

（一）个案调查方式

在进行流行病学个案调查时，我们通常使用统一的调查表或问卷来收集病例数据。个案调查的方法主要分为两种：一种是被调查者自行填写问卷，另一种是由调查人员协助填写。自行填写问卷的方式适用于人数众多、配合度高、文化水平较高的群体。这种自填式问卷可以通过邮寄或直接分发，具有以下优点：

（1）避免调查者的主观偏见，提高数据的客观性。

（2）可以在较短时间内完成调查，提高效率。

（3）被调查者有充足的时间深思熟虑，提高回答的质量。

（4）通常采用匿名形式，有助于收集到敏感问题的准确答案。

（5）调查时可以使用图表、图解等辅助材料，帮助被调查者更好地理解问题。

除了自填式问卷，调查人员也可以通过面对面访谈或电话调查的方式填写问卷。这种方式适用于被调查者文化水平较低、调查问题复杂或需要深入探讨的情况。例如，如果病例年龄太小或病情较重，无法直接接受调查，可以访问其家长、监护人或配偶来获取相关信息。电话调查的问卷问题不宜过多，调查时间一般不超过 10 分钟，以保证调查的效率。面对面访谈的优点包括：

（1）可以采用开放式问题，根据调查过程中的发现灵活调整问卷，深入探讨某些问题。

（2）调查者在场可以营造良好的氛围，减少漏答和无应答的情况。

（3）调查者可以帮助被调查者更好地理解问题，提高答案的准确性。

此外，随着信息技术的发展，电子问卷和在线调查平台的使用也越来越普及。这些工具不仅可以提高调查的便捷性和效率，还可以实现数据的实时收集和分析。电子问卷还可以根据被调查者的回答自动调整问题，提高调查的灵活性和针对性。

（二）调查问卷的设计

调查表作为一种重要的数据收集工具，在流行病学调查中发挥着关键作用。一份精心设计的调查表，不仅是一系列问题的简单罗列，而是经过深思熟虑、合理组织的问题集合，旨在以统一和标准化的方式收集信息，从而实现对数据的定量和系统性分析。

在设计问卷时，首先需要确保问题的表述清晰、简洁，避免使用行业术语或复杂的语言，以适应不同文化和教育背景的被调查者。此外，问题的设置应具有普遍性，确保所有被调查者都能在相同的基础上理解和回答。考虑到不同群体可能存在的理解差异，设计者应采用包容性的语言，避免使用可能引起误解或偏见的表述。避免引导性问题是提高问卷质量的另一个关键点。引导性问题可能会无意中影响被调查者的回答，导致数据收集的偏差。因此，设计者应确保问题的中立性，避免在问题中包含任何预设的观点或倾向。

为了进一步提高问卷的有效性，可以采用预调查的方法，即在小规模的样本群体中先行问卷调查，收集反馈，并据此调整问题的设计。问卷的设计还应考虑到隐私保护的问题，确保被调查者的个人信息安全。在问卷中明确告知数据的使用目的和保护措施，可以增加被调查者的信任，提高他们的参与度。最后，问卷的设计应具有一定的灵活性，以适应不同调查环境和需求。例如，在某些情况下，可能需要采用开放式问题来收集更深入的信息，或者使用分支逻辑来根据被调查者的回答引导后续问题。

通过这些细致周到的设计考虑，调查表可以成为收集高质量数据的有效工具，为流行病学调查提供坚实的数据基础，从而支持科学决策。

1. 调查表的问题格式

调查问卷中的问题设计是关键，可以采用封闭式或开放式的格式。封闭式问题为被调查者提供了一个固定的选项列表，他们只需从中选择即可，这种方式不会收集到选项之外的任何信息。封闭式问题的优点在于能够提供精确和一致的数据，便于被调查者回忆，同时也便于数据的编码、输入和分析。然而，开放式问题不设定预选答案，允许被调查者提供更广泛的回答，这有助于收集更丰富的信息，但同时也要求被调查者具有较强的记忆力和表达能力。

例如，大多数人可能难以回忆起1周内所有吃过的食物，因此，对于饮食暴露的调查，封闭式问题可能更为合适。在调查初期，可以使用开放式问题来识别可能的问题范围，然后随着调查的深入，当对某些食物的暴露有初步假设时，再使用封闭式问题来具体调查这些食物的暴露情况。

以下是封闭式问题的一个例子：

上周你是否食用了以下食物?

牛奶：①是　②否　③不记得

鸡蛋：①是　②否　③不记得

猪肉：①是　②否　③不记得

以下是开放式问题的一个例子：

请列出上周你吃过的所有水果：_____

这种开放式问题允许被调查者自由地列出他们所记得的所有水果，不受预设选项的限制，从而能够收集到更全面的饮食信息。

2. 调查表的主要内容

（1）基本信息：包括被调查者的姓名、工作单位、地址、联系方式等。这些信息有助于调查人员与病例进行后续沟通。

（2）人口统计信息：涉及年龄、性别、种族、居住地、职业等。这些信息有助于描述病例的人口学特征。

（3）医疗信息：包括病例的发病时间、初始症状、临床症状和体征、病程、实验室检测结果等。这些信息对于构建暴发事件的流行曲线、判断病例是否符合定义标准、描述病例的临床特征和形成致病因素假设至关重要。

（4）暴露史信息：由于不同疾病的传播途径各异，为了明确食源性疾病暴发事件的污染源和传播途径，需要根据疾病特点设计针对性的暴露史问题。例如，诺如病毒通常通过受污染的食物和水传播，尤其是在未经充分烹饪的海产品中较为常见，而甲型肝炎则可以通过受污染的饮用水、食物，以及通过直接接触感染者传播。危险因素的问题通常包括：

①饮食暴露：包括发病前的饮食史、家庭食物和水源来源、食品加工和烹饪习惯、外出就餐史等。

②个人行为暴露，包括但不限于：

· 可疑食物或餐次的暴露日期和时间；

· 是否接触过有类似症状的个体；

· 最近的活动，如国内外旅行、社交聚会、农场访问等；

· 是否接触过动物；

· 是否在教育、托幼或医疗机构工作；

· 是否从事食品行业；

· 是否有慢性疾病、免疫缺陷或怀孕状态；

· 是否有过敏史或近期接种疫苗的记录。

（5）报告信息：包括报告人的姓名、报告单位和报告时间，以便调查者进行联系和核实。

病例的个案调查可采用访谈提纲（如表3.1）或者针对特定食源性疾病暴发事件制定的个案调查表（如表3.2）的形式。在完成病例的流行病学调查后，应将所有收集到的信息整理成一览表（如表3.3、表3.4），以便于分析和管理。

表3.1 食源性疾病暴发事件病例访谈提纲

一、基本信息（在横线上填写相关内容，或在相应选项的"□"中划√）

1. 姓名：_____ 2. 性别：男□ 女□

3. 出生日期：__年__月（年龄：__岁）

4. 单位：_____ 部门（班级）：_____

5. 家庭住址：_____ 联系电话：_____

6. 监护人（如有）：_____

二、临床相关信息

7. 发病时间：__年__月__日__时（如不能确定几时，可注明上午、下午、上半夜、下半夜等）

8. 发病时有哪些临床表现？（注明首发症状、各种症状出现的时间和持续时间）

9. 发病后是否自行服用过抗生素？服药时间？服用过哪些抗生素？

10. 发病后是否就诊？

· 如就诊，就诊医院的名称？

· 医院是否采集标本进行检测？粪便、血或尿等临床标本的检验结果如何？

（可复印化验单粘贴）

· 医院是否使用抗生素？若是，使用过哪些抗生素？

· 哪些药物或治疗措施的治疗效果明显？

三、流行病学相关信息

11. 病例共同居住的家庭成员中有无类似的症状？如有，有类似症状者的发病时间、与病例的关系，以及发病的临床表现？

12. 发病前 3 天病例在家食用过的所有食物的名称？其中病例和有类似症状的家庭成员均吃或吃得较多的食物有哪些？家庭成员中未发病者没吃或吃的很少的食物有哪些？

13. 发病前 3 天内有无家庭以外的进餐史？

如有，各餐次的进餐时间？就餐饭店名称和地址？有几人同餐？同餐者中有几人有类似症状？有类似症状者的姓名和联系方式？

如某餐次的同餐者中有类似症状，该餐次的所有食品品种中，病例和有类似症状的同餐者均吃或吃得较多的品种有哪些？无类似症状的同餐者没吃或吃的很少的食物有哪些？

14. 发病前 3 天内有无进食过市场销售的食品或饮料？

如有，各种食品或饮料的购买时间？购买地点名称和地址？有几人一起食用？其中有几人有类似症状？有类似症状者的姓名和联系方式？

15. 发病前 3 天有无外出史？

如有，同行的有几人？其中有几人有类似的症状？有类似症状者的姓名和联系方式？

16. 发病前 3 天有无医疗机构暴露史？

如有，暴露的医疗机构名称、暴露次数，每次的科室及就诊原因。

17. 病例认为自己发病的原因。

被调查人签名：_____

调查人员签名：_____

调查日期：____年__月__日

表3.2　聚餐引起的食源性疾病暴发事件个案调查表

2023年10月6日（星期五）参加张某某婚宴的人员请回答以下问题

第一部分　基本信息

1. 被调查对象类别（根据临床信息调查结果进行判定）

疑似病例□　　可能病例□　　确诊病例□　　非病例□

2. 姓名：____ 3. 性别：男性□　女性□ 4. 出生日期：____年__月（年龄：__岁）

5. 家庭住址：_____ 　　　　6. 电话：_____

第二部分　临床信息

7. 2023年10月6日您参加过张某某婚宴后到同年同月9日（调查之日）是否出现腹泻、腹痛、恶心、呕吐、发热、头痛、头晕等任何不适症状？

是□　否□（跳转至问题15）

8. 发病时间：__月__日__时（如不能确定几时，可注明上午、下午、上半夜、下半夜）

9. 首发症状：

10. 是否有以下症状（调查员对以下列出的疾病相关症状进行询问，并在"□"中划√，如果症状仍在持续，编码填写999）

腹泻　　有□（____次/天）　　无□　　不确定□　　持续时间□□□
腹痛　　有□（____次/天）　　无□　　不确定□　　持续时间□□□
恶心　　有□（____次/天）　　无□　　不确定□　　持续时间□□□
呕吐　　有□（____次/天）　　无□　　不确定□　　持续时间□□□
发热　　有□（____次/天）　　无□　　不确定□　　持续时间□□□
头痛　　有□（____次/天）　　无□　　不确定□　　持续时间□□□
头晕　　有□（____次/天）　　无□　　不确定□　　持续时间□□□

其他症状（详细注明）：_____

11. 是否就诊：否□　是□（门诊□　急诊□　住院□，住院天数____天）

12. 是否采样：否□　是□，采样时间：__月__日__时

　　　样本名称：_____
　　　检验指标：_____
　　　检验结果：_____

13. 医院诊断：_____
　　　医院用药：_____
　　　药物治疗效果：_____

14. 是否自行服药　　否□　　是□，药物名称：_____

第三部分　饮食暴露信息

15. 根据婚宴的食谱，调查婚宴中所有食品品种及饮料的进食史，并在"□"

中划"√"

宫保鸡丁	吃□（夹了___筷子）	未吃□	不记得□
鱼香肉丝	吃□（夹了___筷子）	未吃□	不记得□
酱肘子	吃□（夹了___筷子）	未吃□	不记得□
油炸大虾	吃□（夹了___筷子）	未吃□	不记得□
蒸甲鱼	吃□（夹了___筷子）	未吃□	不记得□
清蒸海鱼	吃□（夹了___筷子）	未吃□	不记得□
西芹炒百合	吃□（夹了___筷子）	未吃□	不记得□
清炒四季豆	吃□（夹了___筷子）	未吃□	不记得□
肉焖茄子	吃□（夹了___筷子）	未吃□	不记得□
凉拌黄瓜	吃□（夹了___筷子）	未吃□	不记得□
白切鸡	吃□（夹了___筷子）	未吃□	不记得□
鲜榨果汁	喝□（喝了___杯※）	未喝□	不记得□
桶装水	喝□（喝了___杯※）	未喝□	不记得□

16.婚宴期间是否喝过生水：否□　是□，喝了___杯※
※ 应按统一的容器询问饮用数量，如一次性纸杯、500ml 矿泉水瓶等

被调查人签名：_____
调查人员签名：_____
调查日期：___年__月__日

表 3.3 食源性疾病暴发事件调查病例临床信息一览表

单位名称：　　部门/机构/班级：　　调查日期：

编号	姓名	性别	年龄	进餐时间	发病时间	体温℃※	恶心	呕吐		腹痛部位			腹痛性质			腹泻次数及腹泻物性状					里急后重	头痛	头晕	无力	其他症状	样本名称	临床检验结果	备注
								次数※	胃内容物带血	上腹	下腹	脐周	绞痛	隐痛	阵发痛	次数※	稀便	水样便	黏液便	脓血便								

注：此表在人数较多时使用，※填写具体数值，有症状在空格内打√或填写具体描述，无症状在空格内打×。

调查人员签名：　　调查日期：　　年　月

表 3.4　食源性疾病暴发事件调查病例食品暴露信息一览表

单位名称：　　　　　部门／机构／班级：　　　　　调查日期：

编号	姓名	年龄	性别	进餐时间	是否发病	是否食用以下食品（进食打√，未进食打×）									
						食品 1	食品 2	食品 3	食品 4	食品 5	食品 6	食品 7	食品 8	食品 9	…

注：应与表 3.2 和表 3.3 一起使用，并根据表 3.2 和表 3.3 的结果按制定的病例定义判定发病情况，如疑似病例填 1，可能病例填 2，确诊病例填 3，非病例填 0。

调查人员签名：　　　　　调查日期：　　　年　　月　　日

3. 调查食物暴露史应关注的问题

在调查食源性疾病暴发事件中的食物暴露史时，以下要点应当被特别关注：

（1）全面性：根据疑似病原体的特性，结合当地居民可获得的食品种类和饮食习惯，调查问卷应尽可能覆盖所有可能与本次食源性疾病暴发事件有关的食物。

（2）潜伏期调查：在病原体尚未确定的情况下，应重点调查病例在发病前 3~5 天内的食物暴露情况，因为这是大多数病原体的典型潜伏期。

（3）详细性：问卷设计应包含对特定食物的详细进食情况的询问，同时也应包括开放式问题，以收集更广泛的食物暴露信息，包括食物的摄入量、来源和加工方法。

（4）针对性：当已知病原体时，问卷应集中于与该病原体相关的已知风险因素，重点收集可能受到污染的食品的暴露信息，并依据病原体的潜伏期来推断可能的暴露时间，以便识别异常事件或确定可疑餐次。

（5）辅助记忆：如果病原体未知但临床特征表明潜伏期较短，应调查发病前 72 小时内的所有餐次。鉴于大多数人难以回忆 3 天前的饮食，调查中应提供辅助工具，如日历、食谱或食物列表，以帮助被调查者回忆。

（6）长期潜伏期考虑：对于潜伏期较长或事件持续时间较长的疾病，如甲型肝炎、伤寒或单增李斯特菌感染，调查问卷应询问病例的常规饮食习惯，以及在疾病潜伏期内购买的食品信息，因为病例可能难以记起特定食物的进食情况。

四、病例的样本采样

在进行食源性疾病暴发调查的病例采样过程中，应遵循以下原则以确保获得可靠和有效的结果：

1. 病例采样原则

（1）针对性：采样应根据患者病情或特定事件，认真选择能够提供最有力诊断证据的标本。这意味着采样的种类和时机都应当是深思熟虑的，以满足检测的特定需求。此外，还需考虑标本的质量和采集的数量，以保证满足检测的要求。

（2）及时性：快速的采样对于提高病原体的检测成功率至关重要。一旦到达现场，应立即着手采集所有可能的标本，特别是应在患者使用抗生素或开始治疗之前进行采集。采集完成后，标本应立即送检，以减少外界因素对其可能产生的影响，并确保在运输过程中采取适当的低温和避光措施，维护标本的完整性。

2. 标本标识

采集的标本需要附带一个清晰、可识别的唯一标识，以确保其在整个检验过程中的准确追踪。此外，送检时还需提供全面的现场信息，包括但不限于患者的姓名、住址、年龄、性别、临床诊断、主要的临床表现、发病时间、标本采集的具体日期和时间、地点等。同时，还需记录患者的详细病史，包括抗生素的使用史、疫苗接种记录、与已知传染病患者的接触情况、动物接触史，以及妊娠状态等信息。这些资料对于疾病的风险评估和诊断具有重要的参考价值。

通过对采样原则的严格遵守和标本标识的详细记录，我们能够确保检验结果的准确性，为食源性疾病的诊断和控制提供坚实的科学依据。

五、病例特征描述

（一）临床特征

在分析病例的临床特征时，我们的目标是精确地描述疾病的分布情况，并为实验室检测提供相应的指标参考范围。

1. 症状和体征

症状和体征为名义型分类变量。对这类数据的描述性分析包括统计所有已识别病例中各种症状和体征的出现频次，并计算它们在总病例中所占的比例。这些信息通常以表格形式展现（如表 3.5），表格会根据症状和体征出现的频率由高到低进行排序，从而直观地反映出临床特征的分布情况。

表 3.5　某食源性疾病暴发事件中病例的临床表现

症状 / 体征	病例数（n=200）	比例（%）
腹泻	168	84
腹痛	120	60
发热	98	49
恶心	86	43
呕吐	32	16

2. 临床检查结果

在流行病学调查过程中，部分病例可能已经接受了血常规、便常规等检查。对于这些数据，描述方法同样是统计在所有进行过这些检查的病例中，各项指标异常的频次及其在总检查人数中的比例。例如，记录白细胞计数升高或中性粒细胞比例增加的病例数量及其占比。

3. 病程

病程即从病例出现首个症状到完全康复的时间段，是一个连续的数值型变量。病程的度量有助于评估疾病的严重程度，并可能揭示致病因子的线索。病程的描述通常涉及计算病程的最小值和最大值来确定时间范围，同时计算平均病程（或中位病程）来表示疾病的典型持续时间。

通过这些方法，我们能够为描述疾病的特征提供一个全面的视角，帮助医务人员和调查人员更好地理解病例的临床表现，从而为疾病的诊断、治疗和事件原因的确定提供数据支持。

（二）时间分布

1. 流行曲线的绘制与解读

流行曲线是一种用于展示疾病或健康事件随时间分布的图形工具，常用直方图的形式来表现。以下是绘制流行曲线的步骤：

·坐标轴设定：将发病时间作为横轴（X轴），发病人数作为纵轴（Y轴），以此来构建图表。

·时间单位选择：横轴的时间间隔可以选择天、小时或分钟，关键是保持等距间隔，并且间隔长度不宜超过疾病平均潜伏期的一半，通常建议小于平均潜伏期的1/4。如果疾病的平均潜伏期未知，可以尝试使用不同的时间间隔绘制，并选择最能反映疾病传播模式的曲线。

·时间范围确定：在流行曲线的起始和结束部分，应分别保留一段额外的时间，通常相当于1~2个疾病平均潜伏期的长度。这样做可以帮助识别疾病的传播是否已经停止。如果调查期间病例仍在增加，末例之后则不需要保留时间空白。

·特殊事件标注：在流行曲线上，应对某些关键事件或环境因素进行标注，例如聚餐时间、调查启动时间、控制措施的实施等，这些信息有助于分析疾病的传播和控制效果（参见图3.1）。

通过这种方式绘制的流行曲线，可以直观地反映出疾病的发生、发展过程，为流行病学分析提供重要的时间序列数据，有助于识别疾病的暴发模式和可能的传播途径。

2. 流行曲线的功能与应用

流行曲线是一种强有力的工具，能够直观地展示食源性疾病暴发事件的发展阶段，揭示疾病的传播特征，并评估控制措施的效果。以下是流行曲线的几个关键作用：

·事件阶段识别：流行曲线使我们能够判断暴发事件的发展状态，比如是正在上升、下降还是已经结束。例如，在图3.1中，某区发生的沙门氏菌感染引起的食源性疾病暴发事件的流行曲线揭示了事件的进展和控制措施的影响。10月19日12时，辖区医院上报疑似食物中毒病例，10月19日18时，区疾病预防控制中心接报后迅速响应并启动了调查程序。在采取任何控制措施之前，如果受影响居民仅一次性接触到了污染源，预期中的病例增长可能会逐渐减少，然而，如果他们持续接触到污染源，暴发的高峰期可能会持续不退。10月20日12时，采取了对可疑食品生产企业停产并召回食品等紧急措施，预计在实施控制措施后的36~72小时内，新的病例报告数将开始显著减少。

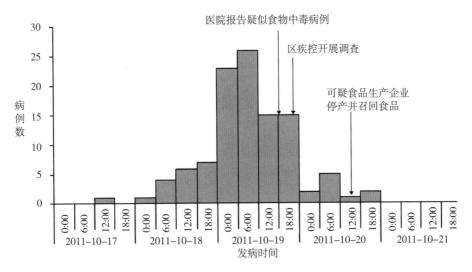

图 3.1　某区沙门氏菌感染引起的食源性疾病暴发事件的流行曲线

·传播模式推断：通过分析流行曲线的形状和特征，可以推断食源性疾病暴发事件的暴露模式和疾病传播方式。流行曲线揭示的传播模式包括点源、持续同源、间歇同源和增殖型等。

（1）点源暴露：流行曲线显示发病时间集中，曲线快速上升后迅速下降，或呈现拖尾状缓慢下降，高峰持续时间较短。首例和末例之间的间隔通常小于疾病最长潜伏期和最短潜伏期差的 1.5 倍（见图 3.2）。

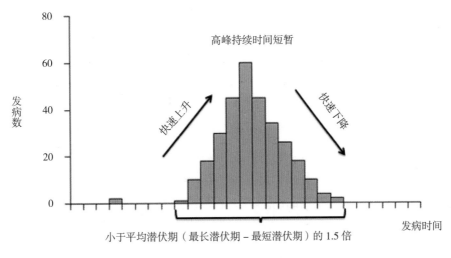

图 3.2　点源暴露流行曲线

（2）持续同源暴露：流行曲线快速上升后，出现一个高峰平台期，持续时间取决于暴露的持续时间，首例和末例之间的间隔超过疾病潜伏期差的 1.5 倍（见图 3.3）。

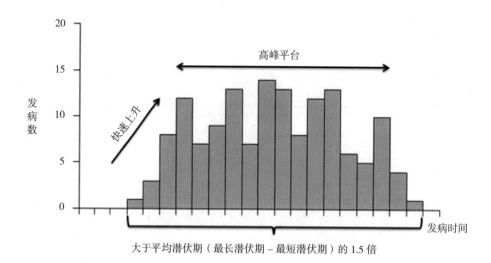

图 3.3 持续同源暴露流行曲线

（3）间歇同源暴露：曲线与持续同源暴露相似，但因暴露的暂时性消除而出现下降，随后随着暴露的再次出现而上升，高峰间隔取决于暴露的时间间隔（见图 3.4）。

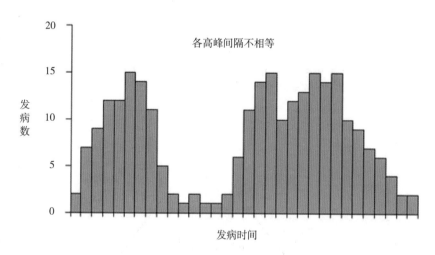

图 3.4 间歇同源暴露流行曲线

（4）增殖型：指病原体在易感人群中的人际传播，流行曲线通常缓慢上升，可能出现一系列不规则的峰，指示传播的代数，前几代病例的峰间时间间隔相等，约等于疾病平均潜伏期（见图 3.5）。

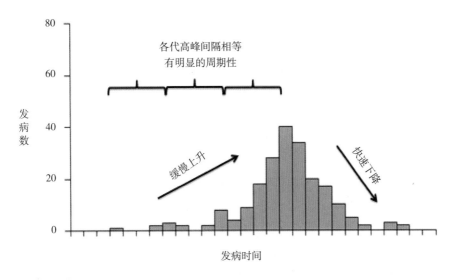

图 3.5　增殖型流行曲线

（5）混合暴露：除了上述单一类型的暴露，实际中可能存在多种暴露类型的混合。例如，在点源暴露后，病例可能通过人际接触引起第二代病例，流行曲线在点源或持续同源暴露的高峰后，大约一个平均潜伏期间隔，出现另一个小高峰（见图 3.6）。

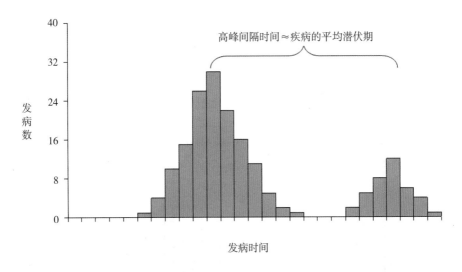

图 3.6　混合暴露流行曲线

流行曲线的分析对于理解暴发事件的动态变化、评估控制措施的效果，以及制定公共卫生应对策略具有重要意义。

3. 推算可能暴露时间

（1）已知致病因素：如果致病因子已经被识别，并且流行病学曲线显示为点源暴露，可以利用疾病的最短、最长和平均潜伏期来推算可能的暴露时间。具体做法包括：

·从首例病例的发病日期开始，向前推算最短潜伏期的时间。

· 从中位数病例的发病日期开始，向前推算平均潜伏期的时间。

· 从末例病例的发病日期开始，向前推算最长潜伏期的时间。

· 这三个时间点确定的范围即为可能的暴露期（见图 3.7）。

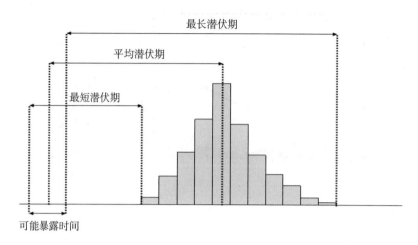

图 3.7　致病因素已知的点源暴露推算可能暴露时间

（2）未知致病因素：如果致病因子尚未被识别，但流行病学曲线同样显示为点源暴露，可以通过以下方法估算可能的暴露时间：

· 利用发病时间的中位数，并向前推算首例和末例病例的发病时间间隔（这大致相当于一个平均潜伏期）。

· 这个推算的时间即为可能的暴露时间（图 3.8）。

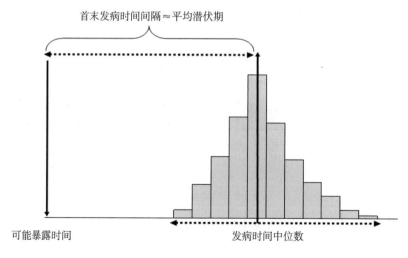

图 3.8　致病因素未知的点源暴露估算可能暴露时间

4. 计算潜伏期

当致病因素尚未确定，但已经明确了个体暴露于致病因素的时间（即暴露时间）和首次出现症状或体征的时间（即发病时间），可以通过以下方法计算潜伏期：

· 计算单个病例的潜伏期：将每个病例的发病时间减去暴露时间，即可直接得到该病例的潜伏期。

· 计算疾病潜伏期的范围：在得到所有病例的潜伏期后，可以进一步计算出该疾病的潜伏期范围，包括最短潜伏期和最长潜伏期。

· 计算平均潜伏期：利用所有病例的潜伏期数据，计算出潜伏期的平均值，通常使用中位数来表示。中位数是通过将所有病例的潜伏期按大小顺序排列，然后取中间值或中间两个值的平均数来确定的。

例如，图 3.9 所示，最短潜伏期为 3 小时，最长潜伏期为 7 小时，平均潜伏期（中位数）为 4 小时。

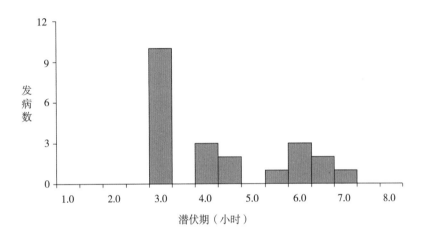

图 3.9 潜伏期的计算

5. 识别特殊病例

在流行病学调查中，识别那些在流行曲线上特别早或特别晚出现的病例（即特殊病例）是至关重要的。这些病例可能为病因假设提供关键线索。以下是对这些特殊病例的分析方法：

（1）识别特殊病例：如果流行曲线显示某些病例的发病时间与其他大多数病例显著不同，这些病例应被视为特殊病例。这通常包括首例病例或末例病例。

（2）初步调查：首先需要确认这些特殊病例的发病时间数据是否准确。如果数据无误，接下来需要探究为何这些病例的发病时间会与其他病例不同。

（3）分析原因：对于早于其他病例发病的特殊病例，可能的原因包括：

· 这些病例与当前事件无关，属于该疾病的常规病例。

· 这些病例可能是本次事件的传染源。

· 这些病例的暴露时间比其他病例更早。

对于晚于其他病例发病的特殊病例，可能的原因包括：

· 这些病例与当前事件无关，属于常规病例。

· 这些病例的暴露时间比其他病例更晚。

· 这些病例的潜伏期较长。

· 这些病例可能是人传人后的第二代病例。

6. 评估反应速度与控制措施

流行曲线是一种有效的工具，它不仅可以展示卫生部门对暴发事件的反应速度，还能帮助评估控制措施的有效性。流行曲线可以揭示卫生部门在暴发事件发展的哪个阶段开始介入调查，有助于评估他们对暴发事件的快速反应能力。通过观察采取控制措施后暴发事件的变化趋势，可以评估这些措施是否有效。如果暴发事件在控制措施实施后开始下降，这可能表明措施正在起作用。值得注意的是，许多食源性疾病暴发事件涉及的暴露是短暂和一次性的。在这种情况下，即使不采取任何措施，暴发事件也可能自行结束。因此，当暴发事件在控制措施实施后出现下降趋势时，很难断定这完全是控制措施的效果。如果尽管采取了控制措施，暴发事件仍然在上升，这表明这些措施可能没有达到预期效果。在这种情况下，需要进一步调查暴发原因，以便采取更有效的措施。总之，流行曲线提供了一个直观的方式来监测和评估卫生部门在暴发事件管理中的行动和控制措施的效果。

（三）人群分布

在流行病学调查中，了解病例的人群特征是至关重要的。这些特征包括基本的人口统计信息（如年龄、性别、职业、民族等）以及其他能够揭示病例特征的指标。通过详细描述病例的这些特征，可以识别出哪些群体可能面临更高的风险，并有助于发现潜在的暴露因素（见表3.6）。

表3.6 某起食源性暴发事件病例年龄分布表

年龄组（岁）	病例数	总人数	罹患率（%）
20~	2	15	13.33
30~	4	10	40.00
40~	5	25	20.00
50~60	4	15	26.67

（四）空间分布

病例的地理分布有助于揭示暴发或流行的区域范围，并显示疾病是否有集中出现的趋势，这对于推断可能的感染源非常关键。病例的地区分布信息可能涵盖多个方面，如患者的居住区、工作场所、学校、娱乐区域、旅游地等。利用地图来展示病例的地理分布是一种直观有效的方法。主要的地图类型包括标点地图和面积地图。

1. 标点地图

标点地图是一种直观且易于理解的工具，用于展示病例的居住地、工作地或可能的暴露地点。这种地图能够清楚地揭示病例的集中区域，以及病例之间的位置关系，进而推断出病例与潜在暴露源之间的联系。标点地图还能反映特定环境因素（如学校、村庄和工厂）对疾病分布的影响，特别适合用于病例数量较少的食源性疾病暴发事件。

在制作标点地图时，通常在包含背景信息（例如河流、山脉、村庄、池塘等）的地图上，使用点或编号等标记来表示病例的位置，或是病例所在的家庭、班级或学校。通过这种方式，可以分析病例分布的聚集性及其与环境因素的关联。例如，如图 3.10 所示，鼠药中毒病例家庭主要聚集在 A 小卖部周围，提示该事件可能与 A 小卖部销售的食品有关。这种方法有助于识别和理解疾病传播的模式和风险因素。

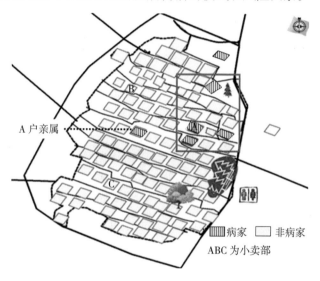

图 3.10 某村抗凝血类杀鼠剂中毒的 6 户家庭分布图

2. 面积地图

在分析不同地区人口密度对发病率的影响时，面积地图是一个有效的工具。这种地图特别适用于暴发事件覆盖范围广泛且各地区病例数量较多的情境。需要注意的是，当病例数较少（例如少于 10 例）时，计算出的发病率可能不够稳定。面积地图通过颜色的深浅变化来直观地展示不同地区的发病率高低。颜色越深，表示发病率越高。每个地区的发病率是基于该地区内的病例数和总人口数计算得出的，从而反映出该地区的发病风险。然而，面积地图无法精确显示每个病例的具体位置，且地图上的细节，如河流、道路、山脉等可能无法详尽呈现。

在制作面积地图时，应选择一系列颜色，如黑色、蓝色、红色等，颜色的深浅变化应与发病率的高低相对应。对于未报告病例的地区，可以使用不同的颜色进行区分，以便在视觉上进行区分。例如，图 3.11 为 2018~2022 年北京市食源性疾病报告发病率分布地图，其中颜色最深的区域表示发病率最高，颜色最浅的区域表示发病率最低。

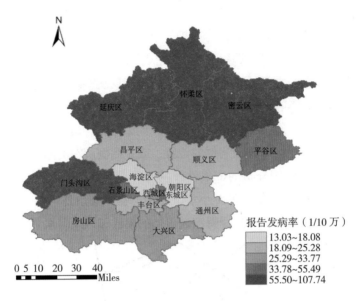

图 3.11　2018~2022 年北京市食源性疾病报告发病率

第五节
病因假设

一、病因假设的作用

在食源性疾病暴发事件调查中，基于现场收集的事实、数据和信息，形成一系列假设来解释事件原因。这些假设必须能够经受检验，并得到认可或驳斥。现场调查的成功与否，很大程度上取决于提出的假设的质量，而要形成高质量的假设，需要广泛收集信息并确保数据的准确性。如果在没有形成假设的情况下，直接进行病例对照等流行病学分析，很可能会得出错误的结论。

在明确食源性疾病暴发事件的定义和病例定义的基础上，我们首先进行描述性分析，包括临床表现的分布、时间、地点和人群等信息，以形成初步的假设。这些初步假设是后续暴发定义和病例定义的基础。一旦我们收集到足够的信息，就应该立即提出假设，为进一步的调查和分析奠定基础。

二、假设形成的方法

在食源性疾病暴发事件调查中，我们构建假设时需要考虑以下几个关键要素：

· 致病因子：我们需要确定是哪种微生物或化学物质导致疾病。

· 传播模式：可能的污染来源。

· 暴露时间：可疑的餐次。

· 传播方式：可能的传播途径，包括食品、水或环境暴露，以及与病例的接触。

形成假设的过程应基于暴发事件初期的病例访谈所收集的信息。调查人员需运用对疾病特性的了解，包括疾病的宿主、传播途径、共同媒介，以及已知的危险因素，来构建假设。

· 疾病特征分析：对于已知病原体的疾病，可以根据宿主、传播途径、易感人群和已知危险因素等信息，初步判断可能的暴发原因。

· 病例访谈：对部分病例，尤其是特殊病例进行深入访谈，以识别可能的暴露因素。患者对自己生病的原因可能有独到见解，这些见解虽然不一定准确，但可能为调查提供线索。同时，也应访谈其他知情人员，如村医或防保医生。访谈时应保持开放性，不应局限于常规的传染源和传播途径。

· 现场观察：调查人员在现场应细致观察，注意任何异常情况，特别是在食品存储场所，如冰箱、货架等，这些观察可能揭示重要线索。例如，在一次学校嗜水气单胞菌引起的食源性暴发案例中，发现供水管道有漏水现象，这提示了水源可能受到污染，进而污染了食品加工用水。

· 描述流行病学的应用：描述流行病学信息对于提出病因假设至关重要。需要考虑疾病为何在特定时间、特定人群和地点发生，以及什么因素可以解释这种现象。在回答这些问题的过程中，可以形成并验证假设。同时，如果流行病学特征与常规不符，还需要考虑人为因素，如食品污染。

2024 年 5 月 15 日，B 市的 C 医院报告了 15 名急性胃肠炎患者。经过初步调查，这些病例均为 B 市 D 区的 E 公司员工。E 公司采用的水源为当地自来水公司提供的饮用水，同一供水范围内的其他企业并未报告类似病例。所有员工均饮用公司提供的过滤并煮沸的水。

E 公司设有一个员工食堂，病例的流行曲线显示了明显的点源暴露模式。根据首例和末例病例的发病时间，推断可疑餐次为 5 月 15 日的午餐或晚餐。5 月 15 日，共有 200 名员工在公司食堂用餐，其中 50 人出现了症状，罹患率为 25%。与此同时，有 30 名员工选择在公司外的餐馆用餐，他们均未出现任何症状（$P<0.05$）。在这 50 例病例中，有 35 例在食堂吃了午餐，而 15 例病例并未在食堂吃早餐。

根据这些调查结果，我们形成了以下假设：2024 年 5 月 15 日，E 公司员工的急性胃肠炎事件可能是由于公司食堂在午餐时提供的食品受到污染所导致的食源性疾病暴发事件。这一假设将作为进一步调查和分析的基础，以确定污染的具体来源和原因。

三、病因研究思路

病因调查是一个逐步深入、由表及里的分析过程。它始于对临床特征的观察，以发现病因的初步线索；接着，通过疾病分布的特征来构建病因假设，并采取初步的干预措施。在此基础上，进行病例对照研究、队列研究等流行病学分析，以及特异性检测和实验研究，以验证这些病因假设。同时，通过评估初步干预措施的效果，进一步确认流行病学的假设。

为了确定病因，必须将以下要素综合考虑：临床特征、流行病学数据、实验室检测结果以及研究结果。按照病因判断的原则和标准进行综合分析，通常能够对不明原因的疾病提出初步的病因或危险因素的结论。

（一）从临床特征入手寻找病因线索

病因调查始于对临床特征的深入分析，以寻找可能的病因线索：

1. 临床资料分析

通过总结和分析病例的临床症状、体征、检测结果、治疗过程和疾病转归等资料，识别主要的综合征，从而推测可能的疾病名称或类别。在此基础上，设定排查范围，尤其是那些影响广泛、危害严重的疾病，应尽早确诊或排除。

2. 病因线索的细化

病因线索的查找应从大类开始，逐步细化。以下是一些参考方法：

·根据发热、腹痛、腹泻、呕吐等表现，结合受累器官的损伤情况（如消化道、神经系统等），初步判断病因是感染性疾病还是非感染性疾病。

·如果感染性疾病的可能性较大，根据病例的症状、体征、人口特征，以及常规检测和试验性治疗的结果，进一步区分是细菌性、病毒性还是其他类型的感染，并初步推测可能的感染途径。

·如果是非感染性疾病，首先要判断是否为中毒，然后结合患者的饮食史、暴露史，区分是生物性中毒还是化学性中毒。

3. 致病因子的甄别顺序

在识别致病因子时，应按照以下顺序进行分析：

·首先考虑常见病和多发病；

·然后考虑少见病和罕见病；

·最后考虑是否为新发疾病或"不明"原因的疾病。

（二）从疾病分布特征入手建立病因假设

1. 三间分布分析

三间分布分析是流行病学研究中的关键步骤，它通过全面调查和恰当的统计图表，清晰、直观地展示疾病的分布情况：

（1）时间分布分析

通过在图表上以时间（X轴）为间隔，记录病例数（Y轴），使用直方图来呈现，这种图表被称为"流行曲线"。流行曲线能够提供疾病的发病趋势和关键信息。根据曲线的形状，可以提出关于疾病传播途径或暴露方式的假设，如点源暴露、持续暴露、间隔暴露或人际传播等。此外，曲线还能帮助推测致病因子的性质，并估计潜伏期，预测疾病的流行趋势。在流行曲线上，可以标注出致病因子暴露的时间、病例治疗的时间、采取应急措施及效果产生的时间，以及任何可能相关的事件或异常情况的出现时间。

（2）地区分布分析

根据实际情况，可以按照居住地、工作地点、学校、娱乐场所、旅行地点等进行疾病的聚集性分析。使用加点地图和图表来表示疾病和暴露发生的地点，或根据地理特征绘制罹患率分布图。如果疾病在社区中的某个特定地点集中发生，这种观察可以为确定病原体和暴露特性提供重要线索，有助于提出潜在暴露因素的来源和传播途径的假设。

（3）人群分布分析

根据不同的人群特征，如年龄、性别、职业、教育水平、经济状况、居住条件、生活习惯和生活方式等，分别计算罹患率和病死率，并进行流行病学分布分析。这种分析的目的是描述病例的特征，比较不同人群之间的患病率差异，这有助于识别与危险因素相关的宿主特征。如果在分析中发现某个特别的特征，这通常会为确定高风险人群提供重要线索，并可能有助于提出特定的暴露因素、传染源或传播方式等病因假设。

2. 提出病因假设

病因假设是对引起疾病的潜在因素及其来源、传播途径和高危人群的初步推测。通过三间分布分析，能够了解疾病在不同地区的流行程度、不同人群中的发病率，以及疾病的动态变化，包括短期波动和季节性变化。

（1）病因假设的提出：采用开放性思维，如头脑风暴，根据时间、地区和人群的分布，提出各种可能的病因假设。

（2）病因假设的筛选：结合三间分布的分析结果、临床观察和现场调查，以及当地的具体情况（如人口统计、人们的生活饮食习惯、卫生状况和特殊活动等），对病因假设进行筛选，确保它们具备以下特点：

· 合理性：假设应符合逻辑和现有知识。

· 事实支持：假设应得到流行病学、实验室检测和临床观察的支持。

· 可解释性：假设应能解释大多数病例的情况。

（3）病因假设的提出：通过这一过程，可以得到一个相对合理的假设，例如：确定导致某次暴发的疾病是什么？传染源和传播媒介是什么？传播方式和高危人群有哪些？根据这些假设，可以迅速提出并实施针对性的预防和控制措施。

同时，对事件的理解是一个动态发展的过程，在确定事件性质时，需要确保判断既体现了对疾病当前的认知，同时也要为新信息的涌现留出空间。不能在证据不足的情况下急于排除或确认任何可能性，特别是在面对不确定或有疑问的因素时。此外，还要特别关注事件的特性，特别是那些对预防和控制措施有直接影响的特点，以确保应对策略既准确又具有适应性。

（三）病因假设的验证

在面对不明原因疾病时，病因的确定是一个逐步深入的过程，涉及多个方面的综合分析和验证。首先，通过特异性检测或实验研究来探究疾病的可能致病因子。这包括对可能导致严重后果的致病因子进行早期检测，采集相关标本进行直接病原查找，进行病毒、细菌的分离培养、抗原检测、血清学抗体检测，以及动物实验等。这些方法的组合有助于从实验室角度验证病因假设。

同时，流行病学病因分析也至关重要。根据患者的临床表现，初步寻找病因线索，并提出可疑的病因假设。如果实验室检测未能确定致病因素，可以通过分析疾病事件与暴露因素之间的因果联系来推测可能的病因，并根据病例之间的流行病学联系来验证这些假设。这包括分析暴露因素与疾病的时间关系、剂量反应关系、地区和时间分布特征，以及观察不同人群、地区和时间的疾病可重复性联系。流行病学研究，如病例对照研究和队列研究，用于测量病因假设与事件的联系强度。选择研究方法应基于暴露因素和人群的可确定性和可调查性。同时，干预效果评价也是验证病因假设的重要环节。通过实施初步的控制措施，如停止供餐、食品召回等来评价其效果，从而验证和完善病因假设。

最后，如果初步假设经过验证被证明是错误的，必须重新考虑和修订假设，并进行进一步的研究。有时，群体性不明原因疾病需要经过多次反复的调查和研究，才能最终找到确切的病因。这一过程要求保持开放性思维，不断调整和完善理解与应对策略。

第六节
分析性流行病学

在构建了关于疾病成因的初步假设之后，接下来的步骤是对其进行验证，以评估其科学性和合理性。一个有效的假设应当得到流行病学研究的支持，并且与临床观察、食品与环境研究，以及实验室结果相一致。如果这些条件未能满足，那么就需要重新审视和调整这一假设。

通常，我们通过分析流行病学的方法来评估假设的合理性，这种方法主要通过比较暴露与疾病之间的相关性来进行。在实际应用中，常用的分析流行病学方法包括病例对照研究和回顾性队列研究。这些方法的核心在于设立对照组，通过比较分析暴露是否增加了患病的风险，并利用统计学检验来确定这种关联是否具有偶然性，从而为假设的正确性提供流行病学的支持。如果分析流行病学的结果显示假设不成立，那么就需要进一步的调查和研究，以获取更多的信息，进而形成新的假设，并对其进行验证。

在进行现场调查时，不一定每次都需要依赖分析流行病学来验证疾病成因的假设。如果已有的临床、实验室、食品卫生学和现场流行病学调查结果已经明显支持了该假设，那么进一步的分析流行病学验证就变得多余。

一、病例对照研究

病例对照研究是分析流行病学中的一项核心研究设计。它采用一种从已知疾病结果回溯至可能的诱因的逆向分析方法。这种方法能够为疾病的预防和干预措施提供重要的数据支持。在病例对照研究中，首先确定一组已经患有特定疾病的个体作为研究对象，即病例组；同时选择一组健康个体作为对照组。接着，研究者会追溯并记录这两组人群在过去对各种潜在风险因素的接触情况。通过对比两组人群在这些风险因素上的暴露差异，如果发现统计上的显著性差异，这可能表明某些暴露因素与疾病的发生具有相关性。

病例对照研究的基本步骤如下。

（一）提出假设

在开展病例对照研究的设计时，应专注于检验特定的潜在危险因素。基于对现有文献的广泛查阅、对病例进行深入访谈，以及对描述性流行病学研究结果，能够筛选并确定那些需要进一步研究的可疑危险因素。这一过程要求研究者具备对相关领域的深刻理解，并能够准确地识别和界定研究的关键变量。

（二）选择研究对象

1. 病例组的选择

在进行病例对照研究时，应优先选择特异性高的病例作为研究对象。在研究中，研究者会根据病例的不同严重程度（如疑似病例、可能病例和确诊病例）制定定义，并应优先考虑将确诊病例纳入病例组，其次是可能病例，这样做可以降低错误分类的风险。此外，研究者应尽量纳入近期发生的病例，因为这些病例对危险因素的回忆更为清晰，所提供的信息也更为准确和可靠。相反，对于那些发病时间较长的病例，参与者在回忆发病前的暴露情况时，可能会出现较大的回忆偏差。

2. 对照组的选择

在病例对照研究的设计中，选择对照组是一项更为复杂且具有挑战性的任务。对照组的成员应是未患有所研究疾病的人群，并且能够代表研究病例所在的原始人群，即他们是原始人群的一个具有代表性的随机抽样。除了没有患病这一点外，对照组在其他方面应与病例组保持一致。对照组的成员应有可能接触到研究中考虑的暴露因素，并且与病例组有相同的暴露机会。以下是几种常见的对照组选择来源：

（1）社区人群对照：对照组可以来自病例所在社区的普通居民，通常通过概率抽样方法选取。这种方法的优点在于对照组具有较高的代表性和较低的偏倚风险，但可能面临较高的成本和较低的应答率。

（2）邻居对照：选择病例的邻居作为对照组，操作简便。但应避免选择紧邻病例家庭的邻居，以减少因过度相似性而导致的匹配偏差。较好的做法是在病例家庭周边一定范围内（例如 50 米内）的家庭中随机选取一户，再从该户中随机选择符合条件的成员作为对照。

（3）病例家庭成员对照：在某些情况下，可以选择病例的家庭成员作为对照。家庭成员在许多方面与病例相似，尤其是在评估家庭外部的暴露因素时，这种方法尤为有效。选择家庭成员作为对照的优点是节省时间和资源，且应答率较高。然而，如果需要根据年龄或性别等特征进行匹配，可能在家庭中找到合适的对照会有一定难度。

（4）医疗机构中其他疾病患者：从病例就诊的医疗机构中选择其他疾病患者作为对照，操作方便，易于获取和调查。但这种方法存在一个问题，即对照组可能不代表原始人群，因为他们是从医疗机构中选取的特殊人群。此外，如果对照组患有的其他疾病与研究的暴露因素有关，这可能会影响暴露率的测量，从而影响疾病与暴露之间关系的评估。因此，应尽量避免使用医院的患者作为对照组。

（5）其他对照：选择病例的同事、朋友或同学作为对照，在操作上较为方便。但由于这些关系密切的人在生活习惯和行为上可能相似，可能会导致过度匹配的问题。

3. 对照组的匹配

匹配的主要目的是消除混杂因素的影响，确保对照组和病例组在可能影响结果的已知或怀疑的混杂因素上尽可能相似。在选择匹配变量时，应集中于那些已知或被怀疑会影响研究结果的因素（如年龄），而不是随意匹配多个变量。

例如，假设某学校发生了一起疑似食源性疾病暴发事件，流行病学调查揭示了不同年级的学生在感染率上存在显著差异。在这种情况下，进行病例对照研究时，年级应被作为匹配的关键因素。具体来说，如果三年级的学生病例较为集中，那么在选择对照组时，也应相应地选择更多的三年级学生作为对照；同样，如果六年级的学生病例较少，对照组中六年级的学生也应该较少。这样的匹配方法有助于确保病例组和对照组在年级这一可能影响感染率的混杂因素上具有可比性。如果进一步的分析显示，不同年级的学生感染率之间没有统计学上的显著差异，那么在选择对照组时，就不需要特别按照年级进行匹配。在这种情况下，研究者可以采用更随机的方法选择对照，以确保对照组能够代表整个学校的总体学生群体。这样的随机选择方法有助于避免因特定年级的过度代表而引入的偏差。

如果对照组是按照匹配原则选定的，那么在后续的数据分析中也应采用相应的匹配方法。常用的匹配方法之一是频组匹配，这种方法根据病例组中某种特征的分布比例来选择对照。例如，如果在某次高校急性胃肠炎暴发中，病例组中大一学生占 60%，大二学生占 30%，大三学生占 10%，那么对照组在各年级的选择比例也应与病例组保持一致。当所有病例在研究开始之前已经确定时，频组匹配是选择对照组的理想方法。

（三）确定样本量

在设计病例对照研究时，确定病例组和对照组的样本量是一个关键步骤。这可以通过几种方法来完成，包括使用特定的公式、参考样本含量表，或者利用统计软件（例如 Epi Info、PASS）进行计算。在确定样本量时，需要考虑以下几个关键参数：预期的比值比（Odds Ratio, OR）、对照组的暴露比例、第一类错误率（α，即显著性水平）和第二类错误率（β，即假阴性率）。

这些参数的估计值可以通过查阅相关文献、参考以往类似研究的数据，或者通过进行小规模的预调查来获得。在某些情况下，病例对照研究可能需要同时评估多个潜在的危险因素。每个因素都可能有自己的比值比和对照组的暴露比例。如果研究者希望每个因素都能得到充分的检验，以确保研究的检验效率，可以选择根据这些因素分别计算出的样本量中的最大值作为最终的样本量。这种方法可以确保研究在检验各个危险因素时都有足够的统计能力。

（四）信息收集

在病例对照研究中，信息收集是一个至关重要的环节，它主要围绕研究的暴露因素及其可能的混杂因素展开，有时还需要对暴露因素的剂量进行量化。收集暴露信息可以采用多种方法，包括面对面访谈、电话访谈、直接测量、问卷调查，以及查阅相关的医疗记录等。

为了确保研究结果的准确性和可靠性，对病例组和对照组进行信息收集的方法必须保持一致。这包括使用相同的资料来源、调查工具和方法。一致性的信息收集方法有助于减少因方法不同而产生的信息偏倚，从而提高研究的内部有效性。此外，标准化的程序可以确保数据的可比性，使得从病例组和对照组得到的信息在分析时更为准确和可靠。

（五）资料分析

病例对照研究的主旨在于对比病例组与对照组在特定暴露因素上的差异，并评估这些暴露与疾病之间的关联程度。研究者通常使用 OR 及其 95% 可信区间（Confidence Interval，CI）来量化疾病与暴露之间的联系强度。OR 值反映了暴露组相对于非暴露组的疾病发生风险倍数。

95% 可信区间是评估暴露与疾病关系统计显著性的重要工具。如果 OR 的 95% CI 不包含数值"1"，这表明暴露与疾病之间存在统计学上的显著关联；如果 95% CI 包含"1"，则意味着这种关联在统计上不显著。此外，OR 值大于 1 暗示暴露可能是一个危险因素，因为它增加了疾病的风险；相反，OR 值小于 1 则表明暴露可能是一个保护因素，因为它降低了疾病的风险。

对于那些显示出统计学意义的暴露因素，研究者可以进一步探究剂量–反应关系，即分析随着暴露剂量的增加，发病风险是否也随之升高。这种分析可以为病因推断提供更加有力的证据，增强研究结果的说服力。

例如，2024 年 5 月 5 日，某市一所中学报告了多起学生急性胃肠炎的病例。市疾病预防控制中心（CDC）收集了病例样本并进行了初步的描述性分析，初步假设是学生食用了受污染的某种食物导致了这次暴发事件。为了验证这一假设，CDC 开展了病例对照研究。

在暴发事件高发期的 5 月 4 日至 5 月 6 日，共记录了 200 名学生病例。研究者在病例所在年级中，按照 1:1 的比例，使用频数匹配方法，随机选取了 200 名未出现任何临床症状的学生作为对照组。通过分析，研究者发现在学校食堂用餐（OR=4.5，95% CI=2.0~10.1）与病例的发生有显著关联；而食用自带食物的学生则显示出较低的发病风险（OR=0.25，95% CI=0.12~0.51）。进一步的分析发现，食用鸡腿汉堡（OR=5.6，95% CI=2.2~14.2）与发病风险增加有关。此外，通过剂量–反应关系分析，研究者发现食用该食物的量与发病风险之间存在正相关（见表3.7）。

表3.7　某中学急性胃肠炎发病与鸡腿汉堡的剂量反应关系

鸡腿汉堡暴露频次	暴露人数		暴露比例（%）		OR（95% CI）
	病例	对照	病例	对照	
>1个	99	52	45	24	4.0（2.3~6.8）
1个	70	37	32	17	3.0（2.2~7.1）
<1个	38	79	17	36	Ref

二、回顾性队列研究

回顾性队列研究是一种适合于小规模、特定人群的食源性疾病暴发事件调查方法，如一次特定的聚餐参与者或某个学校的所有师生。这种研究方法的核心在于将研究对象基于是否接触到了某种特定因素分为两组：暴露组和非暴露组。然后，研究者会回顾并调查这两组人群在过去的疾病发生情况，对比两组的发病率，并据此计算相对危险度（Relative Risk，RR）。

如果暴露组的发病率显著高于非暴露组，这可能表明暴露与疾病之间存在关联。通常，如果一个因素是疾病的危险因素，它应具备以下三个特征：

· 暴露于该因素的人群具有较高的发病率。

· 暴露组的发病率显著高于非暴露组，并且两组的发病率比值大于1，这种差异在统计上是显著的。

· 大多数病例都有暴露于该因素的历史，表明该因素能够解释大部分甚至全部的病例。

通过这种回顾性队列研究，研究者可以更准确地评估特定暴露因素与疾病之间的关系，并为预防措施的制定提供科学依据。

例如，2024年6月15日，某市发生了一起同学聚会后的食源性疾病暴发事件。调查者获得了所有参与聚会同学的名单和联系方式，使用标准化的调查问卷，对每位参与者进行了详细的调查，收集了发病情况以及聚会中食用各种食物的详细信息。通过分析，研究者计算了聚会者食用不同食物的罹患率，并据此计算了RR值及其95% CI（见表3.8）。

表3.8　参加聚会者不同食物暴露的发病风险

食物	进食某种食物				未进食某种食物				RR（95% CI）
	发病	未发病	合计	罹患率（%）	发病	未发病	合计	罹患率（%）	
青口贝	17	11	28	60.7	1	18	19	5.3	17.4（2.6~117）
鲈鱼	10	11	21	47.6	10	10	20	50.0	1.2（0.6~2.4）
炒饭	14	12	26	53.8	7	14	21	33.3	1.6（1.1~3.3）

如果95% CI不包含数值1，这表明食用的食物与发病之间存在统计学上的显著关联；如果95% CI包含1，则说明食用的食物与发病之间没有显著关联。在这个案例中，

食用青口贝的人群罹患率显著高于未食用青口贝的人群，计算得到的 RR 值大于 1，并且两组之间的差异具有统计学意义。此外，绝大多数病例在发病前都有青口贝的食用史，这进一步提示青口贝可能是导致这次食源性疾病暴发事件的主要可疑食品。

第七节
流行病学调查结论

流行病学调查的目的在于识别疾病的传播途径，并提出针对性的公共卫生措施和行为指导。与此同时，实验室检测结果可以为流行病学调查的结论提供科学验证。进行流行病学调查时，通常需要将实验室检测和环境卫生学调查的结果结合起来。例如，如果流行病学调查初步认为鸡肉是沙门氏菌感染暴发的媒介，那么需要通过实验室检测和环境卫生学调查来进一步确认这一结论。

在流行病学调查中得出病因结论时，应考虑以下几个关键问题，同时，也可以参考《食源性疾病判定及处置技术指南》（试行）、《食源性疾病暴发诊断》。

（1）病例的临床表现是否与已知的病原体引起的典型症状或体征相符。例如，如果病例表现出腹泻（部分病例为血性腹泻）、腹痛、发热和恶心，有些病例还伴有呕吐，这些症状与沙门氏菌感染的常见临床表现一致。

（2）是否能从病例的临床样本中分离出致病微生物或毒素。例如，如果能从多个病例的粪便样本中分离出沙门氏菌，并且这些病例在发病前都食用了同一种食品（如凉拌鸡丝）。

（3）从疑似传播媒介（例如食品、餐具或动物）的剩余样本中是否检测出与病例临床样本中相同的致病微生物或毒素。例如，如果能从病例食用的凉拌鸡丝剩余样本和患者的临床样本中都分离出相同的沙门氏菌株。

（4）对食品的加工、制作、准备和储存等环节进行的卫生学调查是否揭示了可能的污染源。例如，如果在食品卫生学调查中发现，用于制作凉拌鸡丝的生鸡肉加热时间不足，未能彻底杀死所有的沙门氏菌，并且凉拌鸡丝在室温（35℃）下存放时间过长（如8 小时），这可能导致沙门氏菌的繁殖增长。

参考文献

［1］许国章，魏晟. 现场流行病学［M］. 北京：人民卫生出版社，2017.

［2］Rasmussen SA and Goodman RA. The CDC Field Epidemiology Manual［M］. New York：Oxford University Press，2019.

［3］王陇德. 现场流行病学理论与实践［M］. 北京：人民卫生出版社，2004.

［4］金培刚，丁钢强，顾振华. 食源性疾病防制与应急处置［M］. 上海：复旦大学出版社，2006.

［5］中华人民共和国卫生部. 卫生部办公厅关于印发《食品安全事故流行病学调查技术指南（2012 年版）》的通知［J］. 中华人民共和国卫生部公报，2012（6）：23.

［6］赵同刚，马会来. 食品安全事故流行病学调查手册［M］. 北京：法律出版社，2013.

第四章

食品卫生学调查

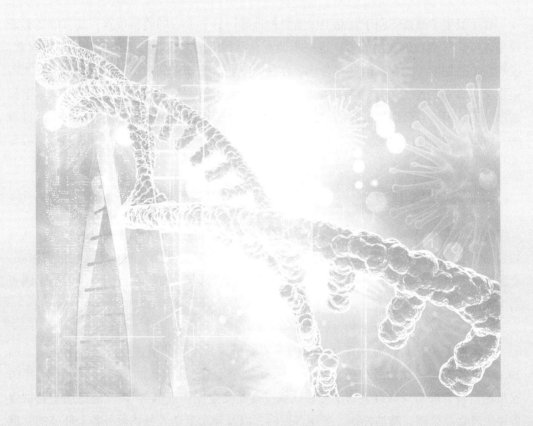

食品卫生学调查也称为危害因素调查，是食源性疾病暴发调查的重要组成部分，与现场流行病学调查、实验室检验共同构成了食源性疾病事件流行病学调查中不可缺少的一环。食品卫生学调查的主要任务是对可疑食品的生产、加工、储存、运输、销售等环节开展调查，以查明致病物质的污染来源、污染方式、影响食品中致病微生物繁殖和毒素产生的因素。食品卫生学调查不仅仅是对食品生产加工现况的调查，更需要重构过去的事件，还原事件发生前的真实情况。事件发生后，现场的证据数量可能随着时间的推移而迅速减少，应尽快开展食品卫生学调查。

第一节
概述

一、调查目的

食品卫生学调查不同于食品卫生监督管理部门日常进行的监督检查，其目的是验证现场流行病学调查建立的假设，进一步调查食品污染的来源、污染途径及其危险因素，发现在食品加工、贮存、运输等各环节存在的问题。例如食品加工过程中是否有交叉污染发生；食品加工工艺能否有效杀灭或减少存活的病原体；存在哪些适合病原体生长繁殖的危险因素。最终目的是通过探究事件发生的原因，针对发现的问题，提出改进措施，防止类似事件的再发生。

二、调查前准备

食品卫生学调查是食源性疾病暴发调查区别于其他疾病暴发调查的显著特点，具有较强的专业性，要求调查人员对不同业态的食品生产工艺有深入的了解。在很多国家，食源性疾病暴发调查中的卫生学调查由食品安全监管部门负责。在开展食品卫生学调查前应掌握以下背景知识。

1. 了解可疑食品生产加工的工艺流程

餐饮服务单位是食源性疾病暴发的主要场所，其发生的事件数占全部事件总数的39.75%，在开展餐饮服务单位食品卫生学调查前应熟悉其食品加工的过程。2018年国家市场监督管理总局修订发布了《餐饮服务食品安全操作规范》，该规范适用于餐饮服务提供者食品处理、清洁操作、餐用具保洁，以及外卖配送等餐饮服务各个环节的标准和基本规范。2022年国家卫健委、国家市场监管总局联合制定的《食品安全国家标准 餐饮服务通用卫生规范》（GB 31654-2021）正式实施，该标准规定了餐饮服务活动中食品采购、贮存、加工、供应、配送和餐（饮）具、食品容器及工具清洗、消毒等环节场所、设施、设备、人员的食品安全基本要求和管理准则。了解这些规范和标准有助于发现实际操作流程与规范操作流程的差异，找出潜在的风险因素。

不同种类的食品生产加工过程有很大差异，一旦发生食品污染，所引起的食源性疾病暴发事件波及范围往往超过其他因素导致的事件。例如，2008年发生的三聚氰胺事件，导致全国30万患儿发病。如图4.1所示奶制品生产工艺流程图，从原奶到巴氏杀菌奶、雪糕、冰激凌和脱脂奶粉，经过十几道工艺，一旦发生污染事件，查找污染原因将面临极大的挑战。调查人员在日常工作过程中要有意识地了解肉制品、奶制品、米面制品等食品的生产工艺，以便为相关调查做好充分的准备。

2. 了解常见食品与致病因子引发食源性疾病的特点

不同类型致病因子引起的暴发事件常常对应不同的污染环节、病因食品。例如沙门氏菌引起的食源性疾病暴发事件，病因食品常为禽肉、鸡蛋等；肉毒梭菌引起的食源性疾病暴发事件，病因食品主要为真空包装食品、低氧包装食品、罐头食品等，具体见表4.1。

表4.1　常见食源性疾病致病因素及相关食品

序号	致病因素	相关食品
1	蜡样芽胞杆菌	肉、家禽、淀粉类食物（米饭、土豆）、汤、煮熟的蔬菜
2	空肠弯曲菌	家禽、生牛乳
3	肉毒梭菌	真空包装食品、低氧包装食品、罐头食品
4	产气荚膜梭菌	熟制的肉和家禽、熟制的肉和家禽制品（包括砂锅菜、肉汁）
5	产生志贺毒素大肠埃希氏菌	生的碎牛肉、生芽菜、生牛乳、未经高温消毒的果汁、被感染者通过粪–口途径污染的食品
6	单核细胞增生李斯特菌	生肉和家禽、新鲜的软奶酪、面团、烟熏的海鲜、熟肉、熟食沙拉
7	沙门氏菌	肉、家禽、海鲜、鸡蛋、生芽菜、生蔬菜、生牛乳、未经高温消毒的果汁
8	金黄色葡萄球菌肠毒素	裸手接触过的烹制后的即食食品，且食品的存放温度或时间不当
9	副溶血性弧菌	海鲜、甲壳类动物
10	诺如病毒	被感染者通过粪–口途径污染的任何食品

3. 调查用具

食品卫生学调查涉及的调查用具除常规的采样设备外，一般还需要配备调查取证的设备，如声音、图像采集设备，如执法记录仪、录音笔、照相机等；食品卫生学调查过

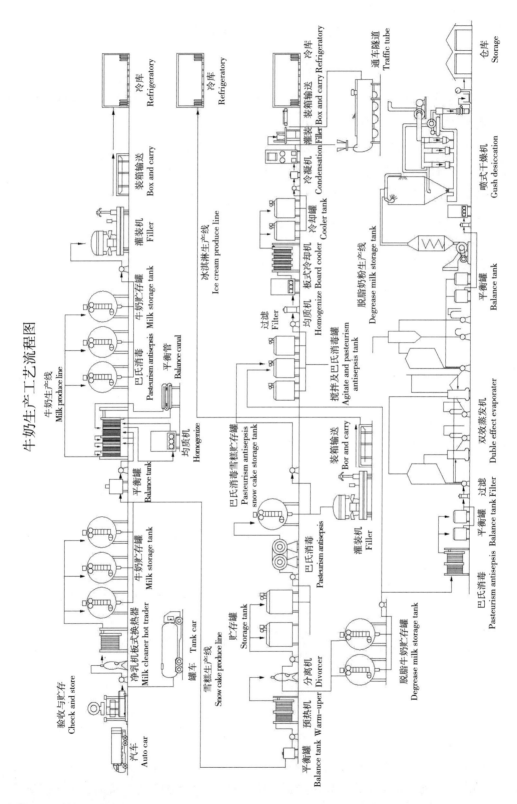

牛奶生产工艺流程图

奶制品生产工艺流程图

图 4.1

程中还会用到一些测量设备，如中心温度计、pH 计、计时器和湿度计（a$_w$ 计量器）等；除此以外，食品卫生学调查还需要一些专用的调查表格。

三、不同类型食源性疾病暴发调查重点

食品卫生学调查不是孤立进行的，应根据已了解到的事件发生特点和对病因的初步判断来开展。如疑似细菌性食源性疾病暴发事件，应从食品可能受到细菌污染的加工过程、配餐人员、餐具、厨具、加工温度、加工时间等环节进行全面调查。如初步判断为化学性食源性疾病事件，可对食品原料的来源、化学物质的使用、配方和加工方式等方面进行调查。不同致病因子的食源性疾病暴发事件食品卫生学调查重点见表 4.2。

表 4.2   不同致病因子的食源性疾病暴发事件食品卫生学调查重点

环节	致病因素				
	致病微生物	有毒化学物	有毒动植物	真菌毒素	其他
食品原料	※	※※	※※	※※	※
制作配方		※※			※
食品生产加工人员	※※				※
食品加工用具	※	※			※
加工过程	※※	※	※	※	※
成品保存条件	※※	※			※

注：※ 表示应开展调查环节；※※ 重点调查环节

第二节
调查内容与调查方法

一、调查内容

（一）一般情况

一般情况调查内容包括被调查单位名称、单位地址，主要负责人姓名、联系方式，生产经营食品种类与规模等信息。如果事件发生在家庭或家庭聚餐，应详细记录家庭成员情况、家庭住址、联系电话等信息。

（二）可疑食品调查

原料、配料、调料等的来源、索证情况、感官性状有无异常现象；存放容器、贮存场所的卫生情况、温度和储存时间等；食品原料采购点有无变化，大米、面粉、面条等主食原料和副食配料、调料，以及制作主食、副食都可能使用的食品添加剂是经常用的还是新购进的；食物产品配方、加工制作人员、加工过程及环境卫生；生产加工数量及时间、食品流向等。

（三）生产经营人员健康和卫生

在调查过程中，应向可疑食品相关生产经营人员了解其近期身体健康状况，有无服药、病假情况，确认相关人员有无急性或慢性肠道疾病、化脓性或渗出性皮肤病、手部外伤感染、上呼吸道感染等；并了解食品生产经营人员对于食品安全相关法律法规、预防食源性疾病知识等的掌握情况。

（四）生产经营场所卫生状况

生产经营场所应具备与经营的食品品种、数量相适应的场所、设施、设备，并且布局合理。同时要定期维护食品加工、贮存等设施设备；定期清洗、校验保温设施及冷藏、冷冻设施。在对生产经营场所进行调查时，我们一般可从卫生状况、平面布局、工具设备状况、周边环境状况四个方面着手进行。

1. 卫生状况

场所墙面、屋顶、地面是否干净完整，排水系统是否完好，地面有无污水、污物，有无苍蝇、老鼠、蟑螂等出现，工具摆放是否规整符合要求。餐饮经营单位应该有完善的卫生管理制度，并严格落实。

2. 平面布局

厨房布局设计应满足既定菜式的需要。食品处理区应该设置在室内，并采取有效措施，防止食品在存放和加工制作过程中受到污染。严格落实生熟分开、洁污分流的原则，确保厨房饮食卫生。生产加工流程简短顺畅，避免迂回交叉，尽量缩短输送流程，使路径分明。厨房各功能区域清晰，既相互独立又相互沟通，便于厨师各司其职，分工合作。拥有合理的操作人员走动空间，便于厨师作业；视野开阔，方便管理。厨房应设置良好的排烟系统，确保空气流通、无闷热感觉，使厨师有一个舒适的工作环境。如图4.2为某餐饮加工场所布局图。

3. 工具设备状况

对于冷菜间等专用间应遵循"专人、专室、专用工具、专冷藏"的原则，在其入口处应设有洗手消毒设施的预进间；冷菜间内装置独立的空调设施，保持室内空气洁净度；并设置紫外线杀菌灯，水源供给管采用铜管连接，供应可饮用的水源。为防止蚊蝇

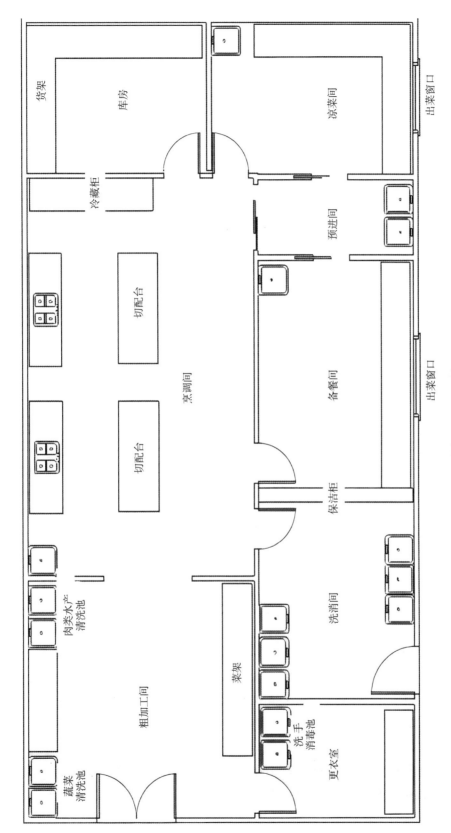

图 4.2 某餐饮加工场所布局图

孳生，冷菜间内排水系统不应设置明沟，地面须保持清洁干净，冷菜间可用铝合金玻璃隔断进行分隔，通过窗户传菜，冷菜间的适宜温度应在 24℃以下。

洗碗碟间的设置应符合洁污分流的原则，使餐厅或加工间用过的餐具可以方便地送至该洗碟间进行清洁处理并送回待用。另外，洗碗间的位置设施还应处理好废弃物、污染物等垃圾的存放和运送问题。在洗涤消毒的过程中，一方面有餐具进入，另一方面又有洁净餐具送出，所以，其洁、污流线分流明确，无迂回交叉的位置是合理的；反之，则为不合理的。

4. 周边环境状况

调查食品生产、加工、经营场所周围 25 米内有无畜、禽饲养场，生活垃圾或工业废渣堆放场地，开放式粪坑，露天厕所，生活污水或工业废水沟渠，家禽、家畜、宠物集贸市场、屠宰场等严重污染源。

二、调查方法

（一）人员访谈

1. 访谈内容

人员访谈对象一般包括管理人员和食品加工人员两类人群，包括食品加工企业、餐饮经营单位的领导或负责人、工人和其他相关人员。了解可疑食品的生产加工流程、生产加工场所布局、工作人员名单等信息，并针对生产、储存、运输、销售等重点环节进行针对性的询问。另外，还应重点询问在事件发生前是否有特殊事件发生，如极端天气、设备维修、设备更换、更换原材料供应商、调味料更换、停水停电、员工患病等。

在对管理人员进行访谈时，首先要解释此次调查之目的，争取和管理人员建立良好的合作关系，取得其支持和配合，以方便开展后续调查工作。对管理人员访谈时主要应了解餐饮经营单位或食品加工企业的名称、经营许可范围、空间布局、规模、生产经营情况等一般情况；人员名单、岗位设置、工作分工等人员信息；食品从业人员的健康状况，有无带病上岗、病假等情况。最后是向管理人员了解进货记录、人员考勤、消毒记录等相关记录信息。了解加工人员的工作分工，可疑食品加工当天有无异常和变化，例如：常规工作内容是什么？所有的设备是否正常运转？是否有人生病请假？调味品、原材料最近是否更换品牌？单位的工作氛围是否融洽？通过这些简单问题的提问，可以有效消除访谈人员的紧张和戒备，有利于后续向访谈人员询问可疑食品加工制作过程。

2. 访谈技巧

在进行人员访谈前应根据前期从医生、病例等处了解到的内容，明确希望通过访谈获得的信息并依此制定访谈提纲，确定访谈对象、访谈内容及重点。在进行人员访谈时，首先应营造一种融洽的气氛，可以通过"拉家常"的方式来实现，拉近自己与访谈对象的距离，降低其对调查的紧张和防备。但也要避免泛泛而谈，使得访谈内容偏离主题。对于访谈中提出的问题应详实具体，由浅入深，以期挖掘事件中容易被忽略的细节，获得有价值的信息。当提问内容敏感，访谈对象试图通过回避、拒绝等方式不愿回答时，可通过迂回式的提问从侧面了解所需信息。

3. 访谈注意事项

首先，在人员访谈中，如有未确证的信息或发现得到的信息有矛盾时可以向访谈人员反复提问，但要避免直接追问，这样容易引起访谈对象的反感。可以复述相关问题和回答内容，向访谈对象进行确认，使提问和回答双方均正确的理解对方所说内容，避免因双方误解而产生的错误。如果矛盾的信息涉及一些敏感信息，可在访谈最后作为重点。其次，当食品加工人员无法详细回忆事件发生前可疑食品制作细节的时候，可询问常规的习惯做法或对可疑食品制作过程进行复现或模拟演示。最后，在结束访谈前应向访谈人员确认访谈内容并签字留下联系方式。

（二）评估总体卫生状况

对可疑食品的生产加工过程进行实地调查，重点调查内容包括：食品加工场所整体卫生状况，地面、墙面是否干净整洁，有无污水流淌，有无蟑螂、老鼠等；食品原料来源、种类、使用方法、保质期、包装、储存状况等；检查食品原料、加工设备、容器、刀具等在加工过程中是否存在交叉污染；检查加工流程是否可以有效杀灭或消除潜在的致病因素；检查食品储存条件是否符合要求；检查有无误用有毒化学品的可能；检查可疑食品的实际加工制作流程，记录、测量关键操作步骤信息，如温度、加热时间等。在可能的一个或多个地点，进行食品加工的回顾性调查来确定暴发的危险因素。

在实际调查过程中，调查人员和工作人员可以一起模拟一次可疑食品的原料购买、储存、制作、运输等过程，确定生产流程中可能存在的污染过程，比较过程中观察到的与工作人员描述不同之处，同时测量或收集加工过程中的温度、时间等关键信息，最终确定实际生产流程。

（三）绘制操作流程图、评估可疑食品加工程序

为被调查的每种食物绘制独立的流程图，利用从管理人员、菜谱、规章流程等过程中获取的信息开始绘制，然后根据询问现场工作人员或检查监控录像得到的实际生产过程进行调整，因为在实际生产过程中，现场工作人员可能不遵照标准流程工作。在绘制流程图时，使用长方形和文字辅助说明标明每一步的操作，标注加工温度、加工时间、可能的污染环节等关键信息，并用箭头表示流程方向。在可疑食品每个处理步骤，均应提出下列问题：

①在哪个阶段可能会被病原体污染？
②已存在的病原体可在哪个阶段生长？

③杀灭病原体的方法可能使其存活吗？

对食品处理设施或卫生设施，则应提出下列问题：

①餐具洗涤设施合适吗？

②食品操作设施是否存在交叉污染可能？

③洗手设施等是否可以使用？

通过图4.3我们可以做出如下的一些假设，生的冻鸡翅有可能存在初始污染，如沙门氏菌、产气荚膜梭菌、空肠弯曲菌等，随后的污染可能来自于制作去骨鸡翅的厨师或托盘等用具。擦拭过台面的抹布仅用清水冲洗后又擦拭案板和刀具可能发生交叉污染，同样，厨师2处理生鸡翅后又为烤制好的鸡翅去骨也有发生交叉污染的可能。烤制好的鸡翅在托盘中室温存放一夜可能使鸡翅中的残存致病菌增殖。

根据收集和记录在流程图上的信息，我们就可以形成一些假设，通过和相关人员交谈、观察工作人员操作、采样检测等来对这些假设进行确认。

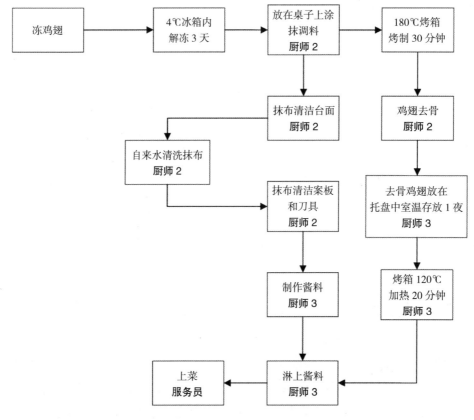

图 4.3　去骨鸡翅的加工流程

（四）查阅记录

查阅记录可以了解食品生产企业或餐饮经营单位日常工作流程、工作条件、近期有无特殊情况发生等内容。各项记录内容是否规范也可从侧面反映该单位的生产经营管理是否规范，对食源性疾病事件调查具有一定的参考价值。

查阅内容包括：原料进货记录、生产加工工艺流程、食品生产加工场所平面图、食品配方、原料储存仓库温度记录、消毒记录、生产技工人员考勤记录、维修记录、菜单等信息，在条件允许的情况下，尽可能获得电子化信息，为后续调查分析提供便利。

在查阅记录时，要注意记录中的一些关键限值的偏差，如冷库温度、储存时间等。在发现偏差记录时有无纠偏措施的记录，有无篡改记录的痕迹。如果记录中出现很多统一条目、相似条目、不符合逻辑的条目，以及经常出现恰好的关键限值，应高度怀疑记录的真实性，并记录所有的可疑记录。

（五）评估食品从业人员健康卫生状况

食品生产加工人员可能是食源性疾病的传染来源，在调查过程中应查验每个食品加工人员的健康体检证及有效期。向从业人员本人及其同事了解调查对象近期的健康状况：有无急性或慢性肠道疾病、化脓性或渗出性皮肤病、手部外伤感染、上呼吸道感染等；近期有无到医院就诊、服药等情况。

（六）可疑食品的危害分析

上述工作完成后，可对可疑食品加工过程进行系统的分析，评估各个生产加工环节是否存在危害，是否存在操作错误的情况等。据文献分析，食源性疾病的常见高危因素可分为三类：致病因素的污染、存活、增殖。对可疑食品危害分析过程中应重点回答可疑食品是在哪个阶段被致病因素污染；病原体会在哪些阶段存活、增殖；消毒措施是否有效等。

1. 污染

确定食物制作过程中是否存在被加工者、其他食物，或未正确清洗和消毒的设备或用具污染微生物的风险。食品加工人员或生的动物性食物均可能携带或含有细菌、病毒和寄生虫。生的动物性食物可能对直接入口食品造成微生物交叉污染。以下是促进微生物污染的高危因素：

①病原体感染者或带菌者；
②食品原料受到微生物污染；
③裸手接触食品；
④生熟食品交叉污染；
⑤不卫生的食品加工设备、容器或工具。

2. 存活

确定病原体在加工过程中是否存活。病原体的存活与否取决于烹饪的程序。充足烹调和再加热很容易破坏病原体，但是有些毒素是不能破坏的。进食欠熟的或生的动物性食物是引起暴发的重要因素。病原体存活的高危因素：一是食品加工烹调温度达不到要求；二是二次加热不充分。

3. 增殖

确定病原体是否有充足的时间生长或产生毒素。在5℃~60℃存放几个小时，潜在的高风险病原体就能够生长和产生毒素。冷却不够、室温存放和冷热温度控制不够均可导致时间/温度失去控制。再加热污染食品可能破坏病原体，但不能灭活病原体产生的热稳定毒素，如金黄色葡萄球菌毒素。建议潜在高风险食品应该在2小时内从60℃冷却到20℃，然后在6小时内冷却到5℃或更低。病原体增殖的危险因素有：

①食品冷藏方法不当；

②食品加工与食用间隔时间过长；

③室温下储存食物；

④食品冷却方法不当；

⑤食品保存有利于厌氧菌生长

4. 有毒化学物质污染

由于食品受到有毒化学物质污染，如误用有毒化学物质，非法添加非食用物质，超范围、超量使用食品添加剂，投毒等。在对此类食源性疾病暴发事件进行危害分析时，重点关注以下高危因素：

①食品、食品添加剂、食品相关产品进货查验和索证制度是否完备；

②可疑食品存放容器是否直接或间接接触有毒化学物质；

③可疑食品周围是否存放或使用有毒化学物质；

④杀虫剂、灭鼠药、消毒剂等有毒化学品管理措施是否规范；

⑤产品生产工艺是否非法添加非食用物质；

⑥是否超范围、超量使用食品添加剂；

⑦企业内部管理者与员工之间，以及竞争对手之间关系是否和谐。

对可疑食品危险性分析过程中发现的不当操作行为应予以指出，并提出改进的意见和建议。

（七）样品采集

调查人员应尽一切努力及时对事件发生现场各种样品进行现场采集，根据病例的临床症状、可疑致病因子或可疑食品等线索，应尽早采集相关原料、半成品、成品及环境样品。对怀疑存在生物性污染的，还应采集相关人员的生物标本。常见的现场采集样品有以下几种：

①剩余食品（包括留样食品、同批次食品等）；

②食品容器或加工工具表面涂抹；

③生产经营人员的手部涂抹、肛拭子等。

采样数量不受常规采样数量的限制，应根据检验需求采样。对引起食源性疾病的有毒动植物送专业部门鉴定，如毒蘑菇应送往微生物或真菌研究部门，野菜应送植物研究部门，有毒鱼类、贝类等水产应送水产或海洋研究部门等。

（八）做好调查记录

准确客观的对调查进行记录，如实记录调查过程中遇到的问题与困难。

第三节
可疑食品溯源

食品溯源是保障食品安全的重要手段，通过记录食品从生产到消费的整个过程，实现食品的可追溯性，从而确保食品的安全和质量。溯源调查主要分为两个方面：一是追溯食品的原材料和生产过程，二是追溯食品的流通路径和销售环节。在食源性疾病事件中，当食品卫生学调查不能确定可疑食品的污染来源时，食品可能在生产加工前便受到致病物质的污染，此时就需要开展可疑食品的溯源调查。

食品溯源调查涉及多个环节，包括食品生产、加工、配送、零售、监管等各个方面。在"农田、牧场"环节了解种植或养殖过程中化肥、农药、兽药等使用情况，注意药物配比、撒药间隔是否符合规范，当地有无生物地球化学性疾病；在生产加工环节了解食品加工工艺，在生产过程中是否存在交叉污染环节，食品保存措施是否得当，有无过量使用或非法使用添加剂、加工助剂情况等；在储存环节了解是否存在不良储存条件，造成致病微生物繁殖、产毒等情况发生。

在溯源调查工作中，应充分运用现代科技手段，如高效的实验室检测技术、先进的追溯系统等，以提高调查效率。为了追查病原体的污染来源，近年来，在调查中已广泛采用分子生物学技术，实验方法也从 PFGE 向全基因组测序 WGS 发展。这些现代分子生物学技术在解决食源性疾病暴发流行病学调查中病原体鉴别、污染来源、确定病因食品等关键问题中发挥着重要作用。

如果食品卫生学调查不能确定可疑食品的污染来源，那么食品或者食品原料可能在到达生产加工场所前就受到致病物质的污染，此时应开展可疑食品的溯源，调查"从餐桌到农田"或"从餐桌到牧场"整个食品链条中存在的影响食品安全的因素。可疑食品的销售模式也溯源调查的重要内容，通过溯源调查进一步明确患者所食用批次的食品的销售情况和来源，以便进一步确定危害的范围，搜索可能的病例。

一、追溯在加工前的污染来源

可疑食品的溯源受不同的监管部门，不同地区政策环境的影响，需要各部门共同参与，相互配合。对食品流通环节进行溯源调查，彻底查清食品企业食品生产或经营之前的过程（如种植或养殖、采集、收购、生产、加工、储存、运输等各环节）的卫生状况。对于种植或养殖环节，要了解当地有无生物地球化学性疾病，了解土壤或水体有无传染病病原体污染和其他污染，农田施用农药、化肥情况，牲畜注射抗生素、激素情况等；对于采集、收购环节，要注意作物施药安全间隔期，采购索证和原料收购的检验情况等；对于生产、加工等环节，要了解各种添加剂和加工助剂、金属机械、管道、容器、包装材料等对食品的污染情况，了解在加工过程中是否未能破坏或去除有毒成分，了解是否误用或添加非食品级的有毒有害的化学物质等；对于储存、运输等环节，要了解是否存在不良条件，使动植物食品产生了大量的有毒成分，了解化学物质等致病原对食品、对车辆等的污染可能。

二、追溯可疑食品的销售范围

调查库存食品的周转记录、接收时间、数量和涉及的批次。如果有条件，获得原始的转运记录以确定制造商、供应商的信息。被调查者提供的信息有可能误导溯源的方向，因此查看发票、销售台账、发货单、运输单等供应商的收据和收获单、接收日期等证据是十分必要的。在获取上述信息后可以绘制销售链的溯源图，在图中标记来源、运输日期、接收所涉及批次的日期、处理和保存所涉及食物的日期。调查结果可以作为召回和采取预防控制措施的依据。销售系统的溯源调查可能会涉及不同的辖区和机构，为使溯源调查的顺利开展，应该积极沟通和说明溯源的必要性，以获取其他机构和部门的支持，并注意及时共享溯源的相关信息。2011 年德国肠出血性大肠埃希氏菌 O104：H4 暴发并迅速蔓延至整个德国和欧洲部分国家，导致近千人发病，感染者出现溶血性尿毒素综合征，超过 50 人死亡，流行病学调查将暴发来源指向芽苗菜。通过对芽苗菜来源进行溯源调查，最终确定污染来源为埃及进口的葫芦巴种子，图 4.4 是 2011 年德国肠出血性大肠埃希氏菌 O104：H4 暴发事件葫芦巴种子溯源的流程图。

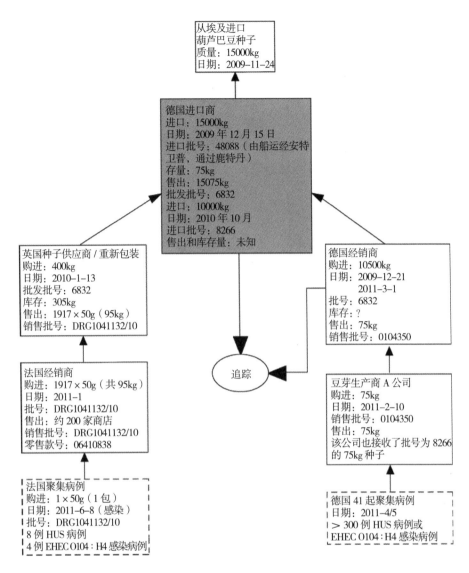

图 4.4　2011 年德国肠出血性大肠埃希氏菌 O104：H4 葫芦巴种子溯源的流程图

三、确定污染来源的技术与方法

为了追查病原体的污染来源，确定患者与食物的联系，以及食物与病原体污染来源的联系，对病原体通常需要进行分型鉴定。近年来，在流行病学调查中已广泛采用分子生物学技术，对病原体的分型鉴定也已从表型分型方法逐步发展到基因分型，采用DNA 指纹图谱分型方法，如脉冲场凝胶电泳（PFGE）等现代分子生物学技术为解决食物中毒流行病学调查中病原体的鉴别、病原体污染来源和病因食品的确定、追踪远距离的污染来源等关键问题提供了新的检验手段。2013 年 9 月，某地发生了一起由于食用汉堡引起的肠炎沙门氏菌食源性疾病暴发事件，通过 PFGE 技术，成功对汉堡污染来源进行了溯源，证实由于加工汉堡的鸡肉存在肠炎沙门氏菌污染，汉堡在制作过程中温度没有达到生产工艺要求，鸡肉中的沙门氏菌没有被杀灭，汉堡在运输和保存环节也存在有利于繁殖的因素，最终导致3个地区多个学校的学生在食用汉堡后感染肠炎沙门氏菌（图4.5）。

此外，细菌多位点序列分型（MLST）和多位点可变数目串联重复序列分析（MLVA）等分子分型方法通过互联网数据库方便了不同实验室间的数据交流与共享，有利于快速进行大范围的暴发调查和溯源分析，对于溯源性调查发挥着十分积极的作用。

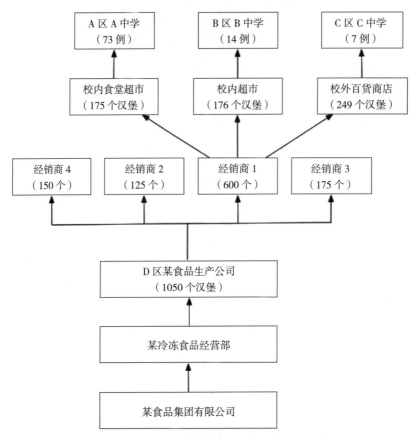

图4.5　一起肠炎沙门氏菌食源性疾病暴发事件的溯源结果图

经典微生物分离鉴定和分型需要使用多种不同的技术手段和大量的人力、物力、财力，并且有时也无法进行准确溯源。全基因组测序（WGS）分型可在全基因组碱基序列的基础上进行流行病学分析，全面反应了病原菌的遗传与变异特征，提高了菌株进化和溯源分析的分辨力，有助于快速地确认并追踪病原体。随着新一代测序技术的成熟，WGS分型所需时间不断缩短，可准确推测病原体之间的进化关系，为暴发识别和溯源分析提供依据。WGS分型技术在食源性疾病暴发调查中越来越多的应用为分子溯源领域的发展提供了更加广阔的前景。图4.6为采用核心基因组多位点序列分型

（core genome multilocus sequence typing，cgMLST）技术对一起单核细胞增生李斯特菌病例的感染来源进行溯源，结果病例与食品和环境分离到的菌株基因序列完全一致。

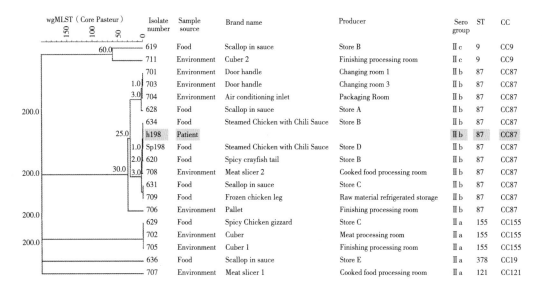

图 4.6　一起单核细胞增生李斯特菌感染病例的溯源结果图

参考文献

［1］孙长颢. 营养与食品卫生学［M］. 北京：人民卫生出版社，2012.

［2］赵同刚，马会来. 食品安全事故流行病学调查手册［M］. 北京：法律出版社，2013. 9.

［3］餐饮服务食品安全操作规范（修订版）［M］. 北京：中国质检出版社，2019.

［4］国家卫生健康委、国家市场监管总局. 食品安全国家标准餐饮服务通用卫生规范：GB 31654-2021.［S］.

［5］黄熙，邓小玲，梁骏华等. 2011 年德国肠出血性大肠杆菌 O104：H4 感染暴发疫情溯源调查［J］. 中国食品卫生杂志，2011，23（06）：555-559.

［6］曾彪，王超，薛一凡等. 一起跨地区肠炎沙门氏菌食物中毒事件的流行病学调查与溯源［J］. 现代预防医学，2016，43（19）：3479-3482.

［7］Yanlin Niu，Chao Wang，Yuzhu Liu. et Pre-packaged cold-chain ready-to-eat food as a source of sporadic listeriosis in Beijing［J］. China J Infect. 2024，89（4）：106254.

第五章

样品采集与实验室检测

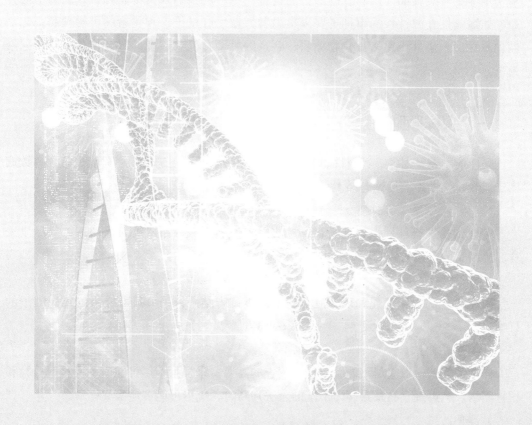

样品采集是为了确定致病因子和可能的污染来源。样品是进行一切实验室检测的基础，样品采集质量是影响实验室检测结果的重要因素之一，直接关系到实验室检测的准确性和检验效率。实验室检测结果在食源性疾病暴发调查中起到一锤定音的作用，有助于确认致病因子，寻找污染源和污染途径，有效救治患者。实验室检测项目的确定应结合病例临床表现、现场流行病学调查和食品卫生学调查资料综合确定，并按照相关的检测程序进行检测。

第一节
样品采集

样品采集的种类一般包括患者的粪便（肛拭子）、呕吐物、洗胃液、血液、尿液、可疑餐次的剩余食品、食品容器和加工用具表面涂抹、直接接触食品人员的手部涂抹及粪便（肛拭子）等。在采集可疑样品前，应根据病例的临床表现和现场流行病学调查结果初步确定可疑食品，判断致病因子的类型，尽可能多的采集可能含有致病因子的样品，如细菌性食源性疾病事件主要采集患者粪便（肛拭子）和剩余的可疑食品；化学性食源性疾病事件则以采集食物原料、剩余的可疑食品，患者的呕吐物、血液和尿液为主。

一、采样原则

采样应本着及时性、针对性、适量性和避免污染的原则进行，尽可能采集含有致病因子或其特异性检验指标的样本。

1. 及时性

考虑到暴发事件发生后现场有意义的样本可能不被保留或被人为处理，应尽早采样，提高实验室检出致病因子的机会。

2. 针对性

根据患者的临床表现和现场流行病学初步调查结果，采集最可能检出致病因子的样本。

3. 适量性

样本采集的份数应尽可能满足暴发调查的需要；采样量应尽可能满足实验室检验和留样需求。当可疑食品及致病因子范围无法判断时，应尽可能多地采集样本。

4. 避免污染

样本的采集和保存过程应避免微生物、化学毒物或其他干扰检验物质的污染，防止样本之间的交叉污染。同时也要防止样本污染环境。

二、采样装备

1. 食品（固体和液体食品）采样用品

灭菌塑料袋、广口瓶、吸管、刀、剪、铲、勺、镊子等。

2. 涂抹样本采集

棉拭子、灭菌生理盐水试管。

3. 粪便采集

便盒、采便管、运送培养基。

4. 呕吐物采集

灭菌广口瓶、灭菌塑料袋、采样棉球。

5. 其他采样必备物品

75% 医用乙醇、酒精灯、乙醇棉签、记号笔、标签、打火机（火柴）、样本运输箱、冰袋、手套、口罩、帽子、鞋套、工作服等。

三、采样前的准备

在开始采样前，一是应根据食源性疾病暴发事件的特点制定采样计划，确定采样目的，明确样品采集种类和数量；二是检查采样用具和试剂是否齐全，并且均在有效期内；三是准备好采样单，记号笔等记录工具。

四、不同样品的采样方法

（一）粪便

1. 采样时间

粪便样品应在调查时尽快采集，减少服药、时间等因素对检验结果的影响，提高致病因子检出率，一般应采集发病后 48 小时内的粪便样品。

2. 采样方法

粪便标本是检测细菌、病毒、寄生虫、毒素等的常用标本。通常主要采集患者刚排出的新鲜粪便，用灭菌棉签从粪便中采取样品 5~10g，放入采便盒或采便管内，对黏液脓血便应挑取黏液或脓血部分，水样便或含絮状物的液状粪便采集 2~5ml 放于灭菌容器内，最好加保存液或增菌液。

在无法取得患者新鲜粪便样品时，可采集患者肛拭子样品。灭菌肛拭子以生理盐水湿润后，插入肛门内 3~5cm 左右，转动肛拭子取肠表面黏液，然后将肛拭子装入预先制备的增菌液或运送培养基中。

如对粪便样品进行细菌检测，粪便样品需 5g 左右，如果是肛拭子，则应将拭子插入 Cary-Blair 运送培养基底部，折断拭子手持部分并拧紧管盖。如对粪便样品进行病毒检测，则需粪便 10g 左右，肛拭子则需置于 2ml 病毒保存液中。

3. 注意事项

（1）大便样品采集必须使用采便管，若让患者自行留便可能影响致病菌的检出率，尽可能采集未用药患者的粪便样品，但用药后的样品仍有价值。

（2）对于大型暴发事件一般应至少采集 10~20 名具有典型临床症状的患者样品进行检验，同时采集部分有相同饮食史但未发病者的样品做对照。

（3）为保证多个检测项目的开展，同一患者至少采集 2 支肛拭子。

（4）采样时应注意不要将尿液或水混入粪便样品或容器中。

（二）剩余食品

食品样品在食源性疾病暴发事件中起到传播媒介作用，主要包括剩余食品、同批次未开封的食品，可疑食品的原料、辅料，烹饪加工器具等。在食源性疾病暴发事件调查时，应尽量采集可疑剩余食品和同批次未开封的食品。

1. 采样方法

采样时全程在酒精灯旁无菌操作，用灭菌镊子或灭菌勺子采集，尽可能采集可能受到污染的食物，并将样品置入灭菌容器内。对于大块的固体食物样品，可用无菌剪刀或无菌刀具从不同部位切下部分样品，未打开的定型包装食品可直接送检，粉末样品边混合边采集。

液态食品应先搅拌均匀，用灭菌长柄勺采样，装入灭菌容器时不应过满，防止运输过程中发生溢撒。有毒动植物中毒时，除采集剩余的可疑食物外，还应尽量采集未经烹调的原材料（如干鲜蘑菇、贝类、河鲀鱼、断肠草等），并尽可能保持形态完整。

2. 采样量

从剩余食品不同部位取 500g 以上；桶装食品从上、中、下部位取 500g 以上；腌渍食品还需取 100~200ml 液汁放入单独容器；液体、半流体食品在搅拌均匀后取 200ml；洗涤水每份取 100~200ml。

3. 注意事项

（1）食品样品采样应尽量采集患者食用后的剩余食品。

（2）无直接剩余食品时，采集可疑病因食品的包装，或用灭菌生理盐水洗涤盛过可疑食品的容器，取洗涤液。

（3）必要时采集半成品或原料，若是化学性或有毒动植物食物中毒，采集食品原料尤为重要。

（4）冷冻食品应保持冷冻状态运送至实验室。

（三）呕吐物

用灭菌长柄勺将患者呕吐物搅匀后装入灭菌瓶内，或嘱患者将呕吐物直接吐入双层、洁净、未使用的食品采样袋内，或吐入消毒塑料桶内。

（四）环境及手涂抹样品

1. 采样方法

对食品设备、工具、用具、容器等通常采用多支灭菌棉签蘸灭菌生理盐水在物品表面反复擦拭后，以消毒剪刀将棉签柄去除，将棉签头置入盛有少量灭菌生理盐水的灭菌容器内。如棉签上有用于这段的折痕，也可在不接触容器的情况下用手折断。

对食品加工人员手涂抹通常嘱被检人五指并拢，使用灭菌棉拭子对手进行涂抹，棉拭子在双手弯曲面从指根到指端往返涂擦，并随之转动采样棉拭子，涂抹完成后剪去操作者手接触的部分，将棉签头置入盛有少量灭菌生理盐水的灭菌容器内。食品从业人员的皮肤病灶，有可能是食品污染源。采集标本前用生理盐水清洁皮肤，用灭菌纱布按压破损处，用灭菌拭子刮取病灶破损部位的脓血液或渗出液。如果破损处闭合，则消毒皮肤后用灭菌注射器抽吸标本。标本应冷藏，24小时内运送实验室。

2. 注意事项

（1）使用灭菌棉签反复擦拭的部位应是设备、用具、容器等与食品和手最常接触的部位。

（2）涂抹时注意转动采样棉拭子。

（五）生活饮用水

1. 采样方法

应根据水源和供水方式的具体情况采集样品。以自来水形式供水的，主要采集管网末梢水，必要时还应采集水源水、蓄水池水、管道水；有二次供水设施的，则应采集地下及楼顶储水池水。分散式供水，可采集井水、泉水、塘水或水库水样。用做细菌培养的水样，应以无菌操作的方法采样，样品装进无菌容器内，每个样品水量为250~500ml。检测有毒化学物质的水样多用聚乙烯塑料桶或玻璃瓶采样，水量3000~5000ml，可供检测多种毒物。检测金属类毒物的水样应添加适量硝酸，检测氰化物、酚类的水样加适量氢氧化钠作为保存剂。具体方法可参照《生活饮用水标准检验方法 第2部分：水样的采集与保存》（GB/T 5750.2–2023）。

2. 注意事项

（1）采集开展多种检测项目的水样时，应先采集供微生物检测的水样。

（2）采样时应去掉水龙头上的过滤器和（或）雾化喷头等。

（3）采样前注意观察可能对样品检测造成影响的环境因素（如异常气味），并采取相应的措施进行消除。

（4）含有可沉降性固体（如泥沙等）的水样，应分离除去沉淀后的可沉降性固体。采样时不可搅动水底的沉积物。

（5）硫化物、微生物学等项目要单独采样。

（6）完成现场测定的水样，不能带回实验室供其他指标测定使用。

（六）血液和尿液

1. 采样方法

血液样品常规采集肘静脉血，一般情况下采集全血样本 5~10ml，将样品注入加有抗凝剂的采血管中并轻轻摇动。尿液样品用洁净聚乙烯塑料瓶采样，取 300~500ml，一般应加适量酸性保存剂，防止尿中金属类化学物质丢失。

2. 注意事项

当怀疑感染型细菌性食物中毒时，采集患者急性期（3 天内）和恢复期（2 周左右）静脉血各 3ml，至少采集 5 名患者，同时采集正常人静脉血作为对照，观察抗体效价的变化，以便明确致病菌。

当怀疑化学性食物中毒时，根据情况也应考虑采集血液样品，如甲醇中毒、亚硝酸盐中毒等。

第二节
样品的保存和运输

正确样本的保存和运输方式是实验室检测的前提，食源性疾病暴发调查过程中采集的样品是非常宝贵的，样品的保存和运输管理不善会使实验室检测出现错误结果，影响暴发原因的判断，造成无法弥补的损失。所有样品采集后都应该在最短的时间内尽快送检，客观条件限制不能尽快送检的样品要用适当的方式保存和运输，以最大限度地保持样本的原有状态。用于病原体检测的标本的保存和运输原则是通过温度调节、湿度调节、加入保护剂和抑制杂菌的方式保持病原体原有的状态，在运输中保障生物安全。用于化学因子或毒素检测的标本对保存条件不是特别严格，大多数都可以在常温下保存，对于有特殊要求的标本要专门标出，在运输过程中重点是防止泄漏。

一、用于微生物检测的标本

1. 样品保存

开展微生物检验的样品应当保存在合适的温度条件下或特殊的培养基中。一般来讲，检测不同病原体和不同种类的样品所需的保存条件不尽相同。如用作病毒检验的粪便样品应保存在 0℃~4℃条件下，保存不超过 2 天；若疑似弧菌属（霍乱弧菌、副溶血性弧菌等）感染，样品应常温运送，不可冷藏。如在采样后 24 小时内进行细菌培养，粪便样品可保存在 4℃~8℃或在环境温度中暂存。如在 48 小时后作细菌培养，则最好将粪便样品保存于 –70℃条件下。不同标本的保存条件见表 5.1。

表 5.1　不同标本的保存条件

标本类型	保存条件
粪便标本	细菌检验：4℃冷藏保存 病毒检验：置于 2ml 病毒保存液中，冷冻保存
尿液	4℃冷藏保存
检测抗体的血清	4℃短期保存，–20℃长期保存
开展微生物检验的食品	4℃冷藏保存

2. 样品运输

为避免样品变质和样品中微生物增殖或死亡，运送过程越快越好。样品应置于合适的运送培养基中并保持适宜的温度，需要低温保存的样品在运输过程中应使用足量的干冰或冰排，保证样品在运输过程中处于低温状态，直到实验室接收处理样品为止。运输箱内，应避免将装有标本的玻璃试管直接与干冰或冰排接触。所有样品均应妥善密封，防止样品渗漏，如使用 Cary–Blair 试管时应将试管帽旋紧。在运输液体样品时，液体样品体积不应超过盛放容器的 4/5，以防在运输过程中造成溢撒。

样品在运输过程中应遵循 WHO《传染性物质和诊断性标本的安全运输指南》，确保人员安全和标本完整，使用三个包装层对样品进行包装，并使用防漏和吸附材料。在运输箱外应贴有生物安全标识。

二、用于化学因子或毒素检测的标本

（一）样品保存

各类样本要分别盛装于容器中，包装固定，及时冷藏保存。多数检验样本对保存的条件不是特别严格，需要特殊条件保存的样本要在标签上和清单中标明，同时将保存条件要求告知具体承办人员。动植物样本在保存时要保持外形不受大的损害，包装材料要坚硬不宜损，内部要有固定以免损伤。注意保存对温度、湿度的要求。样本的保存要注意环境条件对样本的影响。部分样本具有毒性，所以要注意样本的安全。样本不要加防腐剂，若为防止腐败必须加用时可加乙醇（化学醇），并附 1 瓶所用乙醇样品作对照。福尔马林是用于固定样本以便病理检查使用的，不能用于毒物鉴定分析的样本中。

（二）样本运送

1. 运送条件

送检的样本要根据对温度、湿度的要求分类处理。大多数样本都可以常温下运送，需要特殊条件运送的样本要专门树出，需要冷藏的样本可以根据冷藏温度和运送所需时间决定用冷藏箱、车载冷柜等方式。在运送过程中，要保证条件能够持续保障。

2. 包装

样本的包装要以确保样本用于鉴定检测的基本特征不变决定采用何种包装方式。因为需要适应运输环境，要确保密封性良好，特别是运送毒性高的环境样本，除在保障运送途中完整外，要严防漏，污染环境，

3. 安全性

安全性有两个方面，一方面是运送途中保证样本的安全不会受到损害；另一方面要避免样本对环境带来危害，如样品中的化学物属于剧毒化学品名单中的物质，要严格按照化学品管理的有关规定及时到公安部门备案。

4. 交通工具运送

如涉及的化学物属于危险化学品的范畴，应按有关危险化学品运输的规定执行。在运输过程中，样本要包装严。考虑到可能出现的意外情况，要制定应急预案。对剧毒化学品要专人押运。

第三节
实验室检测概述

一、实验室检测样本类型

1. 生物样本

包括患者和从业人员粪便、肛拭子、呕吐物等。

2. 食品样本

包括剩余食品和留样食品及食品原料。可疑剩余食品样本量不受常规微生物指标检验量限制，留样食品样本量应满足微生物指标检验的要求。

3. 环境涂抹样本

包括食品加工设备、加工用具、容器、餐饮具等表面涂抹。

二、实验室检测一般原则

依据检测项目，针对生物样本优先选择实时荧光定量 PCR（或其他同等作用的快速筛查方法），对样本中病原菌进行快速初筛，初步锁定可疑目标病原菌。初筛阳性样本需使用传统方法进行增菌分离培养和快速精准鉴定，以得到病原菌纯培养物，进行病原菌血清学分型、毒力基因和肠毒素等致病因子检测，并使用 PFGE 和 WGS 等方法开展菌株分子溯源，结合流行病学调查结果，为判定事件性质提供实验室证据。

三、检测方法与流程

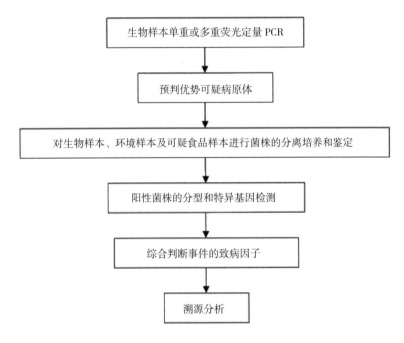

图 5.1　生物样本检验流程

1. 分子生物学检测

分子生物学检测是一项快速、灵敏的检测方法，适用于食源性疾病暴发的初筛。目前已被广泛应用并发挥着重要的作用。

实时荧光定量 PCR 检测中核酸的提取过程参照商品化试剂盒说明书。使用多重实时荧光定量 PCR 检测试剂盒或针对不同病原体的单重实时荧光定量 PCR 试剂盒进行初筛时应加入质控样本作为对照。也可使用一体化的全自动核酸检测分析系统，直接使用生物样本上机操作。

2. 病原菌的直接涂片染色镜检

食源性疾病暴发患者生物样本中往往含有大量的致病微生物，可直接将采集到的生物样本进行直接的染色镜检，在显微镜下观察致病菌的形态、大小、排列方式和染色特点。在形态和染色上具有特征的致病菌，直接图片染色后镜检有助于初步诊断。如，粪便标本中的产气荚膜梭菌可通过此方法快速筛查。

3. 病原菌的分离培养

病原菌的分离培养仍然是确定病原菌的金标准，但分离培养时间较长，而且并不是所有的病原菌都能通过分离培养获得。对于一些条件致病菌，如金黄色葡萄球菌、产气荚膜梭菌引起的食物中毒的判定需要进行定量的检测。由于不同致病菌的生物学特性不同，所采取的检测方法、使用的培养基都会有所不同。

4. 免疫学检测

免疫学检测一般指以抗原与抗体特异性结合反应为基础，在体外进行的对免疫物质的检测，可用于食源性疾病暴发的筛查，特别是在金黄色葡萄球菌引起的食源性疾病暴发中，用酶联免疫吸附试验（ELISA）直接从呕吐物中检出肠毒素是重要的筛查试验。

5. 基质辅助激光解吸电离飞行时间质谱（Matrix-Assisted Laser Desorption/Ionization Time-of-Flight Mass Spectrometry，MALDI-TOF MS）技术

基质辅助激光解吸电离飞行时间质谱是近年来微生物鉴定领域最具代表性的技术之一。每种微生物都由自身独特的肽/蛋白质组成，通过基质辅助激光解吸电离飞行时间质谱检测微生物的肽/蛋白质指纹图谱，经软件处理并与微生物数据库进行比对分析，可在几分钟之内完成对微生物种、属水平的鉴定。与传统的鉴定方法相比，基质辅助激光解吸电离飞行时间质谱具有快速、准确、高通量和低成本的优势，并且提高了厌氧菌等难鉴定微生物的鉴定效率和能力。但基质辅助激光解吸电离飞行时间质谱鉴定结果的准确性依赖于数据库的完整程度和质量，包括菌种的覆盖、每种菌所用的建库菌株数量和来源，以及图谱采集的质量。

6. 脉冲场凝胶电泳（Pulsed Field Gel Electrophoresis，PFGE）

在全基因组测序技术应用前，脉冲场凝胶电泳已经成为食源性疾病暴发调查的常规工具。使用脉冲场凝胶电泳分析不同菌株的相关性，可以发现污染源，揭示传播途径的分子信息和分子证据，能够深入到分子水平描述暴发和流行。但是，脉冲场凝胶电泳实验操作复杂、耗时长，需要 2~3 天时间才能获得结果，实验数据只能用于比对相似性，不能用于解释菌株之间的克隆性。

脉冲场凝胶电泳实验操作流程可以分为 10 个基本步骤：细菌培养、制备菌悬液、制备样品小胶块、蛋白酶 K 消化、洗胶块、酶切、灌制电泳胶、电泳、染色脱色、读胶成像。不同细菌的 PFGE 操作流程基本相似，只存在 5 处不同：①细菌培养时使用的培养基和培养条件不同；②制备的菌悬液浓度不同；③革兰氏阳性菌需溶菌酶裂解，革兰氏阴性菌不需要溶菌酶裂解；④酶切时所用的限制性内切酶不同；⑤电泳时使用的电

泳参数不同。

7. 全基因组测序（Whole Genome Sequencing，WGS）

随着生物信息分析技术的不断进步，细菌的基因组测序在病原细菌的遗传进化、种群迁移、食源性疾病暴发调查和流行分析中被广泛应用。基于基因组测序的病原细菌分子分型方法中目前被使用比较多的两种技术是基于全基因组测序的单核苷酸多态性分型（whole genome-based singlenucleotide polymorphisms，wgSNP）和核心基因组多位点序列分型（core genome multilocus sequence typing，cgMLST）。这两种方法由于是在全基因组的水平基于序列多态性进行分型，理论上比传统分子分型方法（MLST、PFGE、MLVA等）具有更高的分辨力。同时，基于测序和序列多态性的分型方法，因为结果是序列信息，具有很好的分型力、重复性和实验室间可比性，便于建立分析网站和公共数据库，容易实现标准化和网络化应用。

四、结果报告原则

以分离培养得到细菌病原体、检出毒力基因、肠毒素为最终结论，分子生物学快速初筛检测结果仅为参考。生物样本和环境涂抹样本可直接报告定性检测结果，检出或未检出 XX 病原菌。食品样本按照 GB 4789 系列标准报告定性或定量检测结果。

五、检验后菌株和样本处理

检验结果报告后，病原菌培养物使用 30% 甘油脑心浸液肉汤 -80℃保存备查，标识清晰。剩余阳性食品样本冷冻保存 3 个月后无害化处理。

六、质量控制

质量控制应满足 GB/T 27405-2008 和 GB/T 27403-2008 附录的要求。食源性疾病暴发处置与常规实验室检测不同，时间紧迫，操作方法不完全是标准方法，应当在质量管理体系中建立对食源性疾病暴发处置的相关要求，制定相应的作业指导手册。实验室检测人员应经过培训，具备相关病原菌检测项目的技术能力。开展生物标本检验、菌株鉴定、分型等实验所需的试剂耗材应进行技术验收和质量评价。

七、生物安全要求

为保护实验人员的安全，应由具备资格的微生物检验人员执行检测工作。标本运输、实验操作、菌株保存及运输、废弃物的处置等应符合生物安全管理的相关规定。

第四节
常见病原体检测方法

一、沙门氏菌检测

（一）分子生物学初筛

粪便样本（或在脑心浸液增菌6~8小时后的增菌液）直接提取DNA，使用实时荧光定量PCR试剂盒进行初筛检测，如提示沙门氏菌阳性，则执行图5.2检验程序：

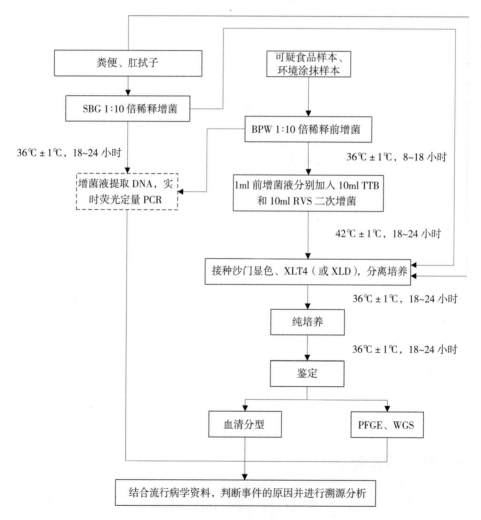

图5.2　沙门氏菌的检测流程图

（二）增菌培养

1. 粪便、肛拭子标本的增菌培养

挑取黄豆粒大小粪便标本（水样便 300~500μl）、肛拭子加入到 9ml SBG 增菌液中，充分混匀后放入 36℃±1℃培养 18~24 小时。

2. 可疑食品样本、环境涂抹样本的增菌培养

（1）前增菌：取 25g（ml）可疑食品样本，加入到 225ml 缓冲蛋白胨水（BPW）增菌液中；若待测样本不足 25g，则将全部样本称量，按照 1∶10 原则使用 BPW 增菌液进行 10 倍稀释，均质。环境涂抹样本直接加入到 10ml BPW 增菌液中，36℃±1℃培养 8~18 小时。

（2）二次增菌：轻轻摇动培养过的样本混合物，移取 1ml，转种于 10ml TTB 中，移取 0.1ml，转种于 10ml RVS 中，于 42℃±1℃培养 18~24 小时。

（三）增菌液实时荧光定量 PCR 初筛（可选做）

增菌液 DNA 的提取：吸取 1ml 增菌液（食品标本为 BPW，生物标本为 SBG），加入 1.5ml 离心管中，8000g 离心 5 分钟，去掉上清液，用 500μl 5% 树脂 Chelex100（5g+100ml TE）将沉淀重悬，100℃加热 10 分钟，8000g 离心 5 分钟，取上清液作为扩增模板。或者参照商品化说明书进行操作。

（四）分离培养

1. 粪便、肛拭子标本直接分离培养

粪便样本、肛拭子标本直接三区划线接种于沙门显色平板、XLT4（或 XLD）平板，36℃±1℃培养 18~24 小时。

2. 增菌液分离培养

分别取 1 环（10μl 接种环）增菌液，同时接种于沙门显色平板、XLT4（或 XLD）平板，36℃±1℃培养 18~24 小时。

3. 典型菌落形态

典型的沙门氏菌在沙门显色平板上呈圆形、半透明、表面光滑的紫红色或酒红色菌落，或根据培养基说明书选择可疑菌落。典型的沙门氏菌在 XLT4 平板、XLD 平板上呈粉红色带黑心的菌落，不典型的沙门氏菌菌落可呈现粉红色或黄色，不带黑心。

（五）纯培养

在选择性培养基上挑取 3~5 个沙门氏菌疑似菌落转种到营养琼脂平板，36℃±1℃培养 18~24 小时。

（六）菌种鉴定

1. 革兰氏染色

沙门氏菌为革兰氏阴性，杆状，无芽胞杆菌。

2. 初步生化鉴定（可选做）

挑取 3~5 个可疑菌落，接种三糖铁（TSI）琼脂、赖氨酸脱羧酶培养基、营养琼脂平板，36℃±1℃培养 18~24 小时。沙门氏菌属生化反应初步鉴别见表 5.2。

表 5.2　沙门氏菌属生化反应初步鉴别表

三糖铁琼脂				赖氨酸脱羧酶试验培养基	初步判断
斜面	底层	产气	硫化氢		
K	A	+（－）	+（－）	+	可疑沙门氏菌属
K	A	+（－）	+（－）	－	可疑沙门氏菌属
A	A	+（－）	+（－）	+	可疑沙门氏菌属
A	A	+/－	+/－	－	非沙门氏菌
K	K	+/－	+/－	+/－	非沙门氏菌

注：K：产碱；A：产酸；+ 阳性；－ 阴性；+（－）多数阳性，少数阴性；+/－ 阳性或阴性

3. 系统生化鉴定

从营养琼脂平板上挑取经纯化的可疑菌落用无菌稀释液制备成浊度 0.5~0.6 的菌悬液，用全自动微生物生化鉴定系统进行鉴定。可选择生化鉴定试剂盒，按照试剂盒说明书进行生化鉴定。

4. 质谱鉴定

从营养琼脂平板上挑取新鲜培养的单个菌落进行质谱鉴定。

（七）沙门血清型鉴定

1. 玻片凝集法

参照 GB 4789.4-2024《食品安全国家标准 食品微生物学检验 沙门氏菌检验》进行血清学鉴定分型。作 O 抗原鉴定时，可用营养琼脂培养物做玻片凝集实验；作 H 抗原鉴定时，应使用新鲜制备的 0.8%~1.1% 软琼脂培养物，以免出现鞭毛生长不良导致假阴性反应。玻片凝集试验应先做 O 多价血清，再做 O 单价血清，确定 O 群后再做 H 多价血清及 H 单价血清。先确定一个位相后继续做位相诱导培养，通常要进行多次诱导培养。确定另一相 H 抗原后，再按照 WKLM 表进行型别判断。如多次诱导仍未出现另一个位相，并且诱导方法可靠，则应考虑单相菌，特别是鼠伤寒沙门氏菌单相变种比较多见。Vi 抗原的鉴定需用 Vi 因子血清检查。已知具有 Vi 抗原的菌型有伤寒沙门氏菌、丙型副伤寒沙门氏菌、都柏林沙门氏菌。

2. PCR 法

用合成的引物或者试剂盒进行普通 PCR 或实时荧光定量 PCR 对部分血清型沙门氏菌进行检测，结果只能作为初筛，需用玻片凝集法确证。

3. 二代测序

可用二代测序结果预测沙门血清型。

（八）菌株保存

将鉴定为沙门氏菌的培养物接种营养琼脂平板，36℃±1℃ 培养 24 小时。刮取菌苔，均匀悬浮于含 30% 甘油的脑心浸液肉汤，–70℃~–80℃ 长期保存。

（九）PFGE

参照国际食源性致病菌病原细菌分子分型监测网络 PulseNet 中沙门氏菌 PFGE 分型的标准操作方法进行，主要实验参数如下：使用 CSB 制备菌悬液，菌悬液的浊度为 4.0~4.5；限制性内切酶 *Xba*I（40U/ 胶块）是首选酶，*Bln*I /*Avr*II（30U/ 胶块）为备选酶，37℃ 酶切 3 小时；电泳参数为 2.2~63.8 秒，18~19 小时。

（十）WGS

使用菌株核酸进行全基因组的二代测序，核酸应满足二代测序的质量要求。使用分类差异和算术平均非加权对群方法，建立了 cgMLST 生成树。cgMLST 包括沙门氏菌的 3002 个核心基因组等位基因位点，在核心基因组中有 10 个或更少等位基因差异的沙门氏菌被认为是可能同源菌株。

二、副溶血性弧菌检测

（一）分子生物学初筛

粪便样本（或在脑心浸液增菌 6~8 小时后的增菌液）直接提取 DNA，使用实时荧光定量 PCR 试剂盒进行初筛检测。如提示副溶血性弧菌阳性，则执行图 5.3 检验程序：

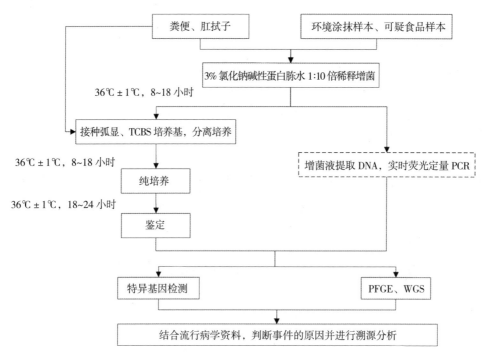

图 5.3　副溶血性弧菌的检测流程图

（二）增菌培养

1. 粪便、肛拭子标本和环境涂抹样本的增菌培养

挑取黄豆粒大小粪便标本（水样便 300~500μl）、肛拭子、环境拭子涂抹样本，加入到 9ml 3% 氯化钠碱性蛋白胨水增菌液中，充分混匀后放入 36℃±1℃培养 8~18 小时。

2. 可疑食品样本的增菌培养

取 25g（ml）可疑食品样本，加入到 225ml 3% 氯化钠碱性蛋白胨水增菌液中；若待测样本不足 25g，则将全部样本称量，按照 1:10 原则使用 3% 氯化钠碱性蛋白胨水增菌液进行 10 倍稀释。均质后于 36℃±1℃培养 8~18 小时。

（三）增菌液实时荧光定量 PCR 初筛（可选做）

增菌液 DNA 的提取：吸取 1ml 增菌液，加入 1.5ml 离心管中，8000g 离心 5 分钟，去掉上清液，用 500μl 5% 树脂 Chelex100（5g+100ml TE）将沉淀重悬，100℃加热 10 分钟，8000g 离心 5 分钟，取上清液作为扩增模板。或者参照商品化说明书进行操作。

（四）分离培养

1. 粪便、肛拭子标本直接分离培养

粪便样本、肛拭子标本直接三区划线接种于弧菌显色平板或 TCBS 平板，36℃±1℃培养 18~24 小时。

2. 增菌液分离培养

分别取 1 环（10μl 接种环）增菌液，接种弧菌显色平板或 TCBS 平板，36℃±1℃培养 18~24 小时。

3. 典型菌落形态

典型的副溶血性弧菌在弧菌显色培养基上呈圆形、半透明、表面光滑的粉紫色菌落，直径 2~3mm，或根据培养基说明书选择可疑菌落。典型的副溶血性弧菌在 TCBS 上呈圆形、半透明、表面光滑的绿色菌落，用接种环轻触，有类似口香糖的质感，直径 2~3mm。

（五）纯培养

在选择性培养基上挑取 3~5 个副溶血性弧菌疑似菌落转种到 3% 氯化钠胰蛋白胨大豆琼脂平板和血平板，36℃±1℃培养 18~24 小时。血平板观察溶血。

（六）菌种鉴定

1. 革兰氏染色

副溶血性弧菌为革兰氏阴性，呈棒状、弧状、卵圆状等多形态，无芽胞，有鞭毛。

2. 初步生化鉴定（可选做）

（1）氧化酶试验：挑选纯培养的单个菌落进行氧化酶试验，副溶血性弧菌为氧化酶阳性。

（2）3% 氯化钠三糖铁琼脂斜面：挑取纯培养的单个可疑菌落，转种 3% 氯化钠三糖铁琼脂斜面并穿刺底层，36℃±1℃培养 24 小时观察结果，副溶血性弧菌在 3% 氯化钠三糖铁琼脂中的反应为底层变黄不变黑，无气泡，斜面颜色不变或红色加深，有动力。

（3）嗜盐性试验：挑取纯培养的单个可疑菌落，分别接种 0%、6%、8% 和 10% 不同氯化钠浓度的胰胨水，36℃±1℃培养 24 小时，观察液体混浊情况。副溶血性弧菌在无氯化钠和 10% 氯化钠的胰胨水中不生长或微弱生长，在 6% 氯化钠和 8% 氯化钠的胰胨水中生长旺盛。副溶血性弧菌生化反应初步鉴别，见表 5.3。

表 5.3　副溶血性弧菌生化反应初步鉴定表

试验项目	结果
氧化酶	+
动力	+
蔗糖	−
葡萄糖	+
分解葡萄糖产气	−
乳糖	−
硫化氢	−

3. 系统生化鉴定

从 3% 氯化钠胰蛋白胨大豆琼脂平板挑取经纯化的可疑菌落用无菌稀释液制备成浊度 0.5~0.6 的菌悬液，使用 GN 卡上全自动微生物生化鉴定系统进行生化鉴定。可选择生化鉴定试剂盒，按照试剂盒说明书进行生化鉴定。

4. 质谱鉴定

从 3% 氯化钠胰蛋白胨大豆琼脂平板或血平板上挑取新鲜培养的单个菌落进行质谱鉴定。

（七）血清学鉴定

1. 玻片凝集法

依据 GB 4789.7-2013《食品安全国家标准 食品微生物学检验 副溶血性弧菌检验》进行血清学鉴定分型。

（1）菌悬液制备：接种两管 3% 氯化钠胰蛋白胨大豆琼脂试管斜面，36℃±1℃培养 18~24 小时。用含 3% 氯化钠的 5% 甘油溶液冲洗 3% 氯化钠胰蛋白胨大豆琼脂斜面培养物，获得浓厚的菌悬液。

（2）K 抗原的鉴定：取一管制备好的菌悬液，首先用多价 K 抗血清进行检测，出现凝集反应时再用单个的抗血清进行检测。用蜡笔在一张玻片上划出适当数量的间隔和一个对照间隔。在每个间隔内各滴加一滴菌悬液，并对应加入一滴 K 抗血清。在对照间隔内加一滴 3% 氯化钠溶液。轻微倾斜玻片，使各成分相混合，再前后倾动玻片 1 分钟。阳性凝集反应可以立即观察到。

（3）O 抗原的鉴定：将另外一管的菌悬液转移到离心管内，121℃灭菌 1 小时。灭菌后 4000r/min 离心 15 分钟，弃去上层液体，沉淀用生理盐水洗 3 次，每次 4000r/min 离心 15 分钟，最后一次离心后留少许上层液体，混匀制成菌悬液。用蜡笔将玻片划分成相等的间隔。在每个间隔内加入 1 滴菌悬液，将 O 群血清分别加 1 滴到间隔内，最后一个间隔加 1 滴生理盐水作为自凝对照。轻微倾斜玻片，使各成分相混合，再前后倾动玻片 1 分钟。阳性凝集反应可以立即观察到。如果未见到与 O 群血清的凝集反应，将菌悬液 121℃再次高压 1 小时后，重新检测。如果仍为阴性，则培养物的 O 抗原属于未知。

2. PCR 法

可选用实时荧光定量 PCR 试剂盒对副溶血性弧菌的常见血清型进行检测，结果只能作为初筛，需用玻片凝集法确证。

（八）毒力基因检测

采用多重 PCR 的方法，在一个 PCR 反应体系中同时检测副溶血性弧菌 *tlh*、*tdh*、*trh* 基因。也可选用实时荧光定量 PCR 试剂盒开展检测。

1. DNA 模板的制备

取适量纯培养菌落加入 200μl 灭菌水中混匀，煮沸 10 分钟，13000g 离心 3 分钟。取上清液储存在 −20℃直至使用。也可以用商品化的 DNA 提取试剂盒，按其说明提取制备 DNA 模板。

2. PCR 扩增

（1）引物信息：见表 5.4。

表 5.4　副溶血性弧菌 PCR 鉴定用引物信息

毒力基因	引物	序列（5'-3'）
tlh（450bp）	*tlh*-F	AAAGCGGATTATGCAGAAGCACTG
	tlh-R	GCTACTTTCTAGCATTTTCTCTGC
tdh（270bp）	*tdh*-F	GTAAAGGTCTCTGACTTTTGGAC
	tdh-R	TGGAATAGAACCTTCATCTTCACC
trh（500bp）	*trh*-F	TTGGCTTCGATATTTTCAGTATCT
	trh-R	CATAACAAACATATGCCCATTTCCG

（2）对照设置：阴性对照（空白对照）以灭菌水作为 PCR 反应的模板；阳性对照采用含有检测序列的 DNA（或质粒）作为 PCR 反应的模板。

（3）PCR 反应体系：见表 5.5。

表 5.5　副溶血性弧菌 PCR 鉴定反应体系组成

试剂	反应体积
dH$_2$O	28.2μl
10×Buffer.MgCl$_2$	5.0μl
dNTPs	8.0μl
混合引物（6primers）	7.5μl
模板	1.0μl
Taq 酶	0.3μl
总体积	50.0μl

（4）PCR 循环条件：预变性 94℃ 3 分钟；变性 94℃ 1 分钟、退火 60℃ 1 分钟、延伸 72℃ 2 分钟，25 个循环；再延伸 72℃ 3 分钟。

3. 电泳

用 0.5×TBE 制备 1.5% 的琼脂糖凝胶（含 EB 或 Goldview 0.5μg/ml）。各取 5μl 产物点样（可包括适量上样缓冲液），用 DNA 分子量标记物做参照，电压 100V，电泳 50 分钟（根据实验室仪器情况确定具体电泳条件）。使用凝胶成像系统对电泳结果进行保存和分析。

（九）PFGE

参照国际食源性致病菌病原细菌分子分型监测网络 PulseNet 中副溶血性弧菌 PFGE 分型的标准操作方法进行。主要实验参数如下：使用 *Sfi*I 限制性内切酶（50U/ 胶块），50℃酶切 4 小时，电泳参数为 10~35 秒，19 小时。

（十）WGS

使用菌株核酸进行全基因组的二代测序，核酸应满足二代测序的质量要求，使用分类差异和算术平均非加权对群方法，建立了 cgMLST 生成树，获得菌株毒力基因、耐药基因、cgMLST 型别等信息。

三、产气荚膜梭菌检测

（一）分子生物学初筛

粪便样本直接提取 DNA，使用实时荧光定量 PCR 试剂盒进行初筛检测。如提示产气荚膜梭菌阳性，则执行图 5.4 检验程序：

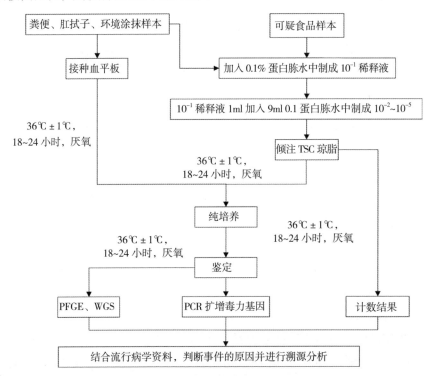

图 5.4　产气荚膜梭菌的检测流程图

（二）定性检测

粪便、肛拭子标本和环境涂抹样本直接分离培养。

挑取黄豆粒大小粪便标本（水样便 300~500μl）加入 1ml 无菌生理盐水稀释后，用 10μl 接种环取一环直接接种血平板；肛拭子、环境拭子涂抹样本直接接种血平板，放入 36℃±1℃厌氧培养 20~24 小时。血平板上产气荚膜梭菌菌落呈乳白色，较扁平，呈现不透明较宽的暗红色溶血环（α 溶血环），典型的产气荚膜梭菌在菌落和暗红色溶血环之间形成透明的 β 溶血环，和 α 溶血环组成典型的双层溶血环。

（三）定量检测

1. 10^{-1} 稀释液的制备

（1）粪便样本：取适量粪便标本于 0.1% 蛋白胨水中制成 10^{-1} 稀释液。

（2）可疑食品样本：取 25g（ml）可疑食品样本，加入到 225ml 0.1% 蛋白胨水中；若待测样本不足 25g，则将全部样本称量，并用 0.1% 蛋白胨水进行 10 倍稀释并均质。

2. 倍比稀释

取上述 10^{-1} 稀释液 1ml 加入 9ml 0.1% 蛋白胨水中制成 10^{-2}~10^{-5} 稀释液。

3. 培养

取每个稀释度的液体 1ml 加入到无菌平板中，每个稀释度两个平行，倾倒入 15ml 冷却至 50℃的 TSC 琼脂混匀。待凝固后，再倒入 10ml TSC 琼脂覆盖。凝固后正置放入 36℃±1℃厌氧培养 18~24 小时。TSC 上产气荚膜梭菌为黑色菌落。

（四）纯培养

定性检测时在血平板挑取 3~5 个产气荚膜梭菌疑似菌落转种到血平板上，36℃±1℃厌氧培养 18~24 小时。

定量检测时在 TSC 平板上任选 5 个（若小于 5 个则全选）黑色菌落转种到血平板上，36℃±1℃厌氧培养 18~24 小时。

（五）菌种鉴定

1. 革兰氏染色

产气荚膜梭菌为革兰氏阳性粗短的杆菌，有时可见芽胞体。芽胞卵圆形，与菌体同大，位于中央或次末端。纯培养的血平板放置时间长，观察到芽胞体多。

2. 系统生化鉴定

从血平板上挑取经纯化的可疑菌落用无菌稀释液制备成浊度 2.7~3.3 的菌悬液，全自动微生物生化鉴定系统进行鉴定，或选择生化鉴定试剂盒进行鉴定。

3. 质谱鉴定

从血平板上挑取新鲜培养的单个菌落进行质谱鉴定。

（六）典型菌落的计数

典型菌落计数参考 GB 4789.13-2012《食品安全国家标准 食品微生物学检验 产气荚膜梭菌检验》。注意打开厌氧盒后立即完成计数。

（七）PCR 扩增毒力基因

1. DNA 的提取

取一定量纯培养的细菌，按照商品化试剂盒操作。不建议用热裂解法提取 DNA。

2. 毒力基因的检测

检测 α、β、ε、ι、CPE 和 β2 六种毒素基因（*cpa*、*cpb*、*etx*、*iA*、*cpe* 和 *cpb2*）。引物见表 5.6。PCR 反应参数为：预变性 94℃，5 分钟；变性 94℃，1 分钟；退火 55℃，1 分钟；延伸 72℃，1 分钟；35 个循环，再延伸 72℃，10 分钟。取扩增产物 5μl 在 1.0% 琼脂糖凝胶上电泳，用凝胶呈像系统对电泳结果进行分析。或者使用商品化试剂盒进行检测。

表 5.6　产气荚膜梭菌毒素基因

毒素	基因	上游引物（5′-3′）	下游引物（5′-3′）	产物大小（bp）
α 毒素	*cpa*	GCTAATGTTACTGCCGTTGA	CCTCTGATACATCGTGTAAG	324
β 毒素	*cpb*	GCGAATATGCTGAATCATCTA	GCAGGAACATTAGTATATCTTC	196
ε 毒素	*etx*	GCGGTGATATCCATCTATTC	CCACTTACTTGTCCTACTAAC	655
ι 毒素	*iA*	ACTACTCTCAGACAAGACAG	CTTTCCTTCTATTACTATACG	446
肠毒素 CPE	*cpe*	GGAGATGGTGGATATTAGG	GGACCAGCAGTTGTAGATA	233
肠毒素 β2	*cpb2*	AGATTTTAAATATGATCCTAACC	CAATACCCTTTCACCAAATACTTC	567

3. 型别判断

通过 α、β、ε、ι 毒素基因检测结果进行型别判断。毒素基因与菌型对应关系见表 5.7。

表 5.7　产气荚膜梭菌型别

毒素	产气荚膜梭菌菌型
α	A
α、β、ε	B
α、β	C
α、ε	D
α、ι	E

（八）PFGE

参照国际食源性致病菌病原细菌分子分型监测网络 PulseNet 中单增李斯特菌 PFGE 分型的标准操作方法，对相关参数进行调整，具体如下：使用 TE 制备菌悬液，细菌悬液浓度用 bioMérieux 麦氏比浊仪调至 6.5~7.0；取 240μl 菌悬液加入 60μl 的溶菌酶溶液（20mg/ml），用枪头轻轻混匀，放入 55℃ ~60℃水浴 10~20 分钟；取出后每管加入 20μl 的蛋白酶 K（20mg/ml），再加入 300μl 溶化的 1% SKG：1% SDS 琼脂糖制成胶块；每 1 个胶块在 5ml CLB/40μl 蛋白酶 K（20mg/ml）缓冲液中裂解 2.5 小时；使用 *Sma* I 限制性内切酶（60U/ 胶块），30℃酶切 3~4 小时；电泳参数为 0.5~40 秒，20 小时。

（九）WGS

使用菌株核酸进行全基因组的二代测序，核酸应满足二代测序的质量要求。使用分类差异和算术平均非加权对群方法，建立 cgMLST 生成树。cgMLST 包括产气荚膜梭菌的 1431 个核心基因组等位基因位点。

四、弯曲菌检测

（一）分子生物学初筛

粪便样本直接提取 DNA，使用实时荧光定量 PCR 试剂盒进行初筛检测，如提示弯曲菌阳性，则执行图 5.5 检验程序：

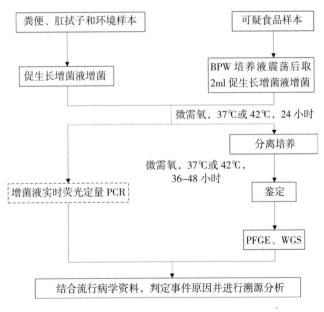

图 5.5　弯曲菌的检测流程图

（二）增菌培养

1. 粪便、肛拭子标本和环境涂抹样本的增菌培养

挑取黄豆粒大小粪便标本（水样便1~2ml）、肛拭子、环境拭子涂抹样本，置于弯曲菌促生长增菌液（4ml）中，充分混匀，微需氧环境下（5% O_2、10% CO_2 和85% N_2），37℃或42℃增菌培养24小时。

2. 可疑食品样本的增菌培养

将食品样本放入合适容积的无菌采样袋中，加入BPW培养液淹没样本（一般每千克食品样本加入500ml BPW培养液），置于振荡器上，以100r/min的速度震荡15分钟。取2ml震荡后BPW培养液加入到促生长增菌液（4ml）中，充分混匀，置于微需氧环境下（5% O_2、10% CO_2 和85% N_2），37℃或42℃增菌培养24小时。

3. 增菌液实时荧光定量PCR初筛（可选做）

增菌液DNA的提取：吸取1ml增菌液，加入1.5ml离心管中，8000g离心5分钟，去掉上清液，用500μl 5%树脂Chelex100（5g+100ml TE）将沉淀重悬，100℃加热10分钟，8000g离心5分钟，取上清液作为扩增模板。或者参照商品化说明书进行操作。

4. 分离培养

使用karmali平板和哥伦比亚血琼脂平板进行分离培养，平板室温平衡后，将无菌的滤膜（孔径0.45μm）轻轻贴在平板的中央表面（有网格面向上），注意不要产生气泡（可用弯头镊子轻轻使膜与平板充分接触），取增菌液300μl，分成4~6点，均匀滴加于滤膜上，待水分充分透过滤膜后（约45~60分钟），轻轻揭去滤膜，翻转平板于微需氧环境中42℃或者37℃，培养36~48小时。

（三）菌种鉴定

在双孔板上挑取3~5个弯曲菌疑似菌落。

1. 生化鉴定

（1）弯曲菌属的鉴定

挑取可疑菌落2~3个接种到哥伦比亚血琼脂平板上，微需氧条件下42℃培养24±2h，按照①~⑤进行鉴定，结果符合表5.8的可疑菌落确定为弯曲菌属。

①形态观察：对可疑菌落进行革兰氏染色，复染时使用0.5%的苯酚品红溶液。弯曲菌为革兰氏阴性，菌体弯曲如小逗点状，两菌体的末端相接时呈S形、螺旋状或海鸥展翅状。

②动力观察：挑取可疑菌落用1ml布氏肉汤悬浮，用相差显微镜观察运动状态，弯曲菌属呈现螺旋状运动。

③氧化酶试验：使用无菌棉签蘸取可疑菌落，将氧化酶试剂直接滴加到沾有菌的棉签上，如果在10秒内出现紫红色、紫罗兰或深蓝色为弯曲菌属。

④微需氧条件下 25℃±1℃生长试验：挑取可疑菌落，接种到哥伦比亚血琼脂平板上，微需氧条件下 25℃±1℃培养 44±4h，观察细菌生长情况。弯曲菌属不生长。

⑤有氧条件下 42℃±1℃生长试验：挑取可疑菌落，接种到哥伦比亚血琼脂平板上，有氧条件下 42℃±1℃培养 44±4h，观察细菌生长情况。弯曲菌属不生长。

表 5.8　弯曲菌属的鉴定

项目	弯曲菌属特性
形态观察	革兰氏阴性，菌体弯曲如小逗点状，两菌体的末端相接时呈 S 形、螺旋状或海鸥展翅状 a
动力观察	呈现螺旋状运动 b
氧化酶试验	阳性
微需氧条件下 25 ℃±1 ℃生长试验	不生长
有氧条件下 42℃±1℃生长试验	不生长

注：a 有些菌株的形态不典型。b 有些菌株的运动不明显。

（2）空肠弯曲菌、结肠弯曲菌、海鸥弯曲菌和乌普萨拉弯曲菌的鉴定

①过氧化氢酶试验：挑取菌落，加到干净玻片上的 3% 过氧化氢溶液中，如果在 30 秒内出现气泡，则判定结果为阳性。空肠弯曲菌、结肠弯曲菌和海鸥弯曲菌为阳性。

②马尿酸盐水解试验：挑取菌落（菌量要大）加到盛有 0.4ml 1% 马尿酸钠的试管中制成菌悬液。混合均匀后在 36℃±1℃水浴中温育 2 小时或 36℃±1℃培养箱中温育 4 小时。加入 0.2ml 茚三酮溶液，在 36℃±1℃的水浴或培养箱中再温育 10 分钟后判读结果。若出现深紫色，则为阳性；若出现淡紫色或没有颜色变化，则为阴性。

③吲哚醋酸酯水解试验：挑取菌落（菌量要大）至羟基吲哚醋酸盐纸片上，再滴加 1 滴灭菌蒸馏水。如果吲哚醋酸酯水解，则在 5~10 分钟内出现深蓝色；若无颜色变化，则表示没有发生水解。空肠弯曲菌、结肠弯曲菌、海鸥弯曲菌和乌普萨拉弯曲菌的鉴定结果见表 5.9。

表 5.9　空肠弯曲菌、结肠弯曲菌、海鸥弯曲菌、乌普萨拉弯曲菌和胎儿弯曲菌的鉴定

特征	空肠弯曲菌 （*C.jejuni*）	结肠弯曲菌 （*C.coli*）	海鸥弯曲菌 （*C.lari*）	乌普萨拉弯曲菌 （*C.upsaliensis*）	胎儿弯曲菌 （*C.fetus*）
过氧化氢酶试验	+	+	+	－ 或微弱	+
马尿酸盐水解试验	+	－	－	－	－
吲哚醋酸酯水解试验	+	+	－	+	－

（3）替代实验

对于确定为弯曲菌属的菌落，可以使用生化鉴定试剂盒或全自动微生物鉴定系统来替代（2）的鉴定。

2. 质谱鉴定

从双孔板上挑取单菌落进行质谱鉴定。

3. PCR 鉴定

（1）DNA 的提取

水煮法：取适量菌落在 200μl 去离子水中混匀，于 100℃加热 10 分钟后，8000g 离心 5 分钟，取上清液作为模板。或者取一定量纯培养的细菌，按照商品化试剂盒操作。

（2）特征性基因鉴定

23S rRNA（弯曲菌属）、*hipO*（空肠弯曲菌）、*glyA*（结肠弯曲菌）引物序列见表 5.10。PCR 反应参数为：预变性 95℃，6 分钟；变性 95℃，0.5 分钟；退火 59℃，0.5 分钟；延伸 72℃，0.5 分钟；30 个循环，再延伸 72℃，7 分钟。或使用商品化的试剂盒进行检测。

表 5.10　弯曲菌特征基因

弯曲菌类别	基因	上游引物（5'–3'）	下游引物（5'–3'）	产物大小（bp）
弯曲菌属	23S rRNA	TATACCGGTAAGGAGTGCTGGAG	ATCAATTAACCTTCGAGCACCG	650
空肠弯曲菌	*hipO*	ACTTCTTTATTGCTTGCTGC	GCCACAACAAGTAAAGAAGC	323
结肠弯曲菌	*glyA*	GTAAAACCAAAGCTTATCGTG	TCCAGCAATGTGTGCAATG	126
拉里弯曲菌	*glyA*	TAGAGAGATAGCAAAAGAGA	TACACATAATAATCCCACCC	251
乌普萨拉弯曲菌	*glyA*	AATTGAAACTCTTGCTATCC	TCATACATTTTACCCGAGCT	204
胎儿弯曲菌	*sapB2*	GCAAATATAAATGTAAGCGGAGAG	TGCAGCGGCCCCACCTAT	435

（四）PFGE

参照国际食源性致病菌病原细菌分子分型监测网络 PulseNet 中弯曲菌 PFGE 分型的标准操作方法进行。主要实验参数如下：使用 *Sma*I 限制性内切酶（40U/ 胶块），25℃酶切 2 小时；电泳参数为 5.2~42.3 秒，19 小时。

（五）WGS

使用菌株核酸进行全基因组的二代测序，核酸应满足二代测序的质量要求。使用分类差异和算术平均非加权对群方法，建立了 cgMLST 生成树。cgMLST 包括弯曲菌的 1343 个核心基因组等位基因位点，在核心基因组中有 13 个或更少等位基因差异的弯曲菌被认为是同源菌株。

五、致泻大肠埃希氏菌检测

（一）分子生物学初筛

粪便样本（或在脑心浸液增菌 6~8 小时后的增菌液）直接提取 DNA，使用实时荧光定量 PCR 试剂盒进行初筛检测。如提示 XX 型致泻大肠埃希氏菌阳性，则执行图 5.6 的检验程序：

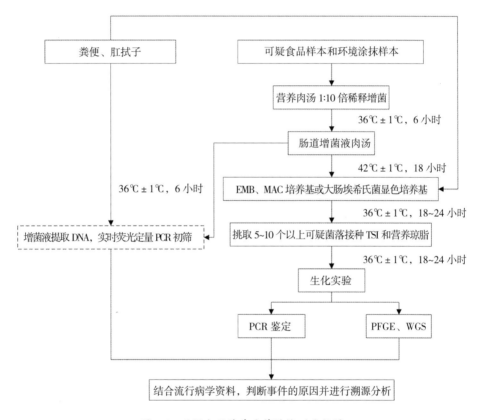

图 5.6　致泻大肠埃希氏菌的检测流程图

（二）增菌培养

1. 粪便、肛拭子标本的增菌培养

挑取黄豆粒大小粪便（水样便 300~500μl）、肛拭子标本加入到 9ml 营养肉汤增菌液中，充分混匀后 36℃±1℃培养 6 小时。

2. 可疑食品样本和环境涂抹样本的增菌培养

（1）前增菌：以无菌操作取 25g（ml）可疑食品样本，加入到装有 225ml 营养肉汤的均质袋中；若待测样本不足 25g（ml），则将全部样本称量，按照 1∶10 原则使用营养肉汤进行 10 倍稀释，均质。环境涂抹样本直接加入到 10ml 营养肉汤中。36℃±1℃培养 6 小时。

（2）二次增菌：轻轻摇动培养过的样本混合物（油脂含量高的样品不混匀，在距离液面下 1cm 处吸取），取 10μl 营养肉汤增菌液，转种于 30ml 肠道增菌液肉汤管内，于 42℃±1℃培养 18 小时。

（三）增菌液实时荧光定量 PCR 初筛（可选做）

增菌液 DNA 的提取：吸取 1ml 肠道增菌液肉汤，加入 1.5ml 离心管中，8000g 离心 5 分钟，去掉上清液，用 500μl 5% 树脂 Chelex100（5g+100ml TE）将沉淀重悬，100℃加热 10 分钟，8000g 离心 5 分钟，取上清液作为扩增模板。或者参照商品化致泻大肠埃希氏菌 PCR 检测试剂盒说明书进行核酸提取。

使用自己合成的引物或者商品化致泻大肠埃希氏菌 PCR 检测试剂盒进行 PCR 体系配置、循环条件设定及结果判定。

每次 PCR 反应使用 EPEC、EIEC、ETEC、STEC/EHEC、EAEC 标准菌株或者商品化试剂盒中配套的阳性对照管作为阳性对照。同时，使用大肠埃希氏菌 ATCC 25922 或等效标准菌株作为阴性对照，以灭菌去离子水作为空白对照，控制 PCR 体系污染。

（四）分离培养

1. 粪便、肛拭子标本直接分离培养

挑取黄豆粒大小粪便标本，尽量取可见血或黏液的部位（水样便 300~500μl）加入 1ml 无菌生理盐水稀释后，用 10μl 接种环取一环直接划线接种于 EMB、MAC 或大肠埃希氏菌显色培养基，36℃±1℃培养 18~24 小时。

2. 可疑食品样本、环境涂抹样本的分离培养

分别取 1 环（10μl 接种环）肠道增菌液肉汤，同时接种 EMB、MAC、大肠埃希氏菌显色培养基，36℃±1℃培养 18~24 小时。

3. 典型菌落形态

在 MAC 琼脂平板上，分解乳糖的典型致泻大肠埃希氏菌菌落为砖红色至桃红色；不分解乳糖的致泻大肠埃希氏菌菌落为无色或淡粉色。在 EMB 琼脂平板上，分解乳糖的典型致泻大肠埃希氏菌菌落为中心紫黑色，带或不带金属光泽；不分解乳糖的致泻大肠埃希氏菌菌落为无色或淡粉色。或根据显色培养基说明书选择可疑菌落。

不但要注意乳糖发酵的菌落，同时也要注意乳糖不发酵和迟缓发酵的菌落。非侵袭性致泻大肠埃希氏菌在 MAC 平板上的菌落形态特征：粉红色或红色，光滑、不透明、突起、湿润。侵袭性大肠埃希氏菌（EIEC）在 MAC 平板上的菌落形态特征：无色或淡粉色，光滑、突起、湿润。

（五）纯培养

在选择性培养基上挑取 10~20 个（10 个以下则全选）致泻大肠埃希氏菌疑似菌落转种到 TSI 斜面和营养琼脂平板，36℃±1℃培养 18~24 小时。

（六）菌种鉴定

1. 革兰氏染色

致泻大肠埃希氏菌为革兰氏阴性，杆状，无芽胞杆菌。

2. 初步生化鉴定（可选做）

将纯培养的可疑菌落分别接种 TSI 斜面，同时将这些培养物同时接种蛋白胨水、尿素琼脂（pH 7.2）和 KCN 肉汤，于 36℃±1℃培养 18~24 小时。

TSI 斜面产酸或不产酸，底层产酸，靛基质阳性，H_2S 阴性和尿素酶阴性的培养物为大肠埃希氏菌。TSI 斜面底层不产酸，或 H_2S、KCN、尿素有任一项为阳性的培养物均非大肠埃希氏菌。必要时做革兰氏染色和氧化酶试验。大肠埃希氏菌为革兰氏阴性杆菌，氧化酶阴性。

3. 系统生化鉴定

从营养琼脂平板上挑取经纯化的可疑菌落用无菌稀释液制备成浊度 0.5~0.6 的菌悬液，可选择生化鉴定试剂盒或全自动微生物生化鉴定系统进行生化鉴定。

4. 质谱鉴定

从营养琼脂平板上挑取新鲜培养的单个菌落进行质谱鉴定。

（七）特征性基因鉴定

取生化反应符合大肠埃希氏菌特征的菌落进行 PCR 确认试验。

1. DNA 的提取

水煮法：取适量营养琼脂平板或斜面上培养 18~24 小时的菌落在 200μl 灭菌去离子水中，充分打散制成菌悬液，于 100℃水浴或者金属浴加热 10 分钟后，13000g 离心 3 分钟，取上清液作为模板。所有处理后的 DNA 模板直接用于 PCR 反应或暂存于 4℃并当天进行 PCR 反应，否则，应在 –20℃（1 周内）或 –70℃以下保存备用。

也可用商品化 DNA 提取试剂盒按其说明书要求提取制备 DNA 模板。

2. PCR 反应体系配制

将 PCR 引物反应液和（或）商品化 PCR 检测试剂盒配套的核酸扩增反应液、灭菌去离子水或无核酸酶水、模板等从 –20℃冰箱中取出，融化并平衡至室温，使用前混匀。PCR 酶在加样前从 –20℃冰箱中取出。用自己合成的引物或者按照商品化试剂盒说明书配制普通 PCR 或实时荧光定量 PCR 反应体系。

表 5.11　五种致泻大肠埃希氏菌目标基因引物信息

毒力基因	引物	序列（5'-3'）
uidA（1487bp）	*uidA*-F	ATG CCA GTC CAG CGTTTT TGC
	uidA-R	AAAGTGTGG GTC AATAAT CAG GAA GTG
escV（544bp）	*escV*-F	ATT CTG GCT CTC TTCTTC TTT ATG GCT G
	escV-R	CGT CCCCTT TTA CAAACT TCA TCG C
eae（397bp）	*eae*-F[a]	ATT ACC ATCCAC ACAGAC GGT
	eae-R[a]	ACA GCG TGG TTG GATCAA CCT
bfpB（910bp）	*bfpB*-F	GAC ACC TCA TTG CTGAAG TCG
	bfpB-R	CCA GAACAC CTC CGTTAT GC
stxl（244bp）	*stxl*-F	CGA TGT TAC GGT TTGTTA CTG TGA CAG C
	stxl-R	AAT GCC ACG CTT CCCAGA ATT G
stx2（324bp）	*stx2*-F	GTT TTG ACC ATC TTC GTC TGA TTA TTG AG
	stx2-R	AGC GTA AGG CTT CTGCTG TGA C
lt（655bp）	*lt*-F	GAA CAG GAG GTT TCTGCG TTA GGT G
	lt-R	CTT TCA ATG GCT TTTTTT TGG GAG TC
stp（157bp）	*stp*-F	CCT CTT TTA GYC AGACAR CTG AAT CAS TTG
	stp-R	CAG GCA GGA TTA CAACAA AGT TCA CAG
sth（171bp）	*sth*-F	TGT CTT TTT CAC CTTTCG CTC
	sth-R	CGG TAC AAG CAG GATTAC AAC AC
invE（766bp）	*invE*-F	CGA TAG ATG GCG AGAAAT TAT ATC CCG
	invE-R	CGA TCA AGA ATC CCTAAC AGA AGA ATC AC
ipaH（647bp）	*ipaH*-F[b]	TTG ACC GCC TTT CCGATA CC
	ipaH-R[b]	ATC CGC ATC ACC GCTCAG AC
aggR（400bp）	*aggR*-F	ACG CAG AGT TGC CTGATA AAG
	aggR-R	AAT ACA GAA TCG TCAGCA TCA GC
pic（1111bp）	*pic*-F	AGC CGT TTC CGC AGAAGC C
	pic-R	AAA TGT CAG TGA ACCGAC GAT TGG
astA（102bp）	*astA*-F	TGC CATCAACAC AGTATA TCC G
	astA-R	ACG GCT TTG TAG TCCTTCCAT
16S rDNA（1062bp）	16S rDNA-F	GGA GGC AGC AGT GGG AAT A
	16S rDNA-R	TGA CGG GCG GTG TGT ACA AG

注：a *escV* 和 *eae* 基因选作其中一个。

b *invE* 和 *ipaH* 基因选作其中一个。

c 表中不同基因的引物序列可采用可靠性验证的其他序列代替。

致泻大肠埃希氏菌特征性基因见表 5.11。每次 PCR 反应使用 EPEC、EIEC、ETEC、STEC/EHEC、EAEC 标准菌株或者商品化试剂盒中配套的阳性对照管作为阳性对照。同时，使用大肠埃希氏菌 ATCC 25922 或等效标准菌株作为阴性对照，以灭菌去离子水作为空白对照，控制 PCR 体系污染。

3. PCR 反应条件及特征基因结果判定

按照 GB 4789.6-2016《食品安全国家标准 食品微生物学检验 致泻大肠埃希氏菌检验》设定 PCR 循环条件，即预变性 94℃ 5 分钟；变性 94℃ 30 秒，复性 63℃ 30 秒，延伸 72℃ 1.5 分钟，30 个循环；72℃延伸 5 分钟。或者使用商品化 PCR 检测试剂盒说明书进行循环条件设定和结果判定。

表 5.12 五种致泻大肠埃希氏菌特征基因

致泻大肠埃希氏菌类别	特征性基因	通用基因
EPEC	$escV$ 或 eae、$bfpB$	
STEC/EHEC	$escV$ 或 eae、$stx1$、$stx2$	
EIEC	$ipaH$ 或 $invE$	$uidA$
ETEC	lt、stp、sth	
EAEC	$astA$、$aggR$、pic	

（八）菌株保存

将鉴定为致泻大肠埃希氏菌的培养物接种营养琼脂平板，36℃±1℃培养 24 小时。刮取菌苔，均匀悬浮于含 30% 甘油的脑心浸液肉汤，-70℃ ~-80℃长期保存。

（九）PFGE

参照国际食源性致病菌病原细菌分子分型监测网络 PulseNet 中致泻大肠埃希氏菌 PFGE 分型的标准操作方法进行，主要实验参数如下：使用 CSB 制备菌悬液，菌悬液的浊度为 4.0~4.5；限制性内切酶 XbaⅠ（50U/ 胶块）是首选酶，BlnⅠ/AvrⅡ（30U/ 胶块）为备选酶，37℃酶切 2 小时；大肠埃希氏菌 O157 电泳参数为 2.2~54.2 秒，18~19 小时；非 O157 大肠埃希氏菌电泳参数为 6.76~35.38 秒，18~19 小时。

（十）WGS

使用菌株核酸进行全基因组的二代测序，核酸应满足二代测序的质量要求。使用分类差异和算术平均非加权对群方法，建立 cgMLST 生成树。获得菌株毒力基因、耐药基因、cgMLST 型别等信息。

六、产志贺毒素大肠埃希氏菌检测

（一）分子生物学初筛

粪便样本（或在脑心浸液增菌6~8小时后的增菌液）直接提取DNA，使用实时荧光定量PCR试剂盒进行初筛检测。如提示STEC阳性，则执行图5.7检验程序：

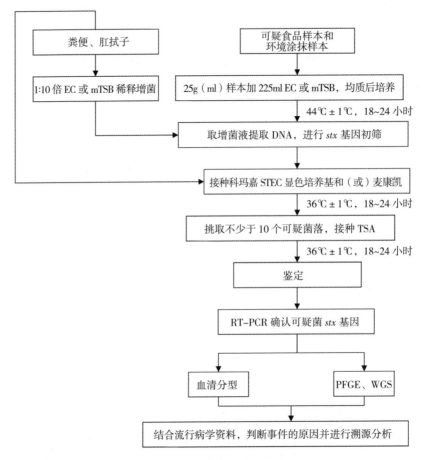

图5.7　产志贺毒素大肠埃希氏菌的检测流程图

（二）增菌培养

1. 粪便、肛拭子标本的增菌培养

（1）粪便标本直接划线分离

挑取黄豆粒大小粪便标本，尽量取可见血或黏液的部位（水样便300~500μl）加入1ml无菌生理盐水稀释后，用10μl接种环取一环直接划线接种于MAC和（或）STEC显色培养基，36℃±1℃培养18~24小时。

（2）增菌培养

粪便、肛拭子标本直接划线分离平板的同时，用 EC 或改良胰蛋白胨大豆肉汤培养基（mTSB）1∶10 倍稀释后增菌培养，44℃±1℃培养 18~24 小时。

2. 可疑食品样本和环境涂抹样本的增菌培养

以无菌操作称取可疑食品样本 25g（ml），加入装有 225ml EC 或 mTSB 的均质袋中，用拍击式均质器均质 1~2 分钟。若待测样本不足 25g（ml），则将全部样本称量，按照 1∶10 原则使用 EC 或 mTSB 进行 10 倍稀释。均质后 44℃±1℃培养 18~24 小时。环境涂抹样本直接加入到 10ml EC 或 10ml mTSB 中，44℃±1℃培养 18~24 小时。同时设置对照试验，以携带 *stx*1 和（或）*stx*2 的大肠埃希氏菌标准菌株在 EC（或 mTSB）中培养为阳性对照，以不携带 *stx*1 和 *stx*2 的大肠埃希氏菌标准菌株在 EC（或 mTSB）中培养为阴性对照，并做培养基空白对照。

（三）增菌液实时荧光定量 PCR 初筛

1. 增菌液 DNA 的提取

混匀后吸取 1ml 增菌液（油脂含量高的样品不混匀，在距离液面下 1cm 处吸取），加入 1.5ml 离心管中，500g 离心 1 分钟，取上清液（避免带入底层沉淀物）至新的无菌离心管中，10000g 离心 5 分钟；弃上清液，向底层沉淀加 500μl 无菌生理盐水，充分振荡或吸打使其重悬，10000g 离心 3 分钟，弃上清液；再向底层沉淀加 100μl 的 1×TE 缓冲液，重悬（注：若样本为生肉制品，则用浓度为 5% 的树脂 Chelex 100 溶液替代 TE）；99℃±1℃加热 15 分钟，室温冷却 2 分钟，10000g 离心 4 分钟；吸取上清液作为 DNA 模板。4 小时内完成分析，若不能及时分析则于 –20℃短暂保存。也可用商品化 DNA 提取试剂盒按其说明书要求提取制备 DNA 模板。

2. 增菌液实时荧光定量 PCR 的 *stx* 毒力基因初筛

stx 引物序列见表 5.13，反应体系见表 5.14。

表 5.13　产志贺毒素大肠埃希氏菌实时荧光定量 PCR 的引物及探针信息

目标基因	上游引物、下游引物和探针序列（5'–3'）[a]
stx1	*stx*1F：GCAGATAAATCGCCATTCG
	*stx*1R：TGTTGTACGAAATCCCCTCTG
	*stx*1P：HEX-AGAGCGATGTTACGGTTTGTTACTG-BHQ1
stx2	*stx*2F：TTTGTYACWGTSAYAGCWGAAGCYTTACG
	*stx*2R：CCCCAGTTCARHGTRAGRTCMACDTC
	*stx*2P：FAM-YCGWCHGGCRCTGTCTGARRCWKCTCC-BHQ1

目标基因	上游引物、下游引物和探针序列（5'–3'）ᵃ
16S rDNA	16S rDNA F：CCTCTTGCCATCGGATGTG
	16S rDNA R：GGCTGGTCATCCTCTCAGACC
	16S rDNA P：CY5–GTGGGGTAACGGCTCACCTAGGCGAC–BHQ2

注：a 序列中 Y 为（C，T），W 为（A，T），R 为（A，G），S 为（G，C），D 为（A，G，T），H 为（A，T，C），M 为（A，C），K 为（G，T）。

表 5.14　产志贺毒素大肠埃希氏菌 *stx* 检测的实时荧光定量 PCR 反应体系

试剂	工作液浓度	加样量（μl）
10×buffer	10×	2.5
dNTPmix	2.5 mmol/L.	1.0
*stx*1 上游引物（*stx*1F）	50 μM	0.2
*stx*1 下游引物（*stx*1R）	50 μM	0.2
*stx*1 探针（*stx*1P）	50 μM	0.1
*stx*2 上游引物（*stx*2F）	50 μM	0.2
*stx*2 下游引物（*stx*2R）	50 μM	0.2
*stx*2 探针（*stx*2P）	50 μM	0.1
16S rDNA 上游引物（16S rDNA F）	20 μM	0.2
16S rDNA 下游引物（16S rDNA R）	20 μM	0.2
16S rDNA 探针（16S rDNA P）	5 μM	0.5
ExTaq 酶	5 U/μl	0.4
DNA 模板	–	2.0
去离子水	–	17.2
总体积		25.0

3. 实时荧光定量 PCR 反应程序

预变性：95℃ 10 分钟；变性：95℃ 15 秒；退火：60℃ 40 秒，40 个循环（选择检测荧光信号。在 3 条荧光检测通道中，分别采集已标记的荧光信号）；延伸：72℃ 1 分钟。

如使用商品化实时荧光定量 PCR 试剂盒，反应体系及反应程序按照商品化试剂盒说明书进行操作。

4. 实时荧光定量 PCR 结果判定

（1）实时荧光定量 PCR 结果有效性原则

实时荧光定量 PCR 反应结束后，设置荧光信号阈值，阈值设定原则根据仪器噪声情况进行调整，以阈值线刚好超过正常阴性样本扩增曲线的最高点为准。

若同一批次实验中同时满足下列要求，则实时荧光定量 PCR 实验结果有效；否则，实时荧光定量 PCR 实验结果无效，需重新进行实验。

①空白对照：*stx1*、*stx2* 和 16S rDNA 基因均无荧光对数增长（16S rDNA 基因可能在 35 个循环后出现较弱的荧光对数增长）。

②阴性对照：*stx1*、*stx2* 基因均无荧光对数增长；16S rDNA 基因有荧光对数增长，且荧光通道出现典型的扩增曲线，相应的 Ct 值< 30.0。

③阳性对照：*stx1*、*stx2* 和 16S rDNA 基因均有荧光对数增长，且荧光通道出现典型的扩增曲线，相应的 Ct 值< 30.0。

（2）结果判定

在符合"有效性原则"的情况下，待检样本进行检测时，若：

① *stx1* 或 *stx2* 基因的 Ct 值 <35.0，16S rDNA 基因的 Ct 值 <35，则判定为该 *stx* 基因阳性；

② *stx1*、*stx2* 基因的 Ct 值≥ 40.0，则判定为该基因阴性；

③某一基因的 Ct 值在 35.0~40.0，应重新进行实时荧光定量 PCR 扩增实验。再次扩增后 *stx1* 或 *stx2* 的 Ct 值< 40.0，有典型的扩增曲线，16S rDNA 基因的 Ct 值 <35，且对照实验结果均正常，则可判定为该 *stx* 基因阳性；若 *stx1* 和 *stx2* 基因的 Ct 值≥ 40.0，则判定为 *stx* 基因阴性。

实时荧光定量 PCR 结果判定为阳性的样本增菌液，按照以下方法分别进行酸处理和免疫磁珠富集处理。

实时荧光定量 PCR 结果判定为阴性的样品，按流程报告结果为未检出产志贺毒素大肠埃希氏菌。

（四）实时荧光定量 PCR 初筛阳性增菌液处理

1. 酸处理

吸取 450μl 实时荧光定量 PCR 初筛 *stx* 阳性的样品增菌液至 1.5ml 无菌 EP 管中，10000g 离心 2 分钟，弃上清液，菌体沉淀用 450μl 的 E-buffer 重悬混匀后，加入 25μl 的 1mol/L 的盐酸（pH 2.0~2.5），涡旋混匀，于室温条件振荡 1 小时，用 10μl 无菌接种环划线接种于 STEC 显色培养基和（或）麦康凯琼脂培养基平板，36℃±1℃培养 18~24 小时。

同时，吸取上述酸处理液 100μl 至 900μl E-buffer 溶液进行稀释，短暂涡旋后用 10μl 无菌接种环划线接种于 STEC 显色培养基和（或）麦康凯琼脂培养基平板，36℃±1℃培养 18~24 小时。

2.7 种重要血清型 STEC 免疫磁珠富集处理

实时荧光定量 PCR 初筛中判定为 *stx* 阳性的样品增菌液除进行上述酸处理外，还需同时进行免疫磁珠富集。按生产商提供的商品化说明书进行操作，对 7 种重要血清型（O26、O45、O103、O111、O121、O0145、O157）的 STEC 进行富集处理，并设置具有相应血清型的标准菌株作为阳性对照组。应注意每个样品换用 1 根吸管避免交叉污染。

（五）STEC 菌株的分离和复核鉴定

1. 分离

观察 STEC 显色培养基和（或）麦康凯琼脂培养基平板上菌落生长情况及菌落形态。在 STEC 显色培养基上的菌落特征按产品说明书进行判定；在麦康凯琼脂培养基平板上，典型大肠埃希氏菌为桃红色菌落和无色或淡粉色菌落。分别挑取经酸处理和磁珠富集处理的典型菌落（均不少于 5 个，少于 5 个则全部挑取）划线接种于胰蛋白胨大豆琼脂培养基（TSA）进行再次分离纯化。

2. 鉴定

取 TSA 上纯化细菌进行大肠埃希氏菌典型生化鉴定。三糖铁斜面产酸或不产酸，底层产酸，靛基质阳性，H_2S 阴性和尿素酶阴性的培养物为大肠埃希氏菌。三糖铁斜面底层不产酸，或 H_2S、KCN、尿素酶有任一项为阳性的培养物均非大肠埃希氏菌。

菌株鉴定可选择全自动微生物生化鉴定系统、微生物生化鉴定试剂条（盒）或基质辅助激光解析电离飞行时间质谱仪进行鉴定，按仪器或试剂盒的使用说明进行操作及判定。

鉴定结果为大肠埃希氏菌的可疑菌落进行如下毒力基因确认步骤。

3. *stx* 毒力基因鉴定

对于上述生化鉴定为大肠埃希氏菌的纯培养物，使用实时荧光定量 PCR 进行 *stx* 毒力基因的鉴定。

（1）DNA 提取：使用接种环挑取 TSA 上培养 18~24 小时的可疑单菌落，悬浮于 200μl 无菌水中，充分混匀制成菌悬液，99℃±1℃加热 15 分钟；室温冷却 2 分钟后，13000g 离心 4 分钟，取上清液作为实时荧光定量 PCR 检测的 DNA 模板。

（2）*stx* 毒力基因和 16S rDNA 检测及结果判定：STEC 菌株的 *stx* 毒力基因和 16S rDNA 检测及结果判定按样品增菌液实时荧光定量 PCR 的要求进行。

（六）PFGE

参照国际食源性致病菌病原细菌分子分型监测网络 PulseNet 中致泻大肠埃希氏菌 PFGE 分型的标准操作方法进行，主要实验参数如下：使用 CSB 制备菌悬液，菌悬液的浊度为 4.0~4.5；限制性内切酶 XbaI（50U/ 胶块）是首选酶，BlnI/AvrII（30U/ 胶块）为备选酶，37℃酶切 2 小时；大肠埃希氏菌 O157 电泳参数为 2.2~54.2 秒，18~19 小时；非 O157 大肠埃希氏菌电泳参数为 6.76~35.38 秒，18~19 小时。

（七）WGS

使用菌株核酸进行全基因组的二代测序，核酸应满足二代测序的质量要求。使用分类差异和算术平均非加权对群方法，建立 cgMLST 生成树。获得菌株毒力基因、耐药基因、cgMLST 型别等信息。

七、金黄色葡萄球菌

（一）分子生物学初筛

粪便样本（或在脑心浸液增菌 6~8 小时后的增菌液）直接提取 DNA，使用实时荧光定量 PCR 试剂盒进行初筛检测。如提示金黄色葡萄球菌阳性，则执行图 5.8 检验程序：

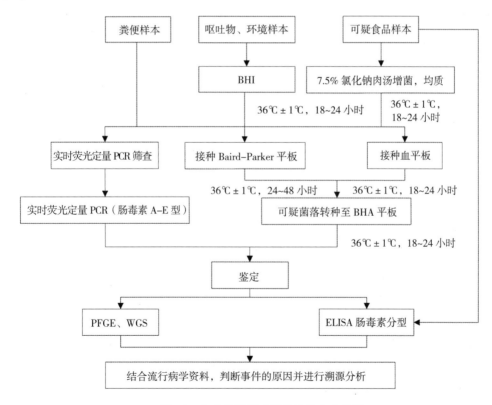

图 5.8　金黄色葡萄球菌定性检验流程图

（二）金黄色葡萄球菌定性检测

1. 增菌培养

（1）呕吐物和环境涂抹样本的增菌培养

呕吐物：按照 1 : 10 的比例使用脑心浸出液培养基（BHI）稀释增菌，36℃±1℃培养 18~24 小时。

环境涂抹样本：7.5% 氯化钠肉汤增菌 36℃±1℃培养 18~24 小时。

（2）可疑食品的增菌培养

称取 25g 样品至盛有 225ml 7.5% 氯化钠肉汤的无菌均质杯内，8000~10000r/min 均质 1~2 分钟，或放入盛有 225ml 7.5% 氯化钠肉汤无菌均质袋中，用拍击式均质器拍打 1~2 分钟。若样品为液态，吸取 25ml 样品至盛有 225ml 7.5% 氯化钠肉汤的无菌锥形瓶（瓶内可预置适当数量的无菌玻璃珠）中，振荡混匀。将上述样品匀液于 36℃±1℃培养 18~24 小时。

2. 增菌液实时荧光定量 PCR 初筛

增菌液 DNA 的提取：吸取 1ml 增菌液，加入 1.5ml 离心管中，8000g 离心 5 分钟，去掉上清液，用 500μl 5% 树脂 Chelex100（5g+100ml TE）将沉淀重悬，100℃加热 10 分钟，8000g 离心 5 分钟，取上清液作为扩增模板。或者参照商品化说明书进行操作。初筛基因包括 nuc（耐热核酸酶基因）和 5 种肠毒素基因。

3. 分离培养

（1）粪便：挑取黄豆粒大小粪便标本，尽量取可见血或黏液的部位（水样便 300~500μl）加入 1ml 无菌生理盐水稀释后，用 10μl 接种环取一环直接划线接种于血平板培养基，36℃±1℃培养 18~24 小时。

（2）将呕吐物样本和环境涂抹样本增菌液划线接种到 Baird-Parker 平板（培养条件：36℃±1℃、24~48 小时）和血平板（培养条件：36℃±1℃、18~24 小时）。

（3）可疑食品：将 7.5% 氯化钠肉汤增菌后的培养物，分别划线接种到 Baird-Parker 平板（培养条件：36℃±1℃、24~48 小时）和血平板（培养条件：36℃±1℃、18~24 小时）。

典型菌落形态：典型菌落在 Baird-Parker 平板上呈圆形，表面光滑、凸起、湿润、菌落直径为 2~3mm，颜色呈灰黑色至黑色，有光泽，常有浅色（非白色）的边缘，周围绕以不透明圈（沉淀），其外常有一清晰带。当用接种针触及菌落时具有黄油样黏稠感。有时可见到不分解脂肪的菌株，除没有不透明圈和清晰带外，其他外观基本相同。典型菌落在血平板上形成菌落较大，圆形、光滑凸起、湿润、金黄色（有时为白色），菌落周围可见完全透明溶血圈。

4. 纯培养

挑取 3~5 个金黄色葡萄球菌疑似菌落转种到脑心浸液琼脂（BHA）平板上，

36℃±1℃培养 18~24 小时。

5. 菌种鉴定

（1）革兰氏染色

金黄色葡萄球菌为革兰氏阳性球菌，排列呈葡萄球状，无芽胞，无荚膜，直径约为 0.5~1μm。

（2）血浆凝固酶试验

挑取 Baird-Parker 平板或血平板上至少 5 个可疑菌落（小于 5 个则全选），分别接种到 5ml BHI 和营养琼脂小斜面，36℃±1℃培养 18~24 小时。取新鲜配制兔血浆 0.5ml，放入小试管中，再加入 BHI 培养物 0.2~0.3ml，振荡摇匀，置 36℃±1℃温箱或水浴箱内，每半小时观察一次，观察 6 小时，如呈现凝固（即将试管倾斜或倒置时，呈现凝块）或凝固体积大于原体积的一半，判定为阳性结果。同时以血浆凝固酶试验阳性和阴性葡萄球菌菌株的肉汤培养物作为对照。也可用商品化的试剂，按说明书操作，进行血浆凝固酶试验。结果如可疑，挑取营养琼脂小斜面的菌落到 5ml BHI，36℃±1℃培养 18~48 小时，重复试验。

（3）系统生化鉴定

从 BHA 平板上挑取经纯化的可疑菌落用无菌稀释液制备成浊度 0.5~0.6 的菌悬液，使用 GP 卡上全自动微生物生化鉴定系统进行生化鉴定。

（4）质谱鉴定

从 BHA 平板挑取新鲜培养的单个菌落进行质谱鉴定。

6. 肠毒素分型鉴定

应用 ELISA 试剂盒方法鉴定 SEA、SEB、SEC、SED、SEE 等 5 种常见的葡萄球菌肠毒素。

（1）菌株肠毒素

将菌株接种于产毒培养液，36℃±1℃振荡培养过夜。取 1ml 培养液于 1.5ml 离心管中，10℃ 3500g 离心 5 分钟，取 100μl 上清液检测肠毒素。检测步骤参照 ELISA 试剂盒操作说明。

（2）食品样本肠毒素

奶类：按实际样本量吸取适量样本至 1.5ml 离心管中 10℃，3500g 离心 5 分钟，室温静置 30 分钟，取 100μl 上清液进行检测。

脂肪含量＞ 40% 的食品：按实际样本量，每 1g 样本加入 1.5ml PBS（pH7.4），振摇 15 分钟，10℃，3500g 离心 5 分钟。取上清液于新的离心管中，加入与上清液同体积的正庚烷混合 5 分钟。10℃，3500g 离心 5 分钟，完全去除上层正庚烷，取 100μl 水相用于检测。

脂肪含量＜ 40% 的食品：按实际样本量，每 1g 样本加入 1.5ml PBS（pH7.4），振摇 15 分钟，10℃，3500g 离心 5 分钟。去除上层脂肪后，取 100μl 液体进行检测。

检测步骤参照 ELISA 试剂盒的操作说明。

7. 毒力基因检测

采用普通 PCR 方法，对金黄色葡萄球菌的毒力基因 *sea*、*seb*、*sec*、*sed* 和 *see* 进行检测。也可选择使用商品化的实时荧光定量检测试剂盒对上述五个毒力基因进行检测，操作步骤参照试剂盒说明书。

（1）DNA 模板的制备：用无菌接种环挑取适量纯培养的菌落，加入 200μl 灭菌 dH_2O 中混匀（菌悬液呈肉眼可见的微浑浊状即可，菌量不宜过多），于 100℃ 水浴中加热 10 分钟后，13000g 离心 2 分钟，上清液即为制备好的 DNA 模板，储存于 −20℃ 备用。也可用商品化的 DNA 提取试剂盒。

（2）PCR 扩增

PCR 引物信息：见表 5.15。

表 5.15　金黄色葡萄球菌毒力基因 PCR 引物信息

基因	引物	序列（5'-3'）
sea（520bp）	*sea*–F	GCAGGGAACAGCTTTAGGC
	sea–R	GTTCTGTAGAAGTATGAAACACG
seb（643bp）	*seb*–F	ATGTAATTTTGATATTCGCAGTG
	seb–R	TGCAGGCATCATATCATACCA
sec（283bp）	*sec*–F	CTTGTATGTATGGAGGAATAACAA
	sec–R	TGCAGCCATCATATCATACCA
sed（283bp）	*sed*–F	GTGGTGAAATAGATAGGACTGC
	sed–R	ATATGAAGGTGCTCTGTGG
see（170bp）	*see*–F	TACCAATTAACTTGTGGATAGAC
	see–R	CTCTTTGCACCTTACCGC

PCR 反应体系：见表 5.16。

表 5.16　金黄色葡萄球菌毒力基因 PCR 反应体系

试剂	工作液浓度	加样量
模板 DNA	–	1μl
引物（上游）	10 μM	1μl
引物（下游）	10 μM	1μl
Taq 酶	–	12.5μl
ddH_2O	–	9.5μl

对照设置：每次 PCR 反应使用携带 *sea*、*seb*、*sec*、*sed*、*see* 五个肠毒素基因的金黄色葡萄球菌标准菌株或者经过验证的金黄色葡萄球菌分离株制备的模板作为阳性对照，使用不携带这五个毒力基因的金黄色葡萄球菌作为阴性对照；若使用商品化试剂盒，可

使用试剂盒内提供的对照；以灭菌去离子水作为空白对照。

PCR循环条件：预变性95℃5分钟；变性95℃1分钟、退火55℃1分钟、延伸72℃1分钟，30个循环；终延伸72℃10分钟。

（3）电泳：用0.5×TBE制备1%的琼脂糖凝胶（含EB或者Goldview 0.5μg/ml）。各取5μl PCR产物加样（加适量上样缓冲液），电压250V，电泳20分钟（可根据实验室仪器情况确定具体的电泳条件）。使用凝胶成像系统对电泳结果进行读取、判断和保存。

8. PFGE

参照国际食源性致病菌病原细菌分子分型监测网络PulseNet中金黄色葡萄球菌PFGE分型的标准操作方法进行，主要实验参数：400μl菌悬液加入4μl的葡萄球菌溶菌素（1mg/ml）；使用 *Sma* I 酶（40U/胶块）30℃酶切至少3小时；电泳参数4.0~40.0秒，19小时。

9. WGS

使用菌株核酸进行全基因组的二代测序，核酸应满足二代测序的质量要求，使用分类差异和算术平均非加权对群方法，建立了cgMLST生成树，获得菌株毒力基因、耐药基因、cgMLST型别等信息。

（三）金黄色葡萄球菌定量检测

应用平板计数法对可疑食品开展定量检测（图5.9）。

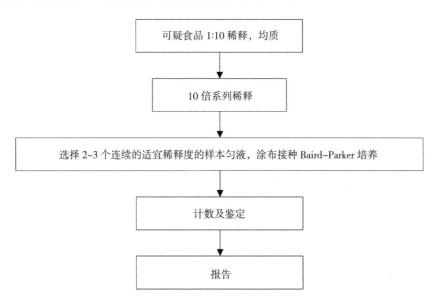

图5.9 金黄色葡萄球菌定量检验流程图

1. 样品的稀释

（1）固体和半固体样品：按1∶10的比例称取样品置盛有磷酸盐缓冲液的无菌均质

袋中，用拍击式均质器拍打 1~2 分钟，制成 1∶10 的样品匀液（如称取 25g 样品，置盛有 225ml 磷酸盐缓冲液的无菌均质袋中）。

（2）液体样品：按 1∶10 的比例用无菌吸管吸取样品置盛有磷酸盐缓冲液的无菌均质袋中，充分混匀，制成 1∶10 的样品匀液（如吸取 25ml 样品，置盛有 225ml 磷酸盐缓冲液的无菌均质袋中）。

（3）用 1ml 无菌吸管或微量移液器吸取 1∶10 样品匀液 1ml，沿管壁缓慢注于盛有 9ml 稀释液的无菌试管中（注意吸管或吸头尖端不要触及稀释液面），振摇试管或换用 1 支 1ml 无菌吸管反复吹打使其混合均匀，制成 1∶100 的样品匀液。

（4）按（3）操作程序，制备 10 倍系列稀释样品匀液。每递增稀释一次，换用 1 次 1ml 无菌吸管或吸头。

2. 样品的接种

根据对样品污染状况的估计，选择 2~3 个适宜稀释度的样品匀液（液体样品可包括原液）。每个稀释度分别吸取 1ml 样品匀液以 0.3ml、0.3ml、0.4ml 接种量分别加入三块 Baird-Parker 平板，然后用无菌 L 棒涂布整个平板，注意不要触及平板边缘。使用前，如平板表面有水珠，可放在 25~50℃的培养箱里干燥，直到平板表面的水珠消失。

3. 培养

通常情况下，涂布后将平板静置 10 分钟，如样液不易吸收，可将平板放在培养箱 36℃±1℃培养 1 小时；等样品匀液吸收后翻转平皿，倒置于培养箱，36℃±1℃培养 24~48 小时。

4. 典型菌落计数和确认

（1）金黄色葡萄球菌在 Baird-Parker 平板上典型菌落：呈圆形，表面光滑、凸起、湿润，菌落直径 2~3mm，颜色呈灰黑色至黑色，有光泽，常有浅色（非白色）的边缘，周围绕以不透明圈（沉淀），其外常有一清晰带。当用接种针触及菌落时具有黄油样黏稠感。有时可见到不分解脂肪的菌株，除没有不透明圈和清晰带外，其他外观基本相同。

（2）选择有典型的金黄色葡萄球菌菌落的平板，且同一稀释度 3 个平板所有菌落数合计在 20~200CFU 之间的平板，计数典型菌落数。

（3）从典型菌落中任选 5 个可疑菌落（小于 5 个则全选）进行鉴定试验（见定性检测 5. 菌种鉴定）；同时划线接种到血平板 36℃±1℃培养 18~24 小时后观察溶血情况。

5. 结果计算及报告

参考 GB 4789.10–2016《食品安全国家标准 食品微生物学检验 金黄色葡萄球菌检验》。

八、蜡样芽胞杆菌检测

（一）分子生物学初筛

生物样本直接提取 DNA，使用实时荧光定量 PCR 试剂盒进行初筛检测。如提示蜡样芽胞杆菌阳性，则执行图 5.10 检验程序：

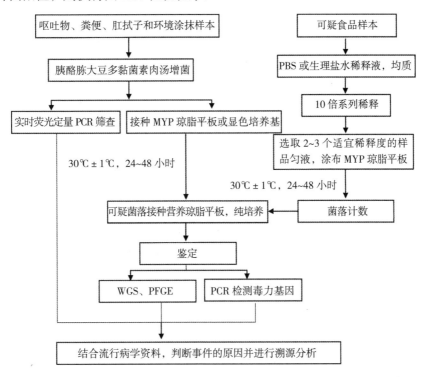

图 5.10　蜡样芽胞杆菌检验流程图

（二）蜡样芽胞杆菌定性检测

1. 呕吐物、粪便、肛拭子标本和环境涂抹样本的增菌

挑取黄豆粒大小粪便标本（水样便 300~500µl）、呕吐物、肛拭子、环境拭子涂抹样本，加入到 9ml 胰酪胨大豆多粘菌素肉汤增菌液中，充分混匀后放入 30℃±1℃培养24~48 小时。粪便标本直接划线分离甘露醇卵黄多粘菌素（MYP）琼脂平板或血平板，同时增菌。

2. 增菌液实时荧光定量 PCR 初筛（可选做）

增菌液 DNA 的提取：吸取 1ml 增菌液，加入 1.5ml 离心管中，8000g 离心 5 分钟，去掉上清液，用 500µl 5% 树脂 Chelex100（5g+100ml TE）将沉淀重悬，100℃加热 10分钟，8000g 离心 5 分钟，取上清作为扩增模板。或者参照商品化说明书进行操作，检测 16S rRNA 和 *ces* 基因。

3. 分离培养

分别取 1 环（10μl 接种环）增菌液，同时接种 MYP 琼脂平板或蜡样芽胞杆菌显色平板，30℃±1℃培养 24±2 小时（建议 8 小时观察结果）。如果菌落不典型，可继续培养 24±2 小时再观察。在 MYP 琼脂平板上，典型菌落为微粉红色（表示不发酵甘露醇），周围有白色至淡粉红色沉淀环（表示产卵磷脂酶），显色平板上菌落形态参照产品说明书。

4. 纯培养

从每个平板中挑取至少 5 个典型菌落（小于 5 个则全选），分别划线接种于营养琼脂平板做纯培养，30℃±1℃培养 24±2 小时，进行确证实验。在营养琼脂平板上，典型菌落为灰白色，偶有黄绿色，不透明，表面粗糙似毛玻璃状或融蜡状，边缘常呈扩展状，直径为 4~10mm。

5. 鉴定

（1）染色镜检：挑取纯培养的单个菌落，革兰氏染色镜检。蜡样芽胞杆菌为革兰氏阳性芽胞杆菌，大小为（1~1.3）μm×（3~5）μm，芽胞呈椭圆形，位于菌体中央或偏端，不膨大于菌体，菌体两端较平整，多呈短链或长链状排列。

（2）生化鉴定：从营养琼脂平板上挑取经纯化的可疑菌落用无菌稀释液制备成浊度 1.8~2.2 的菌悬液，使用 BCL 卡上全自动微生物生化鉴定系统进行生化鉴定，也可使用生化鉴定试剂盒。

（3）质谱鉴定：从营养琼脂平板上挑取新鲜培养的单个菌落进行质谱鉴定。

（4）PCR 检测毒力基因

①DNA 的提取（试剂盒法）：取一定量纯培养的细菌，按照商品化试剂盒操作。

②毒力基因检测：检测呕吐毒素的毒力基因 *ces*、肠毒素相关毒力基因 *hblA*、*hblC*、*hblD*、*nheA*、*nheB*、*nheC*、*entFM*、*bceT*、*cytK*。引物序列及扩增片段大小具体见表 5.17。PCR 反应条件为：95℃预变性 3 分钟，95℃变性 30 秒，60℃退火 30 秒，72℃延伸 40 秒，30 个循环后，72℃ 10 分钟。或者参照商品化试剂盒进行检测。

表 5.17　蜡样芽胞杆菌毒力基因

基因	上游引物（5'-3'）	下游引物（5'-3'）	产物大小（bp）
hblA	ATTAATACAGGGGATGGAGAAACTT	TGATCCTAATACTTCTTCTAGACGCTT	237
hblC	CCTATCAATACTCTCGCAACACCAAT	TTTTCTTGATTCGTCATAGCCATTTCT	386
hblD	AGATGCTACAAGACTTCAAAGGGAAACTAT	TGATTAGCACGATCTGCTTTCATACTT	436
nheA	ATTACAGGGTTATTGGTTACAGCAGT	AATCTTGCTCCATACTCTCTTGGATGCT	475
nheB	GTGCAGCAGCTGTAGGCGGT	ATGTTTTTCCAGCTATCTTTCGCAAT	328

基因	上游引物（5'-3'）	下游引物（5'-3'）	产物大小（bp）
nheC	GCGGATATTGTAAAGAATCAAAATGAGGT	TTTCCAGCTATCTTTCGCTGTATGTAAAT	557
entFM	CAAAGACTTCGTAACAAAAGGTGGT	TGTTTACTCCGCCTTTTACAAACTT	290
bceT	AGCTTGGAGCGGAGCAGACTATGT	GTATTTCTTTCCCGCTTGCCTTTT	701
cytK	CGACGTCACAAGTTGTAACA	CGTGTGTAAATACCCAGTT	565
ces	GCATTTCGTGAAGCAGAGGT	CCCTTTATCCCCTTCGATGT	699

6. PFGE

参照国家致病菌识别网实验室监测技术手册中蜡样芽胞杆菌 PFGE 分型的标准操作方法进行，主要实验参数如下：细菌悬液浓度用 bioMérieux 麦氏比浊仪调至 4.8~5.5；取 300μl 菌悬液加入 6μl 的溶菌酶溶液（储存液浓度为 100mg/ml），用枪头轻轻混匀，37℃水浴中孵育 20 分钟；取出后每管加入 20μl 的蛋白酶 K（20mg/ml），再加入 300μl 溶化的 1%SKG：1%SDS 琼脂糖制成胶块；每 1 个胶块在 5ml CLB/30μl 蛋白酶 K（20mg/ml）缓冲液 54℃水浴摇床中裂解 2 小时或过夜后，使用 *Not*I 限制性内切酶（20U/ 胶块），37℃酶切 3 小时；电泳参数为 5~80 秒，19 小时。

7. WGS

挑取菌株进行全基因组的二代测序，获得菌株毒力基因、耐药基因、cgMLST 型别等信息。

（三）可疑食品定量检测

参照 GB 4789.14–2014《食品安全国家标准 食品微生物学检验 蜡样芽胞杆菌检验》平板计数法进行定量检测。

1. 样本前处理

称取样本 25g，放入盛有 225ml PBS 或生理盐水的无菌均质袋中，用拍击式均质器拍打 1~2 分钟。若样本为液态，吸取 25ml 样本至盛有 225ml PBS 或生理盐水的无菌锥形瓶，振荡混匀，作为 1：10 的样本匀液。

2. 样本的稀释

吸取上述 1：10 的样本匀液 1ml 加到装有 9ml PBS 或生理盐水的稀释管中，充分混匀制成 1：100 的样本匀液。根据对样本污染状况的估计，按上述操作，依次制成 10 倍系列稀释样本匀液。每递增稀释 1 次，换用 1 支 1ml 无菌吸管或吸头。

3. 样本接种

根据对样本污染状况的估计，选择 2~3 个适宜稀释度的样本匀液（液体样本可包括原液），以 0.3ml、0.3ml、0.4ml 接种量分别移入 3 块 MYP 琼脂平板，然后用无菌 L 棒涂布整个平板，注意不要触及平板边缘。使用前，如 MYP 琼脂平板表面有水珠，可放在 25℃ ~50℃的培养箱里干燥，直到平板表面的水珠消失。

4. 培养

在通常情况下，涂布后，将平板静置 10 分钟，如样液不易吸收，可将平板放在培养箱 30℃±1℃培养 1 小时；等样品匀液吸收后翻转平皿，倒置于培养箱，30℃±1℃ MYP 琼脂平板培养 24±2h。如果菌落不典型，可继续培养 24±2h 再观察。

5. 典型菌落计数和确认

（1）在 MYP 琼脂平板上，典型菌落为微粉红色（表示不发酵甘露醇），周围有白色至淡粉红色沉淀环（表示产卵磷脂酶）。

（2）选择有典型蜡样芽胞杆菌菌落的平板，且同一稀释度 3 个平板所有菌落数合计在 20~200CFU 之间的平板，计数典型菌落数。

（3）从每个平板中至少挑取 5 个典型菌落（小于 5 个则全选），划线接种于营养琼脂平板做纯培养，30℃±1℃培养 24±2h，进行确证实验。在营养琼脂平板上，典型菌落为灰白色，偶有黄绿色，不透明，表面粗糙似毛玻璃状或融蜡状，边缘常呈扩展状，直径为 4~10mm。

6. 结果计算及报告

参考 GB 4789.14–2014《食品安全国家标准 食品微生物学检验 蜡样芽胞杆菌检验》。

第五节
实验室检测结果的解释

致病因子检验结果不仅与实验室的条件和技术能力有关，还可能受到样本的采集、保存、送样条件等因素的影响，对致病因子的判断应结合致病因子检验结果与事故病因的关系进行综合分析。

（1）检出致病因子阳性或者多个致病因子阳性时，需判断检出的致病因子与本次事故的关系。事故病因的致病因子应与大多数患者的临床特征、潜伏期相符，调查组应注意排查剔除偶合病例、混杂因素，以及与大多数患者的临床特征、潜伏期不符的阳性致病因子。

（2）可疑食品、环境样品与患者生物标本中检验到相同的致病因子，是确认事故食品或污染原因较为可靠的实验室证据。

（3）未检出致病因子阳性结果，亦可能为假阴性，需排除以下原因：

①没能采集到含有致病因子的样本或采集到的样本量不足，无法完成有关检验；

②采样时患者已用药治疗，原有环境已被处理；

③因样本包装和保存条件不当导致致病微生物失活、化学毒物分解等；

④实验室检验过程存在干扰因素；

⑤现有的技术、设备和方法不能检出；

⑥存在尚未被认知的新致病因子等。

（4）不同样本或多个实验室检验结果不完全一致时，应分析样本种类、来源，采样条件、样本保存条件，不同实验室采用检验方法、试剂等的差异。

参考文献

［1］孙长颢.营养与食品卫生学［M］.北京：人民卫生出版社，2017.

［2］赵同刚，马会来.食品安全事故流行病学调查手册［M］.北京：法律出版社，2013.11.

［3］《2024年国家食品污染物和有害因素风险监测工作手册》

［4］《2024年国家食源性疾病监测工作手册》

第六章

调查报告的撰写

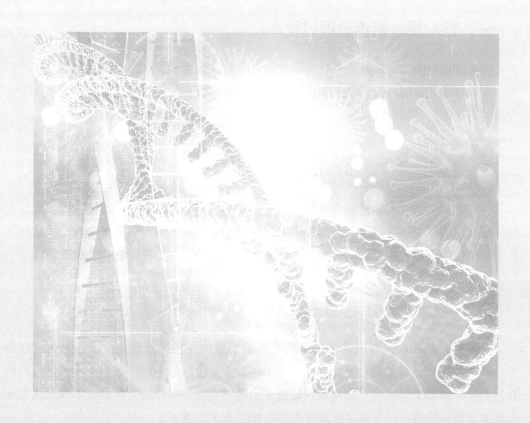

食源性疾病暴发调查的一项重要任务是在完成食源性疾病暴发事件调查以后，对调查资料进行收集、分析和解释，形成调查报告或医学论文，及时提供给卫生行政部门或在科学期刊进行发表，为领导决策提供依据，向同行分享调查经验与教训。调查报告的撰写是现场流行病学调查工作者的基本能力，是促进流行病学调查工作不断完善，推动食品安全管理不断进步的重要手段。

第一节
调查报告撰写目的

食源性疾病暴发事件调查报告是对病例临床表现、现场流行病学调查、食品卫生学调查和实验室检验结果的总结和分析。报告撰写的目的是为了反映食源性疾病暴发事件的特点和规律，探索可能的食源性疾病致病因子，并提出控制预防措施，为政府决策提供有效的依据。

一、客观反映调查处理过程

完整的调查报告一方面要客观准确地记录食源性疾病暴发事件对公众健康造成的影响，应清晰描述食源性疾病暴发事件的发生、发展过程；另一方面要如实记录有关单位或部门所采取的各项处置措施。

二、提出有针对性的防控措施

在食源性疾病暴发事件调查处理过程中，调查机构根据暴发事件的性质和调查发现的问题提出防控措施的建议，为相关措施的落实提供事实依据。调查报告是记录这些防控措施建议的载体，为预防类似事件的发生及发生后的调查处置提供参考和借鉴。

三、完善食源性疾病防控工作

食源性疾病暴发调查报告可以帮助公共卫生机构及相关行政部门识别发病的新趋势，及时补充和完善新的食源性疾病防治工作政策，更新培训内容，修改和强化现行的食品安全标准及管理法规。以现场调查报告为基础发表的科技论文是促进不同地区学术交流非常好的渠道，对于完善食源性疾病防控工作尤为重要。

调查报告的分类及其主要内容

根据实际工作要求，现场调查产生多种形式的调查报告。按照发展过程、使用目的的不同，可以有以下分类。

一、根据暴发调查发展过程分类

在暴发调查的不同阶段，对调查报告的内容要求也有所不同。根据暴发事件的发生发展过程、调查进展及相关调查报告的撰写时间，调查报告可以分为初步报告、进程报告和结案报告。

1. 初步报告

初步报告是在事件发生后或到达现场对疑似食源性疾病暴发事件初步核实后，根据事件发生情况及初步调查结果所撰写的调查报告。主要针对事件的发生、发现过程及事件的特征进行描述。同时需要提出初步控制措施建议，为下一步调查和控制提供依据。初步报告强调时效性，应在获取信息后最短时间内完成，一般应在开展初步调查后的当天完成。

初步报告以主要症状和体征描述为主。报告内容包括事件基本情况，如事件名称，发生时间、地点，发病人数，死亡人数，主要的临床症状，临床就诊及诊断情况等；流行病学调查所用方法及初步流行病学调查结果，如病例的时间、人群、地区分布等；采集样本类型、数量，送检项目及实验室检测结果；初步的病因假设；已采取的措施及下一步的工作建议；最后注明报告单位、报告时间、调查人员及联系方式等。若不属于食源性疾病暴发事件，也要在报告中说明排除理由并写明移交处理的部门。

2. 进程报告

进程报告主要用于动态反映事件调查处理过程中的主要进展、预防控制效果及发展趋势，是针对调查过程中新发现的一些调查结果而对初步报告进行补充的一类调查报告。随着调查的深入和事件的发展，应及时向上级汇报事件发展的趋势、调查处理的进展、调查处理中存在的问题等，这需要及时书写进程报告。基本要求是内容新、速度快，重大及特别重大突发公共卫生事件至少按日进行进程报告，直至事件处理结束。

进程报告内容包括：病例发生及治疗转归动态情况，如新发现病例数、新发生病例数、新入院/就诊人数、新死亡数、治愈人数、出院人数等；新增流行病学调查结果；新报告的实验室检测结果及新落实的控制措施；工作中存在的问题及下一步的打算；最后注明报告单位、报告时间、调查人员及联系方式等。

3. 结案报告

结案报告是在整个事件调查处理结束后，对调查工作的全面回顾和总结，总体要求数据准确、内容全面、信息完整。结案报告应当在流行病学调查完成后，综合考虑各方面的证据，给出本次调查的最终结论和控制、预防措施建议，是卫生行政机构和市场监管机构依法督促整改的事实依据。

结案报告内容包括事件发现和调查处理的全过程、现场流行病学调查内容（病例定义及流行病学三间分布、分析流行病学调查方法及可疑食品分析结果）、食品卫生学调查方法及可能的危害因素、实验室检测结果、事件调查结论和之后的预防控制措施。事件调查结论应包括事件涉及范围、发病人数、致病因素、污染食品及污染原因，不能做出调查结论的应当说明原因。结案报告还应说明本次事件发生及调查处理工作中暴露出的问题、值得总结的经验教训、做好类似工作或防止类似事件发生的建议等，最后注明报告单位、报告时间、调查人员及联系方式等。

二、根据调查报告的使用目的分类

根据不同的使用对象和撰写目的，调查报告可以分为行政报告、业务总结、医学论文等。

1. 行政报告

行政报告是公共卫生机构向行政部门所提交的报告。报告要求简洁明了，介绍事件的发生、发展过程，已经开展的工作、存在的主要问题及下一步的工作计划和建议，需要行政部门解决的问题等。应根据调查事件的发生、发展即时更新，保证相关行政部门能在第一时间追踪事件发展状态，做出反应。

2. 业务总结报告

业务总结报告是疾控机构在完成调查后所撰写的调查报告，类似一般结案报告，是对调查工作的全面回顾和总结，总体要求数据准确、内容全面、信息完整。

3. 医学论文

医学论文是就整个事件或实践调查处理中的一个方面，严格按照医学论文的格式和要求所撰写的调查报告。

调查报告撰写的基本原则和步骤

一、调查报告撰写的基本原则

调查报告应遵循时效性、科学性、规范性、实用性、针对性的基本原则。

1. 时效性

调查报告，特别是初步报告和进程报告，是及时开展进一步调查和做出决策的重要依据，应该在调查后或获得最新信息后及时快速完成，否则就会延误事件的处置，导致事件波及范围进一步扩大，造成难以估计的后果。因此，时效性是调查报告的首要特点。

2. 科学性

现场调查的开展、数据的记录分析都需要遵循科学方法。报告中有关事实的认定和证据要符合有关法律、标准和规范的要求，防止主观臆断。调查报告应搜集真实可靠的数据，利用科学的方法进行统计分析和实验检测，所有的论述都要有理论依据和客观事实依据。对于暂时不明确的，甚至与现有知识相矛盾的结果，也应如实记录、客观描述，实事求是地反映现场调查结果。

3. 规范性

调查报告作为专业报告，应遵循一定的写作规范，包括行文格式、报告内容、术语使用等。调查报告应按照先后次序介绍事件调查内容、结果汇总和分析等调查情况，并根据调查情况提出调查结论和建议，事件调查范围以外的事项一般不纳入报告内容。

4. 实用性

调查报告应体现对现实的理论指导意义，不仅能客观揭示本次事件的致病因素、污染食品及污染原因，指导之后的食品安全保障工作，还能客观反映调查过程中遇到的问题和困难，以及相关部门的支持配合情况和相关改进建议等。

5. 针对性

调查报告是要报告和解决食源性疾病暴发事件，必须要具有针对性，既要全面客观，也应删繁就简，突出重点。

二、调查报告撰写的基本步骤

调查报告的撰写包含资料收集整理、构思准备、实施写作和修改定稿四个步骤。

1. 资料收集整理

现场调查的资料是报告撰写的基础，一方面需要尽可能的搜集所有资料，另一方面需要认真整理、去伪存真、提炼取舍、归类整理，然后进行初步的统计分析和研究，并通过图表等形式进行合理展示，为报告撰写准备数据素材。

经过初步分析研究，不仅可以形成调查报告的大致轮廓，也能反向检查收集到的资料是否真实、全面，足够说明问题。如果通过初步分析发现现有资料不足以表达调查对象的本质和规律，就需要进一步补充调查，完善所收集的资料。

2. 构思准备

在这一阶段需要构思整个调查报告的提纲，并参考其他调查资料或文献完善整个报告提纲的结构。阅读文献可以借鉴他人调查思路，完善调查资料，补充实验证据，以确定事件致病因素、污染食品及污染原因。同时参考文献的数量和质量，也是决定调查报告专业水平的重要因素。

3. 实施写作

写作应依次撰写本次调查的背景、基本情况、调查过程、调查结果、调查结论及建议。写作中要注意不同阶段调查报告的格式及要求，根据报告的用途、调查事故的特点，对调查材料进行选择和加工，运用典型材料和逻辑分析，将调查结果和观点逐步展开，直至完成报告的写作。

4. 修改定稿

调查报告的撰写应遵循"完整、准确、精简、流畅"的原则。首先要保证调查报告各个部分内容的完整性，避免遗漏和缺失；其次要确保每部分使用的数据、信息及统计方法的准确性，仔细核对，避免使用错误的数据和信息；再次要注意行文的精简，保证文字简洁精炼；最后要对全文进行通读，做到行文流畅，不存在歧义，可读性强。

第四节
流行病学调查报告的格式与内容

食源性疾病暴发事件流行病学调查报告属于业务总结报告的一种，通常由报告题目、背景、基本情况、调查方法、调查结果、调查结论、建议、附录等部分组成。较之论文相对自由，不受论文格式和篇幅的制约，可根据内容需要对各部分进行较为灵活的安排。

一、题目

题目应简洁、准确、重点突出，指明事件波及范围及主要症状，注意初步报告、进展报告及结案报告题目前后要一致。如：关于 XX 公司部分员工 / 王 XX 等 10 人出现腹泻、腹痛等症状的初步报告；关于 XX 公司部分员工 / 王 XX 等 10 人出现腹泻、腹痛等症状的进程报告；关于 XX 公司部分员工 / 王 XX 等 10 人出现腹泻、腹痛等症状的流行病学调查报告。

二、背景

背景包括事件的简单描述、已做过的工作、本次调查任务来源、参与事件调查的机构与人员，必要时注明到达现场的时间。首先应简述事件发生的时间、地点、发现过程、波及范围、是否有重症病例及伤亡情况。其次说明之前的调查情况、进展、处置措施及效果、尚待解决的问题等，同时说明是何时接报或接到上级行政部门调查指示，即阐明本次现场调查的由来、背景及目的。最后说明开展现场调查的时间和参与事件调查的机构与人员，如果涉及多个机构和人员，也需要一一列明。

三、基本情况

基本情况包括对病例临床表现的简单描述和事件发生地的基本情况。病例临床表现主要简述病例的发生、发展过程。事件发生地的基本情况包括自然因素和社会因素两部分。自然因素包括地理位置、地貌特点、环境因素、气候条件等。社会因素包括事件发生地点的风俗习惯、人口数、社区的社会经济状况、学校 / 工厂 / 企业规模，涉及食品供应企业的类型、供应食物的数量、食品加工的能力、日常活动和操作等。既往如出现食源性疾病暴发事件也需要仔细说明。

四、调查方法

调查方法包括现场流行病学调查方法、食品卫生学调查方法和实验室检测方法三部分。现场流行病学方法部分应阐明调查对象、病例定义、个案资料收集整理方法、危险因素暴露情况调查方法，如果人群资料满足进行分析流行病学研究，需要介绍采用的分析流行病学方法。食品卫生学调查方法需说明访谈对象，记录查阅和现场勘察方法，调查内容等。实验室检测方法需阐明样本种类、数量、检测单位及检验方法。

五、调查结果

根据调查方法分别介绍调查过程中发现的各种情况，结果可用图、表和文字进行展示，根据实际情况，各部分顺序可作适当调换。

（一）现场流行病学调查结果

1. 基本情况

简要说明获得调查资料的情况，符合病例定义的总发病数并计算罹患率。

2. 临床特征分布

描述病例的临床症状体征、病程、临床检验结果、临床诊疗、用药及住院转归等，病例较少时可以直接描述，病例较多时可通过表6.1等形式按比例的高低进行依次呈现。

表6.1　某起事件病例临床特征分布

症状 / 体征	病例数	比例（%）
腹泻	43	100.00
腹痛	38	88.37
头痛	38	88.37
恶心	22	51.16
发热	20	46.51
呕吐	11	25.58

3. 三间分布特征

详细描述病例的时间分布、地区分布和人群分布特征。

时间分布特征是指病例发病的时间分布情况。首先需要说明首发病例、指示病例及末发病例，其次说明病例的总体分布特征。如果病例较少，可以直接描述总体情况，病例较多，则可选择暴发流行曲线和文字描述相结合的形式，并说明疾病潜伏期。暴发流行曲线宜采用直方图的形式，如图6.1，图中应注明可疑餐次时间，疾病预防机构介入调查时间等。

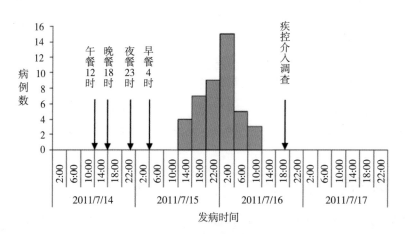

图6.1　某起事件的暴发流行曲线

地区分布特征应说明病例的地点分布情况，可依据实际情况说明不同餐次、不同供餐单位，或不同进餐者单位的发病人员和未发病人员分布情况，并计算不同地点的罹患率。人数较少时可直接描述，人数较多、涉及地点较多时宜采用表格形式，用卡方检验等统计方法判定发患者群是否有地区分布的差异，如表6.2。

表6.2　某起事件病例地区分布情况

部门 / 车间	发病数	夜班人数	罹患率（%）	χ^2	p
木制品车间	19	139	13.67	6.68	<0.05
涂装车间	23	176	13.07	6.37	<0.05
其他部门	1	60	1.67	Ref	–

注：其他部门包括装饰板车间、地板车间、机修车间和后勤部门。

人群分布特征需要描述病例的人群分布情况，如年龄、性别、职业特征等，如有必要，需要交代患者之间的关系。分布较简单时可直接描述，较多时应按年龄性别等特征总结表格，比较罹患率的差异，如表6.3。

表6.3　某起事件病例年龄分布表

年龄组（岁）	病例数	总人数	罹患率（%）
20~29	2	15	13.33
30~39	4	10	40.00
40~49	5	25	20.00
50~60	4	15	26.67

注：$\chi^2 = 2.66$，$P = 0.448$。

4. 危险因素暴露情况

该部分阐明危险因素暴露情况调查结果，如发病前重点可疑餐次的饮食史、可疑食品进食时间与数量等。危险因素暴露情况的描述对于建立假设、开展分析流行病学研究具有重要意义。

这部分还需说明发患者群的饮水、个人行为暴露等其他危险因素调查情况，以便排除非食源性传染情况。

5. 分析性流行病学研究

如果人群资料满足进行分析流行病学研究，这部分描述病例对照或队列研究结果（如表6.4~6.6），通过计算 P 值，OR 值或 RR 值及 95%CI，说明不同餐次、食品与发病关系的统计学结果，揭示具有统计学意义（$P<0.05$）的可疑餐次和可疑食品。

表6.4 某起事件可疑餐次的病例对照研究结果

餐次	病例		对照		OR	95%CI
	吃	未吃	吃	未吃		
A 宾馆早餐	89	2	119	101	37.77	8.85~27.41
B 大学中餐	79	11	185	35	1.36	0.63~3.00
C 饭店晚餐	72	12	182	38	1.25	0.59~6.70

表6.5 某起事件可疑食品的病例对照研究结果

食品	病例		对照		OR	95%CI
	吃	未吃	吃	未吃		
烤鸡	97	2	36	23	30.99	6.55~200.77
鸡蛋	88	11	33	26	6.30	2.62~15.42
豌豆	77	28	22	31	3.88	0.83~2.19
牛奶	12	87	6	87	2.00	0.66~2.33
咖啡	58	40	39	20	0.74	0.36~1.54

表6.6 某起事件可疑食品的队列研究结果

可疑食品	吃某种食物的人数			未吃某种食物的人数			RR	95%CI
	发病	合计	罹患率	发病	合计	罹患率		
鸡腿	152	195	78%	13	39	33%	2.30	1.50~3.70
大排	154	215	72%	11	19	58%	1.50	0.84~2.60
青菜	101	136	74%	64	98	65%	1.10	0.95~1.40
卤蛋	147	207	71%	18	27	67%	1.10	0.80~1.40
白菜	107	155	69%	58	79	73%	0.94	0.79~1.10
馒头	72	88	82%	47	68	69%	1.70	0.96~3.00

（二）食品卫生学调查结果

描述食品卫生学调查的主要结果，包括可疑食品及其原料的来源、剩余数量及流向；可疑食品的制作时间、配方、加工方法和加工环境卫生状况；成品与半成品的保存、运输、销售条件；食品制作人员的卫生和健康状况；分析造成食品污染的环节。必要时可绘制食品加工流程图。如图 6.2 为一起事件调查中绘制的食品加工流程图。

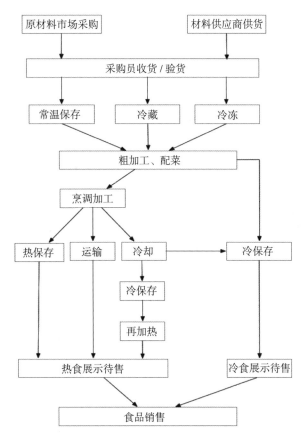

图 6.2 某起事件所涉餐饮单位食品加工流程图

（三）实验室检测结果

按检测时间、检测单位、样本类型（食物、生物或环境样本）或检验项目分别介绍具体的检验结果，对于调查结论判断有主要作用的检验结果应详细说明。信息较多时可采取表格等形式进行描述。如表 6.7 所示为一起事件的实验室检测结果。

表 6.7　某起事件采集样本检测结果一览表

样本种类数量		诺如病毒		沙门氏菌	
		数量	阳性数	数量	阳性数
生物样本	病例肛拭子	10	0	10	9
	厨师便标本	16	0	16	0
食物样本	菠菜鸡蛋	–	–	1	1
	小炒肉	–	–	1	0
	米饭	–	–	1	0
	蒜蓉快菜	–	–	1	0
环境样本	后厨环境涂抹	10	0	10	0

六、调查结论

调查结论应综合临床特点表现、描述性流行病学结果、分析性流行病学结果、食品卫生学调查结果和实验室检验结果进行病因分析和推断，对该事件作出可能的结论判断。结论应包括事件性质、致病因子、肇事单位、暴发原因、可疑食品等内容。如果通过现有资料和证据不能得出明确结果，需要列出不能得出结论的原因。如下为一起细菌性食源性疾病暴发事件的调查结论。

1. 临床表现

病例临床表现基本一致，主要为腹泻、腹痛和发热，伴有恶心、呕吐等症状，符合沙门氏菌感染临床表现。临床检测显示病例均白细胞计数升高，且大部分伴中性粒细胞百分比升高，提示可能为细菌性感染。

2. 流行病学特征

病例发病时间集中，潜伏期 0.5~26.5 小时，平均潜伏期 13 小时，发病时间流行曲线呈点源暴露，经最长潜伏期后未见新发病例，符合沙门氏菌的潜伏期特征（4~48 小时）。病例均食用 4 月 24 日食堂提供的晚餐，72 小时内无其他共同就餐史。分析流行病学提示可疑食品为 4 月 24 日晚餐菠菜鸡蛋，且病例普遍反映鸡蛋较生嫩。

3. 食品卫生学调查

经调查，菠菜鸡蛋炒制时间较短，存在未能将污染鸡蛋的沙门氏菌灭活的可能。加工好的菠菜炒鸡蛋最早出锅，在室温（28℃）下储存了 4 个小时，可能导致沙门氏菌大量增菌。

4. 实验室检测结果

10 名病例肛拭子样本中，9 件检出肠炎沙门氏菌，4 月 24 日晚餐菠菜鸡蛋样本检出肠炎沙门氏菌，PFGE 结果显示所有菌株带型一致。

综合上述调查结果，该事件为一起食用菠菜鸡蛋导致肠炎沙门氏菌感染的食源性疾病暴发事件，致病原因可能为经沙门氏菌污染的鸡蛋未完全烧熟煮透，且在较高室温下长时间放置导致细菌大量繁殖。

七、建议

所提建议应详细化和具体化。建议围绕本次食源性疾病暴发事件的特点和性质，提出针对性的整改意见和预防控制措施，包括发布食品消费预警、召回相关食品、对污染食品的无害化处理、清洗消毒加工场所、改进加工工艺、维修或更换生产设备、调离受感染的从业人员、加强从业人员培训、开展公众宣传教育等。

八、附录

报送调查报告有时还需要附加相关材料，如食源性疾病病例一览表等。需要注意的是，调查报告会涉及患者或协助调查人员的个人信息，进行报送时应注意个人隐私信息的保密。

第五节
科学论文的格式与内容

科学论文是将调查报告的信息与结果按照论文写作的要求，进行科学概括并上升为理论性的文章。在专业学术杂志上发表调查结果的科学论文对于发挥流行病学调查具有更深远的作用，对加强交流和流行病学能力建设具有重要意义。科学论文类调查报告必须要遵循论文撰写的要求，现将各部分的主要要求介绍如下。

一篇医学论文的好坏，取决于文章的内容和写作方法，尽管科技论文的内容不同，作者创作风格各异，但其构成和表达基本是相同的，基本要素包括题目、作者署名和工作单位、摘要、关键词、引言、正文、结论、参考文献。

一、题目

论文的题目首先要做到符合期刊要求，吸引读者并且信息完整。避免过度夸张，要包含关键词方便他人搜索到文章。应该是全文主题的高度概括，准确、简明的反映文章中最主要的特定内容。具体要求为：

（1）尽量使用能充分反映论文文题内容的短语，指出论文中有特点、有独创性、有特色的内容，不必使用主、谓、宾结构的完整语句，且最好不使用标点符号。

（2）尽可能含有较多的关键词，字数不宜超过 25 个汉字。为利于国际交流，论文宜有外文（多用英文）题名。

（3）前半段通常为研究内容对象，多用限定词和主题词。后半段为研究内容，根据主旨不同，常用词汇为评价、探讨、分析、应用、报告、调查等。

下列情况允许有副标题：题目语义未尽，用副标题补充说明论文中的特定内容；调查成果分几篇报道，或是分阶段的调查结果，各用不同副标题以区分其特定内容；其他有必要用副标题作为引申或说明者。

总之，好的题目可以引起人们的阅读兴趣，帮助揭示主题，有助于读者加深理解论文的主要内容和基本观点。

二、作者署名和工作单位

科学论文应有作者信息，并置于题名之下。作者信息具有以下意义：拥有著作权的声明；文责自负的承诺；联系作者的渠道。作者信息的内容，一般包括作者姓名、工作单位及通信方式等。为利于国际交流，论文宜有与中文对应的外文（多用英文）作者信息。

科学论文作者的署名应遵守实事求是的原则，应为直接参加事件调查处置的全部或主要部分工作，并做出主要贡献者，应是论文的责任者和执笔者，并能对关键性的学术问题做解答和答辩。署名应署真名、全名，不署笔名。标注集体作者信息时，应按对研究工作贡献的大小排列名次。除正式作者外，其余参加或提供部分资料的单位和人员可列入致谢中，注明他们的贡献和劳动以表示感谢。作者单位应使用全称，包括所在省、自治区、直辖市、特别行政区和城市名及邮政编码。

三、摘要

摘要又称内容提要，是从论文中提炼出来的要点，可扼要地向读者介绍论文的主要内容和观点，是全文的高度浓缩。摘要应具有独立性和自明性，并拥有与一次文献同等量的主要信息，即不阅读文献的全文就能获得必要的信息。因此，摘要是一种可以被引用的完整短文。

摘要通常由五个部分组成：背景、目的、方法、结果和结论。应采用第三人称叙述方式，不使用"本人""作者""我们"等作为摘要陈述的主语，一般也不在摘要的开头冠以"本文"的字样。

中文摘要的字数，原则上应与论文中的成果多少相适应，在一般情况下，以不超过400字为宜。中文摘要、外文摘要内容宜对应，为利于国际交流，外文摘要可以比中文摘要包含更多信息。

四、关键词

关键词是为了满足文献标引或检索工作的需要而从论文的标题、正文和摘要中选取出来的词或词组，以3~8个为宜，置于摘要之后。关键词要有检索意义，不应使用太泛指的词，例如"方法""理论""分析"等。关键词的撰写应符合《学术出版规范 关键词编写规则》（CY/T 173–2019）的规定。

关键词首要要选取列入《汉语主题词表》《MeSH》等词表中的规范性词。关键词应直接从文章的文题和正文中抽取，这个词在文章中是什么字面形式就是什么字面形式，不应作任何处理。

五、正文部分

1. 引言

引言为学术论文或调查报告的开端，通常包含调查的背景、目的、理由。引言应简明地介绍调查的背景、相关领域的历史与现状，切合主题，言简意赅，突出重点及创新点，客观评价前人的研究，但要慎用"首创""首次报道""过去未有报道""文献未见报道"等词句，避免自我评价。通常应该说明为什么要进行这项调查研究，例如某种疾病的暴发流行，或某种现象需要解释，或探索某些卫生事件发生的原因。

2. 对象与方法

在学术论文中也常称对象和方法，说明调查涉及的对象人群、调查研究设计及统计学方法。

（1）研究对象：对于调查对象及其分组情况，应该扼要、准确的进行说明，如病例的定义、病例组及对照组的选择。

（2）研究方法：说明搜索病例的方法，如面谈、电话调查或搜索病例监测网等；现场流行病学调查方法，如病例对照研究或队列研究等；食品卫生学调查方法；实验室检测方法，只需进行简要的概述，一般不必很详细，特别当实验方法是通用的时候，则只需要写出所用实验方法的名称即可；统计学分析方法，应说明所用统计软件及统计学界值的标准，如 $P<0.05$ 为差异有统计学意义等。

3. 结果

结果部分是调查报告或论文的核心，描述从数据收集和分析中总结的信息，并包括对该信息的初步解释，全文的结论由此得出，讨论由此引发，判断由此导出。结果应是所有的原始数据的归纳和统计学处理，可根据内容的要求，结合图、表、文字的特点，将研究结果一一列出。

对于食源性疾病暴发事件流行病学调查的学术论文，结果的内容可参照流行病学调查报告结果部分的内容，可按以下顺序或选择重要部分依次阐述：基本情况、临床症状体征、三间分布特征、危险因素暴露情况、食品卫生学调查结果、实验室检测结果等。但要注意，不要把未经统计学处理的原始数据直接输出，与论文无关的资料不必详细罗列。

格式应选择文字结合图表的形式，主要调查结果可以用图表、照片等形式表现，文字叙述是解释图表和照片，此时不需要作者另加评论，但应结合所论证的观点加以表述，更加明确使用图表之目的。但需要注意的是，凡能用少量文字说明的问题，最好不用统计图表，图表能说清楚的，则应压缩文字，文字和图表不应重复使用。整体描述原则为详细、确切、合乎逻辑。

图表制作时应简明扼要，应有序号、标题，表内的标目排列要合理。制表要求重点突出、主次分明、结果完整，有自明性。医学论文表格均常规应用三线表。表题要简明而确切，必要时注明时间和地点。表内数字要准确无误，应注明"–""…"等的含义。注释或缩略词等需要说明的问题可在表下附注。制图同样要突出重点，图形简单、结构合理，符合统计学规范化要求，多采用示意图（如结构图、流程图等）与统计图。图中文字说明应简要明了，需要时可用数码或代号标示，并附以图注说明。

4. 讨论

讨论应从结果出发，实事求是地进行科学解释与评价。讨论部分是作者对结果的思考、理论分析和科学推论，应重点突出，合乎逻辑，避免出现结果不足以支持的观点。讨论要有一定的深度，提高其学术价值。

讨论应建立在通读大量文献和资料的基础上，讨论的透彻与否，很大程度上取决于文献掌握的多少。引证要选择近代的、主要的资料，从广度和深度两方面来丰富和提高对调查结果的认识，并通过对结果的阐明论证，引出恰当的讨论，为文章的结论提供理论上的依据。

讨论的撰写应适当划分段落，每个段落设定一个中心思想，围绕中心思想，由浅入深展开讨论。段与段之间应该逻辑连贯。其中，如果涉及到对所用方法的讨论，通常置于主要讨论点之后。

讨论的最后可以针对本次调查的优缺点进行讨论，客观的评价将增加文章的学术性和现实意义。

5. 结论

结论也称为结束语、总结等，是提出本次调查的主要认识或者论点，是对研究结果和论点的提炼与概括，不是摘要或主体部分的简单重复，宜做到客观、准确、精炼、完整。结论不是论文的必要组成部分，如果结论比较明确，则无需讨论，可把结论和讨论合并一项，列出标题为"结论与讨论"。

六、致谢

致谢是作者对调查过程与论文写作中提供帮助的组织和个人予以感谢的文字记录，内容应客观、真实，语言宜诚恳、真挚、恰当。

七、参考文献

论文中应引用与研究主题密切相关的参考文献。通常采用顺序编码制，置于文末。参考文献的著录项目、著录符号、著录格式，以及参考文献在正文中的标注法，应符合

《信息与文献——参考文献著录规则》（GB/T 7714-2015）的规定。一般应选近10年的新资料。

八、科学论文类调查报告写作中应注意的伦理道德问题

作为医务工作者，对于患者资料的保护是最基本的素质要求。因此，在科学论文类调查报告撰写过程中，应注意保护病例或对照人员的个人资料，对涉及食品企业也应以代称进行描述。

参考文献

［1］王陇德．现场流行病学理论与实践［M］．北京：人民卫生出版社，2004.

［2］金培刚，丁钢强，顾振华．食源性疾病防制与应急处置［M］．上海：复旦大学出版社，2006.

［3］中华人民共和国卫生部．卫生部办公厅关于印发《食品安全事故流行病学调查技术指南（2012年版）》的通知［J］．中华人民共和国卫生部公报，2012（6）：23.

［4］赵同刚，马会来．食品安全事故流行病学调查手册［M］．北京：法律出版社，2013.

［5］许国章，魏晟．现场流行病学［M］．北京：人民卫生出版社，2017.

［6］赵金鑫，张玉静．医学科技论文写作规范［J］．中华现代护理杂志，2011，17（21）：1674-2907.

［7］国家市场监督管理总局 国家标准化管理委员会．学术论文编写规则：GB/T 7713．2-2022．［S］．北京：中国标准出版社，2022.

［8］国家新闻出版署．学术出版规范 关键词编写规则：CY/T 173-2019．［S］.

［9］邹强，盛晓阳，曹立明．医学论文写作时应注意的伦理道德问题［J］．中华医学科研管理杂志，2014（2）：1006-1924.

第七章
食源性疾病暴发事件
案例选编

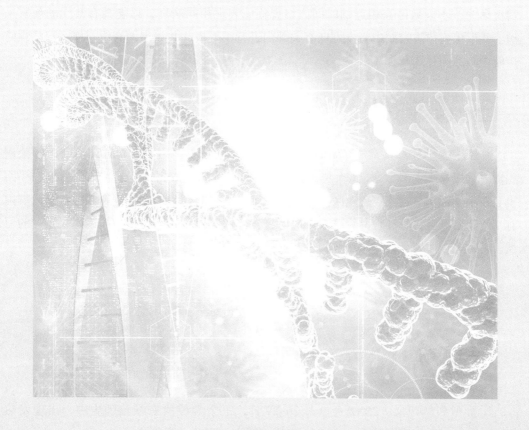

一起沙门氏菌引起的食源性疾病暴发事件流行病学调查报告

一、背景

20XX 年 9 月 28 日 2:00，某市 A 地区疾病预防控制中心接辖区 A 医院报告接诊了 4 名 A 中学学生，主要症状为腹泻、发热、腹痛、头痛。14:30，B 地区疾病预防控制中心也接到辖区 B 医院报告接诊了 6 名 B 学校学生，临床表现为腹泻、发热、腹痛、头痛。15:40，C 地区疾病预防控制中心也接到辖区 C 医院报告接诊了 4 名 C 学校学生，临床表现为腹泻、发热、腹痛、头痛。某市疾病预防控制中心综合分析三地区报告病例情况认为，不同地区在相近的时间内出现临床表现相同病例，可能具有共同的暴露来源。某市疾病预防控制中心立即向有关部门进行了汇报，并派出调查组与地区疾病预防控制中心共同开展调查。

二、基本情况

A 地区 A 学校有食堂 1 个，教师与学生均在同一餐厅用餐，学生菜谱与教师菜谱相同。学校有小卖部 2 个，1 个位于食堂内，1 个位于教学楼内。学生除在食堂就餐外，也会在小卖部购买食品。B 地区 B 学校有 2 个食堂，分别为学生食堂和教师食堂。校内有 1 个超市经营百货和食品。学生平时除在食堂用餐外，还有从校内超市购买零食的习惯。C 地区 C 学校为寄宿制学校，设有一个食堂，教师与学生均在同一食堂用餐。

三、调查方法

（一）现场流行病学调查

1. 病例定义

①疑似病例定义：20XX 年 9 月 26~29 日，三个学校所有在校师生中，出现发热（体温 ≥ 37.5℃）、腹泻（≥ 3 次 /24 小时）、恶心、呕吐、腹痛症状之一者。

②可能病例定义：20XX 年 9 月 26~29 日，三个学校所有在校师生中，出现发热

（体温 ≥ 37.5℃）或腹泻（≥ 3 次 /24 小时）症状，同时伴有恶心、呕吐、腹痛症状之一者。

③确诊病例定义：20XX 年 9 月 26~29 日，三个学校所有在校师生中，出现发热（≥ 37.5℃）或腹泻（≥ 3 次 /24 小时）症状，同时伴有恶心、呕吐、腹痛症状之一者，且粪便或肛拭子沙门氏菌培养结果为阳性。

2. 病例搜索

通过查阅医疗机构就诊记录、询问病例所在学校老师、查阅校医室就诊记录等方式进行病例搜索。

3. 描述性流行病分析

采用描述性流行病学方法分析病例的临床特征、时间、人群和地区分布特征。

4. 危险因素暴露情况调查

调查所有符合病例定义者的饮食、饮水情况，了解发病者的危险因素。

（二）食品卫生学调查

调查可疑食品制作时间、配方、加工方法和加工环境卫生状况，追踪可疑食品及其原料的来源、剩余数量及流向。

（三）实验室检测

采集病例肛拭子、食堂厨师肛拭子、食堂留样食品、剩余食品样本进行沙门氏菌、志贺氏菌、致泻性大肠埃希氏菌的检测和血清分型，对所有分离出来的阳性菌株采用 PFGE 方法进行同源性分析。

四、调查结果

（一）现场流行病学调查结果

1. 基本情况

共搜索到 94 名病例，A 地区发现 73 名病例，均为 A 学校学生，分布在 4 家医疗机构就诊；B 地区发现 14 名病例，均为 B 学校学生，均在 1 家医疗机构就诊；C 地区发现 7 名病例，均为 C 学校学生，分别在 3 家医疗机构就诊。其中，可能病例 69 名，确诊病例 25 名。所有病例经就诊医疗机构对症治疗均已经痊愈，无死亡病例。

2. 临床特征分布

病例临床表现特征分布见表 7.1。其中，44 名病例进行了血常规检测，84.44% 病例白细胞计数升高，68.89% 的病例中性粒细胞比率升高。18 例进行了便常规检测，66.67% 便检可见红细胞，38.89% 便检可见白细胞。

表 7.1　病例临床症状特征分布

症状 / 体征	人数（n=94）	比例（%）
腹泻（3~20 次 /24 小时）	90	95.74
发热（37.5℃ ~41℃）	85	90.43
腹痛（以脐周痛为主）	79	84.04
恶心	65	69.15
呕吐（1~10 次 /24 小时）	44	46.81

3. 三间分布特征

（1）时间分布

首发病例，赵某某，女，15 岁，A 地区 A 学校高一（3）班，9 月 26 日 12:30 发病，腹痛、腹泻，伴恶心、呕吐。末发病例发病时间为 9 月 29 日 4:40。潜伏期范围为 6~50.8 小时，中位数为 12 小时。9 月 28 日 00:00~18:00 出现发病高峰，主要暴露时间集中在 9 月 27 日午餐至晚餐时段，流行曲线见图 7.1。

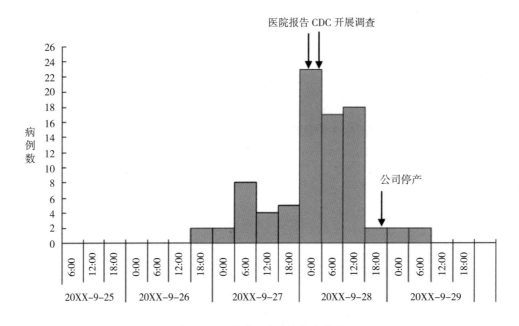

图 7.1　94 名病例发病流行曲线图

（2）人群分布及地区分布

病例年龄为 12~19 岁，平均年龄为 15.7 岁。总罹患率为 2.98%，病例均为学生，教师和学校工作人员无人发病。A 地区 A 学校 73 名病例分布在 30 个班级，平均每班 2.4 人，罹患率为 5.79%；B 地区 B 学校 14 名病例分布在 7 个班，平均每班 2 人，罹患率为 1.93%；C 地区 C 学校 7 名病例分布在 7 个班级，每个班级 1 个病例，罹患率为 0.70%。所有病例分布无班级聚集性，不同学校学生罹患率有统计学差异（P<0.05），具

体情况见表 7.2。

表 7.2 不同地区病例分布情况

地区	学校	班级数	有病例班级数	病例数	总人数	罹患率（%）
A	A	36	30	73	1274	5.79
B	B	20	7	14	880	1.59
C	C	27	7	7	1000	0.70

4. 危险因素暴露情况

（1）饮食情况调查

A 地区 A 学校有食堂 1 个，教师与学生均在同一餐厅用餐，学生菜谱与教师菜谱相同，教师无人发病。学校有小卖部 2 个，1 个位于食堂内，1 个位于教学楼内。病例发病前 72 小时内除在食堂用餐外，还购买过食堂小卖部售卖的某品牌汉堡（生产单位：D 地区某食品有限公司；生产日期：20XX 年 9 月 25 日），该汉堡仅在食堂小卖部售卖。个案调查时，部分学生反映食用的汉堡有异味。汉堡常温放置，小卖部内无微波炉等加热设施，学生购买后直接食用。调查人员在小卖部采集到了剩余汉堡样本 2 件。

B 地区 B 学校有 2 个食堂，分别为学生食堂和教师食堂。校内有一个超市经营百货和食品。学生平时除在食堂用餐外，还有从校内超市购买零食的习惯。20XX 年 9 月 26 日至 27 日中餐及晚餐时段，14 名病例（其中 5 人未在食堂用餐）均食用过学校超市购买的某品牌汉堡（生产单位：D 地区某食品有限公司；生产日期：20XX 年 9 月 25 日）。超市面积约 60m²，为彩钢板搭建的简易房，配有微波炉 2 台。学生在购买汉堡后，自行加热或不加热食用。汉堡在常温放置，调查人员在现场未发现剩余汉堡样本。

C 地区 C 学校为寄宿制学校，设有一个食堂，教师与学生均在同一食堂用餐。C 学校共有 7 名病例。这 7 名病例除在学校用餐外，9 月 27 日 8:00~12:00 从校外某百货商店购买某品牌汉堡。调查人员未发现剩余汉堡样本。

（2）其他危险因素调查

3 所学校均为市政供水，学校附近居民未有类似病例报告。

（二）现场卫生学调查结果

监管部门对汉堡生产厂家的调查结果显示：9 月 24 日，该公司从某冷冻食品经营部购进脱骨鸡腿肉 360kg。9 月 25 日，该公司以脱骨鸡腿肉为原料生产 1050 个汉堡（生产日期：20XX0925，保质期为 3 天）。9 月 25 日早晨由 4 个经销商送出销售，其中一个经销商 1 将 600 个汉堡销售到 A 地区 A 学校 175 个，B 地区 B 学校 176 个，其余的汉堡销往 C 地区某百货商店。可疑食品汉堡的加工流向见图 7.2。

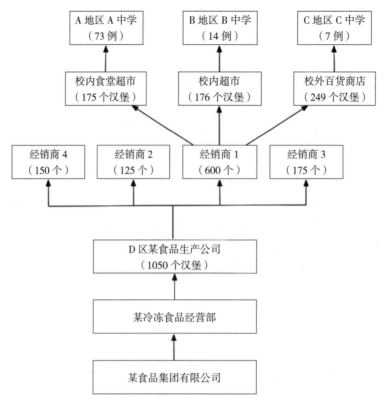

图 7.2　可疑食品汉堡的加工流向图

（三）实验室检测结果

共采集样本 47 件，其中，病例肛拭子标本 38 件、未售出的某品牌汉堡 2 件、汉堡生产公司采集的汉堡生产原料脱骨鸡腿肉 4 件和同批次的鸡副产品 3 件。实验室检出 31 株肠炎沙门氏菌，其中，28 株来自病例肛拭子标本，1 株来自 A 地区汉堡，1 株来自 D 地区脱骨鸡肉，1 株来自 A 地区鸡副产品。

对上述阳性菌株采用 PFGE 技术进行同源性分析，其中，A 地区采集的剩余食品汉堡分离的菌株（FS1）为带型 1，与 22 名患者分离株（A 地区 17 株、B 地区 3 株、C 地区 2 株）带型一致。自 D 地区从制作汉堡的鸡肉原料中检出的 1 株肠炎沙门氏菌（FT01）为带型 2，与 6 株患者分株（A 地区 3 株、B 地区 2 株，C 地区 1 株）带型一致。A 地区供货商采集的同批次鸡副产品中检出 1 株肠炎沙门氏菌（2013-1013-S-1）为带型 3。带型 2 与带型 3 仅有 2 条条带的差异，带型 1 与带型 2 仅有 2 条条带的差异，见图 7.3。

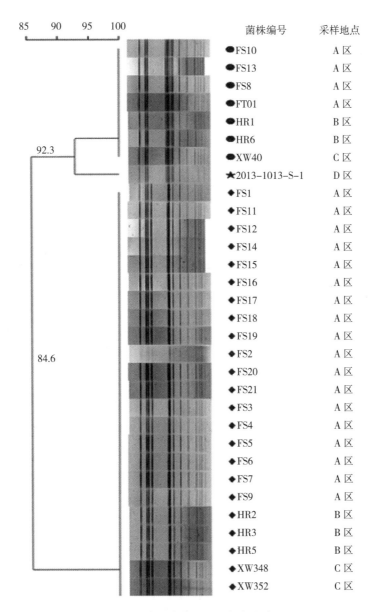

图 7.3　沙门氏菌 PFGE 聚类图谱

五、调查结论

20XX 年 9 月 26~29 日，A、B、C 三所不同学校出现的病例具有相似的症状与体征，病例的临床表现、潜伏期符合沙门氏菌食源性疾病暴发的特点，病例发病前均食用过某品牌汉堡。实验室从病例的肛拭子和病例食用的同批次汉堡中检出 PFGE 带型一致的肠炎沙门氏菌。根据《沙门氏菌食物中毒诊断标准及处理原则》（WS/T13–1996），此事件确定为一起由食用某品牌汉堡导致肠炎沙门氏菌感染引起的食源性疾病暴发事件。

六、建议

该食品生产公司停产，召回全部产品，清洗消毒加工场所。对公司管理者及员工进行食品卫生培训及健康教育。

本次事件未能对食品生产单位开展现场卫生学调查，无法查明汉堡污染的具体原因，建议开展深入调查和溯源，从根源上找到污染原因，防止类似事件的发生。

案例二
一起副溶血性弧菌引起的食源性疾病暴发事件流行病学调查报告

一、背景

20XX 年 7 月 13 日 00:34，A 地区疾病预防控制中心接到 A 地区区医院报告：有 5 名在 K 酒店用餐的人员陆续到区医院就诊，患者均有腹泻、呕吐等症状，怀疑与食品有关。为调查事件范围及强度，查明原因，提出防控措施，地区疾病预防控制中心派专业人员于 7 月 13 日 1:30 到达 A 地区区医院及 K 酒店开展流行病学调查处理。

二、基本情况

K 酒店有限公司位于 A 地区 XX 路 XX 号。该酒店 7 月 10~14 日共接待 A 培训班（760 人）、B 培训班（50 人）、C 疗养团（200 人）和 D 旅行团（70 人）四批客人，四批客人用餐均在酒店主楼食堂。主楼食堂分上、下两层，每天以自助餐的形式供应早、中、晚餐，统一由主楼食堂后厨供应同样菜品。

7 月 12 日 19:00，A 培训班学员曲某某开始出现腹泻、腹痛等症状，随后陆续有多名培训人员出现类似症状，遂至 A 地区医院就诊，区医院以疑似食源性疾病暴发事件上报 A 地区疾病预防控制中心，地区疾控上报地区卫健委并立即开展调查。截止 7 月 19 日，所有病例均痊愈。

三、调查方法

（一）现场流行病学调查

1. 病例定义

20XX 年 7 月 10~14 日期间，在 K 酒店有限公司接待的所有人员中，出现腹泻（≥ 3 次 /24 小时）且大便性状改变，伴有腹痛、恶心、呕吐症状之一者。

2. 病例搜索

通过与相关人员访谈、查看 A 地区区医院和 Z 医院发热门诊与肠道门诊日志、食源性疾病监测系统、肠道门诊早期监测预警系统病例监测等进行病例搜索。

3. 病例对照研究

选择 23 例病例作为病例组，选择 31 名无任何临床症状的学员作为对照组，采取自填式问卷调查的方式，收集 7 月 11~12 日间病例和对照组进食情况。

（二）食品卫生学调查

通过访谈与查阅相关记录等方法，了解 K 酒店有限公司食物种类、来源、加工过程和食用方法；现场观察食物加工场所的布局、卫生条件与卫生设施；询问从业人员健康状况；查看加工场所卫生管理情况（从业人员健康证等）。

（三）实验室检测的内容与方法

分别于 7 月 13~14 日采集工作人员、病例肛拭子 13 件、便标本及呕吐物 11 件、可疑剩余食品及原材料 12 件，工作人员及环境涂抹 11 件，共 47 件。依据流行病学调查和临床症状体征确定检测项目为沙门氏菌、副溶血性弧菌、诺如病毒。

四、调查结果

（一）现场流行病学调查结果

1. 基本情况及临床特征

根据病例定义，共搜索到病例 26 例。26 名病例自述临床症状为腹泻（3~20 次 /24 小时，多为水样便）、恶心、呕吐（1~10 次 /24 小时）、腹痛等。26 名病例分别于区医院、Z 医院肠道门诊、急诊就诊。26 例病例临床症状见表 7.3，其中，20 例病例进行了血常规检测，检测结果见表 7.4。

表 7.3　病例临床症状特征分析表

症状/体征	人数（n=26）	百分比（%）
腹泻（稀便或水样便）	26	100.0
腹痛	21	53.8
恶心	19	73.1
呕吐	14	80.8

表 7.4　病例血常规检测结果一览表

检测项目	人数（n=20）	百分比（%）
白细胞计数升高	20	100.0
中性粒细胞数量升高	20	100.0
中性粒细胞百分比升高	17	85.0

2. 三间分布特征

（1）时间分布

首发病例：A 培训班学员赵某某，女，21 岁。该患者于 7 月 12 日 17:30 开始出现腹泻、腹痛等症状，遂到 A 区医院就诊，医院给予抗菌、解痉、补液等对症支持治疗后病情好转。

7 月 12 日 17:30 至 7 月 13 日 21:00 共出现 26 例病例，7 月 12 日 21:00 至 7 月 13 日 03:00 出现发病高峰，最短潜伏期 10 小时，最长潜伏期 37 小时，中位潜伏期 16.5 小时。14 日以后无新发病例出现。疫情持续时间为 27.5 小时，流行病学曲线显示本次疫情呈现点源暴露模式，如图 7.4。

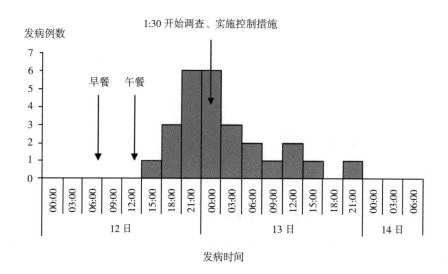

图 7.4　26 名病例发病流行曲线

（2）人群分布

26 例病例分布在 2 个培训班，22 例为 A 培训班学员，4 例为 B 培训班学员。调查 26 例病例发病前就餐地点，均于 7 月 12 日在 K 酒店有限公司主楼食堂就餐。当日酒店主楼食堂平均每餐次接待人数 300 余人，总体罹患率为 8.7%。26 名病例中有 15 名女性，11 名男性，年龄 21~42 岁。

（3）空间分布

26 例病例分布在 2 个培训班。2 个培训班学员分布在 2 栋住宿楼内。A 培训班学员在食堂一楼就餐，B 培训班学员在食堂二楼就餐。经调查，7 月 10~14 日期间，C 疗养团和 D 旅行团无人员发病，详见表 7.5。

表 7.5　K 酒店有限公司 7 月 10~14 日接待情况一览表

培训班名称	接待日期	住宿分布	就餐地点	就餐餐次	总人数（就餐人数）	发病人数	罹患率（%）
A 培训班	7 月 15~16 日	1 号楼、2 号楼后区、3 号楼	主楼食堂一楼	早中晚	760（300）	22	7.33
B 培训班	7 月 10~14 日	2 号楼前区	主楼食堂二楼	早中晚	50（50）	4	8.00
C 疗养团	7 月 10~14 日	4 号楼	主楼食堂一楼、二楼	早中晚	200（200）	0	0
D 旅行团	7 月 12 日晚	2 号楼前区	主楼食堂一楼	晚	70（70）	0	0

3. 病例对照研究

87.0%（20/23）的病例食用过 7 月 12 日早餐，而对照中 54.8%（17/31）的人食用过 7 月 12 日早餐，提示 7 月 12 日早餐是危险因素（OR=5.49，95%CI：1.35~22.37），而病例和对照在其他餐次暴露上差异无统计学意义（详见表 7.6）；44.4%（8/18）的病例食用过 7 月 12 日早餐中的海带丝，而对照中仅 11.8%（2/17）的人食用过 7 月 12 日早餐的海带丝，提示 7 月 12 日早餐的海带丝是危险因素（OR=6，95%CI：1.05~34.32），而病例和对照在其他食物暴露上差异无统计学意义（详见表 7.7）。

表 7.6　病例对照各餐次暴露情况

餐次	人数		暴露比例（%）		OR	95%CI
	病例（n=23）	对照（n=31）	病例	对照		
11 日早餐	19	19	82.6	61	3	0.82~10.99
11 日午餐	16	24	69.6	77	0.67	0.20~2.27
11 日晚餐	19	23	82.6	74	1.65	0.43~6.34
12 日早餐	20	17	87.0	55	5.49	1.35~22.37
12 日午餐	14	22	60.9	71	0.64	0.20~1.99
12 日晚餐	16	19	69.6	61	0.69	0.23~2.05

表 7.7　18 例病例和 17 例对照的食物暴露情况

暴露因素	人数		暴露比例（%）		OR	95%CI
	病例 （n=18）	对照 （n=17）	病例	对照		
咸菜	10	16	56	94	0.08	0.01~0.72
酱豆腐	2	3	11	18	0.58	0.09~4.01
泡菜	2	1	11	6	2	0.16~24.33
豆腐丝	10	4	56	24	4.06	0.95~17.43
海带丝	8	2	44	12	6	1.05~34.32
雪菜花生	3	1	17	6	3.2	0.3~34.24
醋溜白菜	4	3	22	18	1.33	0.25~7.08

4. 其他危险因素分析

26 名病例发病前未接触过类似症状的患者；近期无旅游外出史；无宠物饲养史；饮用水为城市管网供水，均烧开后饮用或饮用各种品牌的瓶装矿泉水。

（二）食品卫生学调查结果

该酒店主楼食堂共有 24 名厨房工作人员，仅有 7 名工作人员有健康证，现场查看烹饪场所卫生状况差。进购的鱼、肉、蔬菜等混放在一起，清洗间水池未按标识使用，生熟食品使用的容器、刀具、砧板无严格区分。可疑食品海带丝为成箱新鲜盐渍海带丝，7 月 11 日 10:00 与鱼、肉、蔬菜类一同采购，共计 10 箱，常温存放于库房内。7 月 11 日晚取出 1 箱海带丝，敞口存放于洗鱼、洗肉、洗菜的池子旁，7 月 12 日早餐前反复冲洗盐渍，切好凉拌后食用。

（三）实验室检验结果

采集 3 名厨师、17 名病例的肛拭子、粪便、呕吐物标本进行细菌学检测。A 地区疾病预防控制中心实验室从 1 名厨师、10 名病例的肛拭子及粪便标本中分离得到 tlh 和 tdh 基因阳性副溶血性弧菌。

脉冲场凝胶电泳法分析结果提示 11 株副溶血性弧菌有 9 株具有完全相同的 PFGE 带型。提示这些菌株在分子水平具有紧密相关和高度同源性。见图 7.5。

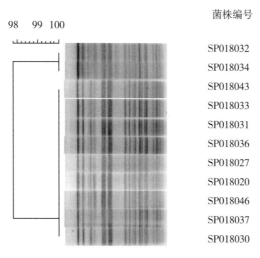

图 7.5　11 份副溶血性弧菌分离株的 PFGE 图谱

五、调查结论

该事件为一起因食用 K 酒店主楼食堂早餐导致副溶血性弧菌感染引起的食源性疾病暴发事件。可疑食品为 7 月 12 日早餐提供的凉拌海带丝。依据如下：

（1）病例临床表现以腹泻（≥ 3 次 /24 小时）、恶心、呕吐、腹痛等症状为主，腹痛呈阵发性或绞痛性，粪便多为水样便，符合副溶血性弧菌引起的食源性疾病的临床表现。

（2）流行曲线为点源暴露模式，最短潜伏期 10 小时，最长潜伏期 37 小时，中位潜伏期 16.5 小时，符合副溶血性弧菌引起的食源性疾病的潜伏期。所有患者均有在 K 酒店主楼食堂就餐史，病例对照研究结果提示 K 酒店有限公司提供的 7 月 12 日早餐为可疑餐次，凉拌海带丝为可疑食品。

（3）现场卫生学调查发现食品烹饪场所卫生状况差，可疑食品海带丝从原料采购到清洗环节存在与水产品的交叉污染风险，海带丝清洗后未经加热，直接凉拌后供餐。

（4）实验室结果显示 20 份肛拭子及粪便标本中分离得到 11 份副溶血性弧菌。脉冲场凝胶电泳法分析结果提示 11 株副溶血性弧菌有 9 株具有完全相同的 PFGE 图谱，提示这些菌株高度同源性，具有共同的暴露来源。

六、建议

加强对 K 酒店餐饮中心的监督管理，一是从业人员健康管理方面，餐饮服务从业人员需有健康证明和卫生知识岗前培训证明。二是规范 K 酒店经营餐饮活动中食品原材料供应、存储、加工及供餐场所管理行为，提示酒店食品加工及存储一定要做到生熟分开，杜绝交叉污染。

案例三

一起诺如病毒引起的食源性疾病暴发事件流行病学调查报告

一、背景

20XX 年 3 月 5 日 15:30，A 地区疾病预防控制中心接到 A 地区 A 公司有多人出现腹泻、呕吐等症状的报告，怀疑与食品有关。为调查事件范围及强度，查明原因，提出防控措施，A 地区疾病预防控制中心专业人员赴现场进行调查。

二、基本情况

A 公司设 8 个办公部门，1 个内部食堂，1 个保洁中心，现有工作人员 508 人。该单位为 11 层办公大楼（图 7.6）：1~3 层为对外服务大厅，工作人员 196 人；4~10 层为内部办公区，由部门 1、部门 2、部门 3、部门 4、部门 5、部门 6、部门 7 共 7 个部门组成，工作人员 291 人；11 层为餐厅，就餐区和厨房操作间均在该层，工作人员 11 人。保洁人员为外包，每天负责大楼各楼层厕所、公共区域的保洁消毒，共 10 人。

3 月 4 日上午，1 名部门 2 工作人员上班期间出现身体不适，腹泻 10 次，未就诊。随后多名工作人员陆续出现腹痛、呕吐等症状，当天下午部分人员缺勤。

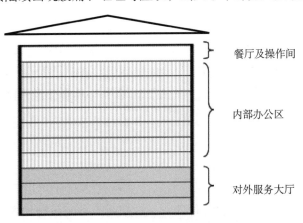

图 7.6　A 地区 A 公司布局图

餐厅及操作间

内部办公区

对外服务大厅

三、调查方法

（一）现场流行病学调查

1. 病例定义

（1）疑似病例定义：20XX 年 3 月 1~8 日期间，A 公司员工及后勤人员中出现恶心、腹泻（≥ 2 次 /24 小时）、腹痛、呕吐、发热症状之一者。

（2）可能病例定义：疑似病例腹泻 ≥ 3 次 /24 小时或出现呕吐症状者。

2. 病例搜索

通过工作人员访谈、查阅职工缺勤记录、走访服务大厅区、办公区及食堂等方式进行疑似病例搜索。通过疑似病例的具体症状及体征，确定可能病例范围，并完成病例的个案调查，为流行病学分析研究提供基础资料。采用描述性流行病学研究了解事件总体情况、临床特征及三间分布。

3. 危险因素暴露情况调查

调查所有可能病例的饮食、饮水情况，了解发病者的危险因素。采用病例对照研究分析可疑食品或可疑餐次与发病的关联性。对 A 公司未发病人员按照不同办公部门、食堂和保洁进行分层抽样，进行健康对照个案调查。将所搜索到的病例及健康对照作为研究对象，开展病例对照研究。

（二）食品卫生学调查

通过访谈和查阅记录等方法，了解 A 公司食堂制餐、分售及人员管理情况。通过访谈了解，必要时请食堂工作人员展示可疑餐次食物加工流程。

（三）实验室检测

A 疾病预防控制中心采集可疑餐次留样食品、厨房刀具、菜墩、就餐用具涂抹样本、市政水、直饮水、病例便标本进行相关检测，具体项目见结果部分。

四、调查结果

（一）现场流行病学调查结果

1. 基本情况及临床特征分析

3 月 1~8 日共发现可能病例（后病例分析均指可能病例）78 人，罹患率 15.3%，病例为 A 单位办公人员及食堂人员，保洁人员中未搜索到病例。首发病例发病时间为 3

月 4 日 9:30，自述当日上午上班后自感不适，当日腹泻 10 次，稀便。经调查，病例发病时间集中在 4 日下午和 5 日上午，主要症状为腹泻、呕吐，部分患者伴腹痛和发热。78 名病例分布于整个大楼，涉及 7 个部门和食堂。其中 19 人就诊，血常规检查无特殊发现，个别显示白细胞总数伴中性粒细胞偏高，被诊断为"肠胃炎"。无住院病例，无重症病例，无死亡病例。临床表现见表 7.8。

表 7.8 78 名病例临床特征分析

症状	人数	比例（%）
腹泻	66	84.6
呕吐	52	66.7
腹痛	26	33.3
发热（体温≥ 37.5℃）	23	29.5

2. 三间分布特征

（1）时间分布

3 月 4 日发病 37 人（47.4%），5 日发病 41 人（52.6%），发病时间持续 2 天，详见图 7.7。

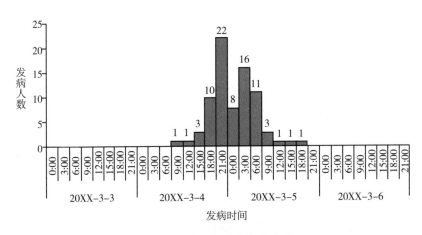

图 7.7　78 名病例发病流行曲线图

潜伏期推断：图 7.7 显示，发病时间集中在 3 月 4 日及 3 月 5 日，流行曲线呈现点源暴露的典型特征。根据世界卫生组织推荐的暴露时点推断方法（即发病时间中位数向前推首末例的发病时间间隔），推测该起疫情暴露时间为 3 月 3 日 12:00~15:00，接近午餐时间，由此计算最短潜伏期为 21 小时，最长潜伏期为 54 小时，平均潜伏期为 36 小时。

（2）人群分布

病例中男性 25 人，女性 53 人，男女比为 1:2.1，男女罹患率比较，性别差异性不显著。其中 20~29 岁 21 人，30~39 岁 19 人，40~49 岁 20 人，50~59 岁 18 人，年龄最小 25 岁，年龄最大 55 岁，平均年龄 42 岁。

（3）地区分布

A 公司共有 8 个办公部门、1 个内部食堂和 1 个保洁中心，共 508 人。其中，7 个部门和食堂有发病病例，具体情况见表 7.9。

表 7.9　各部门病例分布情况

部门	总人数	发病人数	罹患率（%）
部门 1	14	3	21.4
部门 2	27	3	11.1
部门 3	11	0	0
部门 4	51	7	13.7
部门 5	106	20	18.9
部门 6	32	8	25.0
部门 7	50	8	16.0
对外服务大厅	196	28	14.3
食堂	11	1	9.1
保洁	10	0	0
合计	508	78	15.4

为查明发病的其他可能的传播途径，调查组对 78 名病例进行进一步调查，3 月 4~5 日病例的部门分布和楼层分布相对分散，无明显空间聚集性（见表 7.10）。

表 7.10　各楼层不同日期发病情况

楼层	部门	3 月 4 日发病		3 月 5 日发病		发病合计	
		人数	罹患率（%）	人数	罹患率（%）	人数	罹患率（%）
一层	对外服务大厅	3	6.0	5	10.0	8	16.0
二层	对外服务大厅	3	4.9	6	9.8	9	14.8
三层	对外服务大厅	5	7.7	6	9.2	11	16.9
四层	部门 2	2	7.4	1	3.7	3	11.1
五层	部门 6	5	15.6	3	9.4	8	25.0
六层	部门 3	0	0	0	0.0	0	0
七层	部门 5	9	7.1	11	8.7	20	15.8
八层	部门 7	5	10.0	3	6.0	8	16.0
九层	部门 4	3	5.9	4	7.8	7	13.7
十层	部门 1	1	7.1	2	14.3	3	21.4
十一层	食堂、保洁	0	0.0	1	4.8	1	4.8
合计	—	36	7.1	42	8.3	78	15.4

3. 危险因素暴露情况

A 公司供水来源为城镇管网自来水，工作人员日常饮用水为各楼电热水箱提供的开水。近期未出现过断水、断电等情况。

通过流行曲线进行分析，短时间发病人数快速上升，高峰过后发病人数快速下降，呈现单峰曲线，结合短时间内发病人数快速增多的情况，首先考虑通过食源性污染的可能。

A 公司食堂每日仅提供职工午餐。结合流行曲线，推断 3 月 3 日食堂供应的午餐危险度较高。通过就餐刷卡记录导出，将 A 公司全体人员为研究对象进行队列研究分析，显示 3 月 3 日午餐的 RR 值为 4.33（1.10~17.13），为可疑餐次（见表 7.11）。

表 7.11　可疑餐次的队列研究分析结果

餐次	食用		未食用		RR 值	95%CI
	发病	未发病	发病	未发病		
3 月 1 日午餐	72	389	6	41	1.22	0.56-2.66
3 月 2 日午餐	71	378	7	52	1.33	0.64-2.76
3 月 3 日午餐	76	380	2	50	4.33	1.10-17.13

为查明引起疫情的可疑食物，选择危险度较高的 3 月 3 日午餐进一步调查。将 78 名病例及 84 名健康对照作为研究对象，开展病例对照研究，结果显示，3 月 3 日午餐蜜汁南瓜丁和凉拌苦菊与发病有统计学关联（见表 7.12）。

表 7.12　可疑食品的病例对照研究分析结果

食物	病例		对照		OR 值	95%CI
	食用	未食用	食用	未食用		
凉拌苦菊	76	2	50	34	25.8	5.94-112.39
蜜汁南瓜丁	60	18	46	38	2.75	1.39-5.43
木须肉	43	35	46	38	1.01	0.55-1.89
尖椒土豆丝	63	15	70	14	0.84	0.38-1.88
回锅肉	31	47	40	44	0.73	0.39-1.35
双色鸭块	21	57	32	52	0.60	0.31-1.17

分析结果提示有 2 个危险因素，考虑到各种因素间的相互关系，重新将病例及对照的调查资料进行整理，通过分层分析观察是否存在混杂因素并排除混杂作用的影响。表 7.13 显示，蜜汁南瓜丁为混杂因素，凉拌苦菊为真正的危险食品。

表 7.13　两种可疑食品的分层分析

食物		病例	对照	OR	95%CI
蜜汁南瓜丁	凉拌苦菊				
+	+	60	32	18.75	4.12~85.35
+	−	4	14	2.86	0.46~17.80
−	+	12	18	6.67	1.31~33.92
−	−	2	20	参照	−

对可疑食品凉拌苦菊进一步分析，尝试探究食用凉拌苦菊与发病是否存在剂量反应关系。依据 3 月 3 日调查对象对凉拌苦菊进食量的总体情况，将凉拌苦菊进食量转换为等级资料：少量（＜20g）、大量（≥20g）。表 7.14 结果显示二者有一定关联性。

表 7.14　凉拌苦菊进食量与发病剂量反应关系

餐品	食用量	病例	对照	卡方值	P
凉拌苦菊	少量（＜10g）	21	70	52.28	0.01
	大量（≥10g）	57	14		

（二）食品卫生学调查

1. 基本情况

A 公司食堂位于该楼 11 层，外包由北京 B 餐饮公司人员在此制餐、分售及管理。该食堂餐饮许可证及员工健康证齐全有效。食堂工作人员共 11 人，其中，厨师 4 名、冷荤 1 人、面点 2 人、服务 2 人、管理 2 人。食堂菜品按每周既定食谱制作，提供办公人员、食堂人员和保洁人员每日午餐。3 月 3 日菜谱为凉拌苦菊、蜜汁南瓜丁、白菜豆腐粉条、尖椒土豆丝、双色鸭块、木须肉和回锅肉，主食为包子。根据病例及健康对照的调查，食堂提供菜谱食品类别符合当日实际就餐情况。

用餐前，食堂将该餐次所有食品成品陈列于食堂中心位置，每种食品配备盛菜餐勺。用餐时，所有职工以自助取餐方式，按需自行盛取。

食堂共发病 1 人，该人员主要从事菜品清洗、半成品前处理及餐后食堂清洁。

2. 加工流程

食堂午餐由食堂人员在后厨进行制作加工。据现场调查及食堂管理介绍，食物原料由北京 H 餐饮管理有限服务公司前 1 日晚统一进行粗加工后提供（如蔬菜去根清洗，肉类瘦肥清洗分包等）。主食在食堂面点间加工蒸煮为成品，部分半成品在前 1 天进行食材初加工（肉类进行简单炖制或过油），热菜类当天由蔬菜、肉类或半成品再经炒制等工艺成为成品食物；凉菜在冷荤间进行清洗加工腌制为成品，盛放于食品容器中保鲜膜封存，容器在洗碗间清洗消毒后使用。凉拌苦菊加工流程：先将苦菊去跟、洗净、切段，然后加入盐、生抽、糖、醋、味精调拌好，凉拌苦菊为近期经常性食品，进货原料、辅助配料和加工环节无明显异常。

午餐于9:00开始加工，11:15前结束，餐品于就餐前15分钟备好，11:30~13:00提供大楼办公人员进餐，食堂人员和保洁人员于所有办公人员就餐后开始，所用食谱与该单位办公人员一致。

（三）实验室检验结果

A地区疾病预防控制中心对A地区A公司可疑样本采集及检验结果如下：

（1）采集3月3日午餐留样8件食品进行沙门氏菌、志贺氏菌、致泻性大肠埃希氏菌指标检测，检测结果为未检出。

（2）采集厨房刀具、菜墩及食品盛放容器涂抹样本3件进行大肠菌群指标检测，检测结果均为未检出。

（3）采集市政水1件、直饮水1件进行菌落总数、总大肠菌群、大肠埃希氏菌指标，检测结果未检出。

（4）采集病例便标本35件进行诺如病毒和轮状病毒检测，检测结果显示17件标本为诺如病毒G Ⅱ型核酸阳性（首发病例及食堂员工为阳性）。

五、溯源调查

根据流行病学调查情况和实验室检测结果，20XX年3月A公司聚集性腹泻、呕吐事件已可推断由诺如病毒污染凉拌苦菊引发，但具体污染方式不明。"诺如病毒"感染性腹泻是一种急性肠道传染病，症状多表现为呕吐、腹泻。潜伏期多在24~48小时，最短12小时，最长72小时。结合流行曲线推断，首发病例及食堂病例为此次疫情发生源头可能性较小，首发病例应在3月3日或以前已经受到感染，且不排除有个人刻意隐瞒情况或隐性感染者的可能。

为查明真正的首发病例及污染方式，调查组由"诺如病毒感染"的推断进一步追溯调查。考虑到此次疫情与食品关系密切，对食堂卫生情况进行再次调查，对所有食堂人员进行再次询问调查，重点追踪凉拌苦菊材料、辅料的配备和加工人员发病情况和发病细节。经再次核查，食堂病例自述3月3日清晨有过3次腹泻症状，当天自行服药后症状缓解，未就诊。担心工作追责，故初次调查时有所隐瞒，该人员3月3日当天负责过苦菊的清洗和切段。至此，此次事件真正的首发病例已经找出，可疑食品污染方式已经明确。

六、调查结论

根据流行病学调查、食品卫生学调查和实验室检测结果，20XX 年 3 月 A 地区 A 公司发生的聚集性腹泻、呕吐事件系一起诺如病毒引起的食源性疾病暴发事件。此次事件共涉及 A 公司 7 个部门及食堂共计 78 名工作人员。结合发病时间分布及就餐回顾，发病人员有共同就餐史，可疑食品为 3 月 3 日午餐凉拌苦菊，传播方式为通过共同食用 3 月 3 日午餐凉拌苦菊引起。

七、建议

已对 A 公司全部楼层的卫生间、楼道、食堂、会议室、教室等部位进行终末消毒，消毒总面积达 8000m²。同时对 A 公司提出以下防控措施建议，并督导落实，具体包括：

（1）要求所有发病人员停止工作，居家隔离治疗，症状消失后 3 天恢复工作，禁止组织各种集体活动；检出诺如病毒 G Ⅱ 型阳性的食堂员工，在症状完全消失 3 天后进行诺如病毒检测，至少 2 次便检（间隔 24 小时以上）结果阴性方可恢复从事接触食品的工种。

（2）加强日常消毒，每日做好食堂、卫生间、公共区域等地的消毒，并做好消毒记录。

（3）加强食堂卫生管理，嘱食堂凉菜制作要按操作规程，做好公共餐具及食品器具的清洗消毒。

（4）对 A 公司所有工作人员开展肠道传染病防治健康教育，对食堂从业人员进行食品安全健康教育。

案例四
一起由可乐定引起的食源性疾病暴发事件流行病学调查报告

一、背景

20XX 年 4 月 23 日某市疾病预防控制中心报告：当日中午 12:10 左右，A 餐饮有限公司约 40 名游客用餐后出现乏力、肌肉麻木、视物模糊等症状，病例被送往地区第一医院就诊，怀疑与食品有关。某市疾病预防控制中心接到报告后，立即成立了由食品卫生专家组成的调查小组赶赴现场开展流行病学调查，以查明事件原因。

二、基本情况

A 餐饮有限公司是一家集餐饮、住宿、娱乐于一体的大型休闲度假中心。公司备有客房 87 套，床位 160 张，能同时容纳 1000 人就餐。公司有厨房 1 间，建筑面积约 400m²，分为原料仓库、粗加工间、洗菜间、洗碗间、冷荤间、面案间、炒菜区等功能分区。有厨工 24 人。餐厅用水为自备井水。

三、调查方法

（一）现场流行病学调查

1. 病例定义

20XX 年 4 月 23 日中午在 A 餐饮公司食用午餐后，出现血压下降、心率减慢、瞳孔缩小，并伴随恶心、呕吐、嗜睡、视物模糊症状之一者。

2. 病例搜索及危险因素暴露情况调查

根据病例定义对当日中午在餐厅就餐的患者逐一进行排查，完成病例的个案调查，包括被调查者基本情况、发病情况、诊疗情况、发病前 72 小时进食情况。采用现况调查描述事件的流行病学特征，探索可疑餐次及食品。

（二）食品卫生学调查

通过与餐饮公司负责人和厨房工作人员访谈，调查可疑食物的加工过程，加工环节存在的各种危害因素。

（三）实验室检测

采集病例餐桌的剩余食品 19 件，采用"食物中毒现场快速检测箱"分别进行砷、汞、银化物、锑、铋、亚硝酸盐、氟乙酰胺、鼠药安妥、有机磷农药、氨基甲酸酯类农药、毒鼠强共 11 项指标的现场快速检测。

同时将采集剩余食品样本 19 件，病例血液、尿液和呕吐物样本各 1 件，调料等样本 35 件送检进行毒物筛查。

四、调查结果

（一）现场流行病学调查结果

1. 临床特征分布

发现符合病例定义者 40 人。首发病例为张 XX，在午餐后 15 分钟出现乏力、肌肉麻木、视物模糊，并伴有恶心、呕吐、面色苍白等症状。病例经各医院积极救治，患者均康复出院，无死亡病例。患者的主要症状与体征见表 7.15。

表 7.15　100 名病例的临床特征分析

症状 / 体征	病例数	百分比（%）
血压下降	36	90
心率减慢	34	85
恶心	29	73
呕吐	10	25
嗜睡	8	20
视物模糊	7	18

2. 三间分布特征

（1）时间分布

首发病例发病时间为 20XX 年 4 月 23 日 11:40 左右，大部分病例的发病时间集中在 20XX 年 4 月 23 日 12:10 左右。以午餐食用时间为可疑暴露时间，发病最短潜伏期为 15 分钟，最长潜伏期为 120 分钟，中位潜伏期为 30 分钟。

（2）人群分布

在 40 例病例中，男性 19 名，占 48%；女性 21 名，占 52%。年龄最大者 75 岁，年龄最小者 2 岁。该食堂有工作人员 24 人，有 6 人发病，罹患率为 25%；餐厅当日接待游客约 100 人，有 40 人发病，罹患率为 40%。

（3）地区分布

病例仅局限在 A 餐饮有限公司就餐的患者中，在 A 地区的其他餐饮单位就餐的游客无类似症状患者。当日中午共接待游客约 100 人，分布在 22 桌就餐，其中出现病例的餐桌有 12 桌，占总数的 55%。

3. 危险因素暴露情况

发病患者来自不同家庭，72 小时内唯一共同进餐史为在 A 餐饮有限公司进食的午餐。当日的菜谱为地三鲜、砂锅菜、炸茄子、清水煲全鸡、扁豆排骨卷、蟹味菇汤、农家炖豆腐、炸花椒芽、炒蟹味菇、炸河虾、小炒肉和米饭等。病例所点餐食较为分散，食用频率较高的餐食为地三鲜、砂锅菜、炸茄子、炸花椒芽、炸河虾、小炒肉和米饭。对6名发病厨师的调查发现，厨师发病前仅进食过米饭和炸茄子，食用后约30分钟出现不适，临床表现与游客相同。

病例食用不同食物后出现相似的临床表现，且发病潜伏期短，初步考虑为化学性因素致病的可能性大。结合患者食用餐食分散的特点，初步怀疑做菜调料为可能的污染来源。

餐厅加工食物用水来自两口自备井水，所有加工食物均用同样的水源，病例仅分布在55%的餐桌，考虑饮水污染的可能性不大。

（二）食品卫生学调查结果

所有食品原料均为当天早晨购进，存放在原辅料仓库，每天早晨7:00根据当日食谱进行粗加工和清洗备用。所用食品调料油、盐、酱油等随用随买，目前剩余调料为4月初购进。厨房用的淀粉分为两种：一种为大包装（20kg），主要用于煎炸食品的包裹；另一种为小包装（200g），主要用于菜品勾芡。

（三）实验室检测情况

病例餐桌的剩余食品19件，砷、汞、银化物、锑、铋、亚硝酸盐、氟乙酰胺、鼠药安妥、有机磷农药、氨基甲酸酯类农药、毒鼠强共11项指标的现场快速检测结果均为阴性。

毒物筛查结果显示，病例血液、尿液、呕吐物可乐定阳性。病例食用过的炸茄子、地三鲜3件样本可乐定阳性。35件调料等样本中，"炸茄子淀粉"［即大包装（20kg）淀粉］中检出可乐定，进一步定量结果为994mg/kg，其余34件样本可乐定检测结果均为阴性。

五、调查结论

通过流行病学调查，结合患者的临床表现和实验室检测结果，该事件是一起由于食用A餐饮公司提供的午餐引起的化学性食物中毒事件，中毒物质为可乐定。中毒食品为炸茄子、地三鲜等。中毒原因为大包装（20kg）淀粉受到污染，具体污染原因和来源不明，不排除存在人为因素的可能。

六、建议

食品安全监管部门和公安部门对淀粉的来源进行追查，查明污染来源，排除系统性风险的可能，防止类似事件再次发生。

案例五

一起由苦葫芦引起的食源性疾病
暴发事件流行病学调查报告

一、背景

20XX 年 8 月 12 日 23:40，某市疾病预防控制中心接到有关部门通知：有 3 人出现恶心、呕吐等症状到 K 医院急诊就诊，怀疑与食品有关。接到报告后，疾病预防控制中心派出调查组于 8 月 13 日 0:20 赶到 K 医院进行流行病学调查，以查明事件原因。

二、基本情况

经现场核实，有王 XX 等 10 人，于 8 月 12 日 18:00 左右到 A 餐厅就餐，19:30 起陆续有 4 人出现以恶心、呕吐为主的症状，随后到 K 医院急诊科就诊，医师进行对症治疗。截至 8 月 13 日 11:00，4 名患者的症状均已缓解。A 餐厅占地面积 132m²，尚未取得餐饮服务许可证。共有员工 4 人，其中，厨师 1 人、帮厨 1 人、服务人员 2 人。8 月 2 日共接待客人 70 余人，其中晚餐 16 人。

三、调查方法

（一）现场流行病学调查

1. 病例定义

将 20XX 年 8 月 12 日 18:00 左右在 A 餐厅就餐后出现恶心、呕吐症状之一的人定义为病例。

2. 病例搜索

根据病例定义对当日 18:00 左右在 A 餐厅就餐的患者逐一进行排查，完成病例的个案调查，包括病例基本情况、发病情况、诊疗情况、就餐情况。

3. 危险因素暴露情况调查

调查病例的饮食、饮水情况。选择符合病例定义的病例作为病例组，在共同就餐人员中选择无任何临床症状的人员作为对照组，通过病例对照研究探索可疑食品。

（二）食品卫生学调查

通过现场观察食物加工场所的布局、卫生条件与卫生设施，询问从业人员健康状况，查看食物加工场所卫生管理情况，根据流行病学调查结果发现高危食物后，详细询问该食物的原料采购、储存、加工制作等环节。

（三）实验室检测

采集患者肛拭子 3 件。在 A 餐厅采集厨师肛拭子 1 件，操作间食品公用具涂抹 2 件，剩余食品煮花生、煮毛豆各 1 件。6 件样本送疾病预防控制中心检测。根据患者的临床症状体征和潜伏期，确定检测项目为诺如病毒、金黄色葡萄球菌及肠毒素和蜡样芽胞杆菌。

四、调查结果

（一）现场流行病学调查结果

1. 基本情况与临床特征分布

依据病例定义，本次经过调查，有 5 人符合病例定义。5 名病例临床表现以恶心、呕吐为主，无危重病例。详见表 7.16。

表 7.16　5 名病例临床症状表现

症状	人数	比例（%）	具体描述
恶心	5	100	
呕吐	4	80	1~2 次
腹痛	4	80	上腹部绞痛
头晕	4	80	
腹泻	3	60	糊状、水样便
口干	1	20	

医院临床诊断为"胃肠炎""腹痛待查""食物中毒"，3 人进行了血常规检查，其中 1 人白细胞计数升高，为 10.06×10^9/L，中性粒细胞百分数升高，为 81.1%，其余 2 人血常规正常。1 人进行了便常规检查，未见异常。医院对患者进行了对症治疗，症状均缓解。

2. 三间分布特征

经调查，5 名患者发病前 72 小时内有唯一共同就餐史，为 20XX 年 8 月 12 日晚餐，就餐地点为 A 餐厅，就餐时间为 18:00 左右。5 名患者发病时间最早为 20XX 年 8 月 12

日 19:30，发病时间最晚为 20XX 年 8 月 12 日 23:30。相对于可疑餐次的最短潜伏期为 30 分钟，最长潜伏期为 4.5 小时，中位数为 70 分钟。

共同就餐人数为 10 人，其中 8 人为王 XX 的亲戚，2 人为王 XX 的朋友。年龄分布在 11~48 岁，男女比例为 3:7，发病的 5 人均为王 XX 亲戚。

3. 危险因素暴露情况

8 月 12 日晚餐共有 2 批顾客（16 人）在 A 餐厅就餐，王 XX 等 10 人为其中一批顾客，另 6 人为另一批顾客，其就餐食谱为驴肉拼盘、煮花生、猪蹄、酱香鸡、罗非鱼（自带，现场加工）、炒苋菜、乱炖、清炒苦瓜。目前，未接到其他就餐顾客出现类似情况的报告。

病例一行 10 人就餐食谱为煮花生、煮毛豆、炸花椒芽、红辣椒炒葫芦丝、㑇炖鱼、炒丝瓜、红辣椒炒青西红柿、猪耳朵豆角（扁豆丝）炒肉丝、贴饼子。病例对照的分析结果（表 7.17）显示，100%（5/5）的病例和 20%（1/5）的对照食用过红辣椒炒葫芦丝（OR=40.00，95%CI 1.05~1524.39），可疑食品是红辣椒炒葫芦丝，食用的 6 人均反映红辣椒炒葫芦丝苦味很重。经查阅有关文献，葫芦瓜是一种经常食用的葫芦科蔬菜，但有苦味的葫芦瓜含有碱糖甙毒素，这种毒素受热不易破坏分解，误食后会引起头晕、恶心、呕吐、腹痛、腹泻等症状，可导致食物中毒。

表 7.17　可疑食品的病例对照研究结果

食品	病例		对照		OR*	95%CI*
	吃	未吃	吃	未吃		
煮花生	5	0	4	1	2.50	0.07~95.27
煮毛豆	5	0	3	2	6.67	0.22~202.49
炸花椒芽	4	1	2	3	6.00	0.35~101.57
红辣椒炒葫芦丝	5	0	1	4	40.00	1.05~1524.39
㑇炖鱼	4	1	2	3	6.00	0.35~101.57
炒丝瓜	1	4	3	2	0.17	0.01~2.82
红辣椒炒青西红柿	3	2	2	3	2.25	0.18~28.25
猪耳朵豆角炒肉丝	5	0	3	2	6.67	0.22~202.49
贴饼子	5	0	4	1	2.50	0.07~95.27

* 频数为 0 的格子，计算 OR 和 95%CI 时以 0.5 代替。

（二）食品卫生学调查结果

A 餐厅负责人员自述 8 月 12 日病例一行所食用菜品中，葫芦丝、扁豆、丝瓜等原材料为 A 餐厅自家种植。红辣椒炒葫芦丝制作过程：葫芦摘洗干净后，切块，用开水焯，开锅煮约 2 分钟。放油，加葱姜蒜，倒入焯水的葫芦和红辣椒丝，翻炒 2 分钟，出锅。

（三）实验室检测结果

20XX 年 8 月 20 日实验室检测结果显示，所有标本均未检出诸如病毒、金黄色葡萄球菌及肠毒素、蜡样芽胞杆菌。

五、调查结论

本次事件中病例主要症状为恶心、呕吐、腹痛、头晕等症状，平均发病潜伏期为 70 分钟，与苦葫芦中毒症状较为一致。流行病学调查提示食用红辣椒炒葫芦丝是本次发病的危险因素，食用葫芦丝的 6 人均感觉红辣椒炒葫芦丝苦味很重，食品卫生学调查葫芦丝原材料为自家种植，葫芦在制作前未品尝，切块加工，烹煮时间较短。实验室病原学检测均为阴性。

综合上述流行病学调查资料、患者潜伏期和中毒表现、实验室检验结果、文献资料，判断该起事件为由 A 餐厅提供的红辣椒炒葫芦丝引起的苦葫芦中毒的食源性疾病暴发事件。

六、建议

加强对餐饮单位监管，做好食品留样工作，为食源性疾病暴发事件调查处置中查找致病原因提供条件。

加强食品安全健康教育，特别是对苦葫芦毒性的科普宣传。开展关于有毒植物中毒相关的健康宣教，提升群众对有毒植物的认知，警惕再次发生类似事件。

附　录

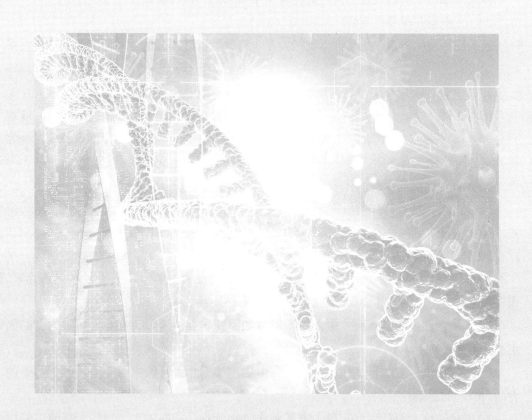

附录 1
食源性疾病判定及处置技术指南（试行）

1. 范围

本指南规定了食源性疾病判定及处置原则。

本指南适用于地方各级疾病预防控制机构和医疗机构对食源性疾病病例和暴发的判定与处置。

2. 术语及分类

2.1 术语

2.1.1 食源性疾病

指食品中致病因素进入人体引起的感染性、中毒性等疾病，包括食物中毒。

2.1.1.1 感染性食源性疾病

摄入被细菌、病毒或寄生虫污染的食品而引起的感染性疾病。

2.1.1.2 中毒性食源性疾病

摄入被生物性毒素、化学性毒物污染或含有天然毒性成分的食品而引起的中毒性疾病。

2.1.2 食源性疾病聚集

出现 2 例及以上具有类似临床表现和可疑共同食品暴露史，多数情况下在时间或地点分布上具有关联的病例。对于细菌性食源性疾病聚集，也包括生物标本中分离菌株经实验室分析确认具有相同或密切相关分子特征的 2 例及以上病例。

2.1.3 食源性疾病暴发

出现 2 例及以上具有类似临床表现的病例，经流行病学调查确认有共同食品暴露史，且发病与食品有关的食源性疾病事件（包括死亡 1 例的事件）。

2.2 分类

2.2.1 细菌性食源性疾病：摄入被致病菌或细菌毒素（如金黄色葡萄球菌肠毒素、肉毒毒素等）污染的食品而引起的感染性或中毒性疾病。

2.2.2 病毒性食源性疾病：摄入被病毒（如甲肝病毒、诺如病毒等）污染的食品而引起的感染性疾病。

2.2.3 寄生虫性食源性疾病：摄入被寄生虫（如广州管圆线虫、旋毛虫等）污染的食品而引起的感染性疾病。

2.2.4 化学性食源性疾病：摄入被某种化学物污染，或在加工、制作、存储过程中产生或误用某种化学物（如亚硝酸盐、钡盐等）的食品，而引起的中毒性疾病。

2.2.5 真菌性食源性疾病：摄入有毒蘑菇或被某种真菌毒素污染（如黄曲霉毒素、

呕吐毒素等）的食品而引起的中毒性疾病。

2.2.6 有毒动物性食源性疾病：摄入含有天然毒性成分的动物性食品（如河鲀鱼、有毒贝类等）而引起的中毒性疾病。

2.2.7 有毒植物性食源性疾病：摄入含有天然毒性成分的植物性食品（如乌头类、菜豆等）而引起的中毒性疾病。

3. 判定依据

食源性疾病的判定主要以临床资料、流行病学调查资料、食品卫生学调查资料、实验室检验结果为依据。食源性疾病暴发的流行病学调查和食品卫生学调查可参照《食品安全事故流行病学调查技术指南》执行；生物标本、食品和环境样品的实验室检验可参照附录 A 执行。

3.1 病例判定依据

3.1.1 流行病学特点。

3.1.2 潜伏期和临床表现。

3.1.3 实验室检验结果。

3.2 暴发判定依据

3.2.1 临床资料。

3.2.2 流行病学调查资料。

3.2.3 食品卫生学调查资料。

3.2.4 实验室检验结果。

4. 判定原则

根据 3 判定依据，在综合分析的基础上对食源性疾病病例或事件进行判定。

4.1 病例的判定

4.1.1 食源性疾病确诊病例。符合某种食源性疾病临床表现和流行病学特点，实验室检验或形态学鉴定结果可以明确致病因子的病例，可判定为某种食源性疾病的确诊病例。主要食源性疾病判定标准见附录 B。

4.1.2 食源性疾病疑似病例。无法明确致病因子的病例，可依据病例的临床表现、饮食暴露史，综合分析判定为食源性疾病疑似病例。

4.2 食源性疾病聚集的判定

符合 2.1.2 定义，尚未确定由共同进餐或食用同类食品和（或）同种致病因子引起的事件可判定为一起食源性疾病聚集。

4.3 食源性疾病暴发的判定

符合 2.1.3 定义，且未共同进餐或未食用同类食品者不发病或发病显著降低，停止食用该类食品或采取食品卫生相关控制措施后无新的病例出现或发病显著降低，可判定为一起食源性疾病暴发。

4.3.1 符合某种食源性疾病的临床表现和流行病学特点，从可疑食品样品中检出与病例同种（或同型）致病因子或形态学鉴定结果可以明确致病因子的，可对病因进行判定。

4.3.2 实验室未从相关样品中检出某种致病因子，现场流行病学调查和食品卫生学结果无法判定致病因子范围、可疑餐次或食品，且根据临床表现也无法推断致病因子时，可判定为病因不明。

4.3.3 实验室未从相关样品中检出某种致病因子，但根据现场流行病学调查和食品卫生学结果可以判定致病因子范围、可疑餐次或食品，可由三名副高级及以上食品卫生专业或具有 5 年以上食品安全事故调查工作经历的技术专家依据流行病学、卫生学和临床表现的主要特点，对病因进行综合判定。

5. 处置原则

卫生健康行政部门和食品安全监管部门建立会商机制，对食源性疾病病例应及时开展临床救治，对食源性疾病暴发（聚集）及时开展流行病学和卫生学调查，病情严重（如死亡）的病例也应及时进行调查核实。对可疑食品、病因食品和暴发场所进行处置。

5.1 对病例的处置

5.1.1 停止食用可疑食品。

5.1.2 采取排除体内有毒有害物质（如催吐、洗胃、导泻、灌肠等），对症治疗和特殊治疗等紧急救治措施，并及时报告当地卫生健康行政部门。

5.1.3 采集病例生物标本的，应尽快送检。

5.1.4 对属于食源性传染病的病例，应依据《传染病防治法》的有关规定，及时报告当地卫生健康行政部门。

5.2 对食品的处置

5.2.1 采集可疑食品样品的，应尽快送检。

5.2.2 及时向当地食品安全监管部门提出保护现场、停止销售并封存尚未出售的可疑食品，对已销售的可疑食品立即召回、封存等建议。

5.2.3 及时向当地食品安全监管部门提出对病因食品进行无害化处理或依法销毁的建议。

5.3 对暴发场所和相关人员的处置

5.3.1 根据暴发的规模、污染可疑食品致病因子的性质，及时向当地食品安全监管部门提出对事件场所采取必要的卫生处理（包括消毒和清洁）的建议。

5.3.2 对已感染或携带某种病原体，并已造成食品污染或可能经食品引起疾病传播的食品生产、加工、经营人员，应依据有关法律法规，及时向当地食品安全监管部门提出限制其从事直接入口食品相关活动的建议。

6. 预防

对食品生产、加工、经营人员及消费者，普及预防食源性疾病的卫生学知识，遵循世界卫生组织的《食品安全五大要点》：保持清洁、生熟分开、彻底加热、在安全的温度下储存食物、使用安全的水和原料。

附录 A 实验室检验原则

实验室检验包括生物标本、食品和环境等相关样品的检验。

1. 生物标本检验

对病例、从业人员的生物标本（如：血、尿、呕吐物、粪便、胃肠内容物）中的可疑致病因子进行特定理化和生物学检验，为食源性疾病的病因判定提供检验依据。必要时采集对照人群的生物标本进行相关项目的检验。

1.1 生物标本的采集参照《临床微生物学检验标本的采集和转运》（WS/T 640）执行。

1.2 生物标本中的致病微生物、寄生虫、化学性毒物的检验，可按照现行卫生行业标准、食品安全国家标准、公共安全行业标准、《国家食源性疾病监测工作手册》规定的有关检测检验方法执行。必要时，标本或阳性菌株送当地疾病预防控制中心或参比实验室进行检测检验或复核确认。

1.3 上述现行标准或手册中未明确规定的理化、微生物、寄生虫及有毒动植物成分的检验方法，可选择团体标准、国际组织等权威机构推荐的方法或专家共识进行检测检验。

2. 食品和环境相关样品检验

包括对可疑食品、各类环境样品中可疑致病因子的理化和生物学检验，为食源性疾病病因判定和病原溯源提供检验依据。

2.1 食品和环境相关样品的采集和致病微生物、寄生虫、化学性毒物及有毒动植物成分的检验，可按照现行食品安全国家标准中相应的检测检验方法执行。

2.2 现行国家标准中未明确规定的理化、微生物、寄生虫及有毒动植物成分的检验方法，可选择国际组织等权威机构推荐的方法进行检测检验。

2.3 具有典型形态学特征的有毒蘑菇和有毒动植物可经权威机构或专家进行形态学鉴定，也可使用基因测序方法进行鉴定，必要时可开展毒理学实验。

附录 B 常见食源性疾病的主要临床表现、常见病因食品、实验室检验及判定标准

附录 B.1　常见微生物性食源性疾病的主要临床表现、常见病因食品、实验室检验及判定标准

附录 B.2　常见化学性食源性疾病的主要临床表现、常见病因食品、实验室检测及判定标准

附录 B.3　常见有毒动植物性食源性疾病的主要临床表现、常见病因食品、实验室检测及判定标准

附录 B.4　常见寄生虫性食源性疾病的主要临床表现、常见病因食品、实验室检验及判定标准

附录 B.5　常见真菌性食源性疾病的主要临床表现、常见病因食品、实验室检测及判定标准

附录 B.1　常见微生物性食源性疾病的主要临床表现、常见病因食品、实验室检验及判定标准

微生物及其毒素		潜伏期	主要临床表现	常见病因食品	生物标本	实验室检验	判定标准
			主要或最初症状为上消化道症状（恶心、呕吐等）				
金黄色葡萄球菌肠毒素		一般在1~9小时	突发严重的恶心、呕吐、腹绞痛、可伴有腹泻和发热	酱卤肉、烧烤肉、凉皮、米粉、米线、米饭、三明治、牛奶、奶油糕点等	粪便、呕吐物	GB 4789.10	符合主要临床表现，生物标本中检出产肠毒素或检出产肠毒素的金黄色葡萄球菌，可判定为金黄色葡萄球菌肠毒素中毒
蜡样芽胞杆菌	呕吐型	1~5小时	以恶心、呕吐为主	剩米饭、面条、米粉、酱卤肉、牛（羊）奶等	粪便（或肛拭子）、呕吐物	WS/T 498	符合主要临床表现，生物标本中检出蜡样芽胞杆菌（≥1×105CFU/g 或 ml），可判定为蜡样芽胞杆菌病
	腹泻型	8~16小时	以腹痛、腹泻为主				
米酵菌酸		一般在2~27小时，偶尔长达2天	恶心、呕吐（呕吐物为胃内容物、重者呈咖啡色样物）、腹泻、头痛等。重者出现黄疸、肝肿大、皮下出血、吐血、血尿、少尿、意识不清、烦躁不安、惊厥、抽搐、休克甚至死亡。一般无发热	发酵玉米面和变质淀粉类制品（如臭碴子、酸汤子、格格豆、汤圆、吊浆粑、河粉等）及变质银耳、木耳等	血液、粪便（或肛拭子）、呕吐物	GB 4789.29 GB 5009.189	符合以下两种情形之一，可判定米酵菌酸中毒：①符合主要临床表现，生物标本中检出米酵菌酸；②符合主要临床表现，生物标本中检出唐菖蒲伯克霍尔德氏菌（椰毒假单胞菌酵米面亚种）产毒实验阳性或动物（小鼠）试验具有毒性
诺如病毒		一般在8~48小时，偶尔长达3~4天	呕吐、腹泻、腹痛、恶心、发热，大便为稀水便或水样便，无黏液脓血	熟肉制品、贝类、生食蔬菜和水果等	粪便（或肛拭子）	《国家食源性疾病监测工作手册》	符合主要临床表现，生物标本阳性，可判定为诺如病毒病

微生物及其毒素	潜伏期	主要临床表现	常见病因食品	生物标本	实验室检验	判定标准
		主要或最初症状为下消化道症状（腹痛、腹泻等）				
非伤寒沙门氏菌	一般为6~24小时，偶尔长达4天	腹泻、腹痛、发热、呕吐等。急性腹泻以黄色或黄绿色水样便为主	酱卤肉、蛋制品、糕点、三明治、肉夹馍等食品	粪便（肛拭子）	WS/T 498	符合主要临床表现，生物标本中检出，可判定为非伤寒沙门氏菌病
志贺氏菌	一般为3~50小时，偶尔长达3~5天	多次发生腹泻、剧烈腹痛，常伴有发热、呕吐、恶心等，初期为水样便，以后可出现带黏液的脓血便	酱卤肉、凉皮、卤面、生食蔬菜和瓜果等	粪便（肛拭子）	WS/T 498	符合主要临床表现，生物标本中检出，可判定为志贺氏菌病
致泻性大肠埃希氏菌 ETEC	一般为2~48小时，偶尔长达4天	腹痛、腹泻、呕吐等。水样便为主，少数有黏液便。部分伴有发热。	酱卤肉、牛排、生食蔬菜等	粪便（肛拭子）	WS/T 498	符合主要临床表现，生物标本中检出，可判定为致泻性大肠埃希氏菌病
EIEC	一般为1~30小时，偶尔长达2天	腹泻、腹痛、呕吐、发热、恶心等。水样便为主，3~6次/天，少数出现黏液便、血便				
EPEC	一般为3~26小时，偶尔长达3天	腹泻、腹痛、恶心、呕吐等，多为黄色或黄绿色水样便（无血）。少数出现发热、头痛，阵发性绞痛等				
EHEC	一般为2~24小时，偶尔长达2天	剧烈腹痛，先出现水样便、1~2天后出现鲜血便或血便相混。部分伴有发热。病程一般为2天~9天。严重者病后不久可发生溶血性尿毒综合征（HUS）				

微生物及其毒素	潜伏期	主要临床表现	常见病因食品	生物标本	实验室检验	判定标准
副溶血性弧菌	4~24小时，偶尔长达2~3天	腹泻、腹痛、恶心、呕吐，部分患者出现发热、头晕等症状。腹泻多为水样便，重者为黏液便和黏血便，多数腹痛为上腹部或脐周阵发性绞痛	虾、鱼、蟹、贝等动物性海产品，受到生鲜动物性水产品交叉污染的其他食品	粪便（或肛试子）	《国家食源性疾病监测工作手册》	符合主要临床表现，生物标本中检出，可判定为副溶血性弧菌病
空肠弯曲菌	1~10天（中位数3~4天）	腹泻、腹痛、呕吐、发热。腹泻多为水样便，严重者可为血性便。病程一般为2~10天	未煮熟的畜禽肉，尤其是鲜鸡肉；受到生鲜禽肉交叉污染的其他食品	粪便（或肛试子）	WS/T 498	符合主要临床表现，生物标本中检出，可判定为空肠弯曲菌病
产气荚膜梭菌	2~36小时	腹痛、腹泻。腐臭腹泻，一般不发热，有时伴有恶心、呕吐	室温下长时间存放的肉类食品	粪便（或肛试子）	GB 4789.13 WS/T 7	符合主要临床表现，生物标本中检出携带 cpe 基因或产气荚膜梭菌（≥1×10⁶CFU/g 或 ml）的，可判定为产气荚膜梭菌病
克罗诺杆菌	不明确	高危人群主要是婴儿，临床症状初期为腹泻、腹痛，少数伴有恶心、呕吐等症状。严重者可引起脑膜炎、败血症和坏死性小肠结肠炎	主要为婴儿配方粉、辅助谷类食品等	粪便（或肛试子）、血液、脑脊液	《国家食源性疾病监测工作手册》	符合主要临床表现，生物标本中检出，可判定为克罗诺杆菌病

微生物及其毒素		潜伏期	主要临床表现	常见病因食品	生物标本	实验室检验	判定标准
单核细胞增生李斯特菌	腹泻型	8~24小时	腹泻、腹痛，少数伴有发热	冷冻饮品、生食蔬菜、熟肉制品、生食水产品等	粪便、脑脊液、血液、妊娠产物（胎盘、羊水等）	《国家食源性疾病监测工作手册》	符合主要临床表现，生物标本中检出，可判定为单核细胞增生李斯特菌病
	侵袭型	2~6周	初期出现败血症类似流感症状，后期可发展为败血症、脑膜炎、脑膜脑炎，自然流产、早产、死产等。高危人群为新生儿、孕妇、免疫缺陷者				
神经系统症状（视觉障碍、眩晕、麻痹等）							
肉毒梭菌及其毒素	中毒型	一般为4~72小时，偶尔长达5~10天	一般具有恶心、呕吐、腹痛、头痛、腹泻等前驱症状，继而出现视力模糊、眼睑下垂、呼吸困难、吞咽困难等症状。重症病例可因呼吸肌麻痹所致呼吸障碍引起窒息、昏迷、心力衰竭和电解质紊乱而死亡	多为家庭自制的风味或民族风俗食品，有密封加工和储存过程（如发酵），包括臭豆腐、风干牛肉、豆瓣酱、豆豉、面酱、火腿肠、肉灌肠及肉类罐头等	血液、粪便、呕吐物	GB 4789.12	符合以下两种情形之一，可判定肉毒毒素中毒：①符合主要临床表现，生物标本中检出毒素；②符合主要临床表现，继而进行的相同型别抗毒素治疗有效

微生物及其毒素		潜伏期	主要临床表现	常见病因食品	生物标本	实验室检验	判定标准
肉毒梭菌及其毒素	感染型	不确定	高危人群为婴儿，初期出现突发便秘，继而出现神经症状，肌张力减弱。啼哭声和吮乳力减弱、面乏表情、吞咽困难、眼睑下垂、瞳孔散大、口腔分泌物增多目等反应减弱、腱、颈软而无力支撑头部。严重者因呼吸衰竭而死亡	多为被肉毒梭菌芽胞污染的婴幼儿食品	血液、粪便、呕吐物	GB 4789.12	符合以下两种情形之一，可判定肉毒毒素中毒：①符合主要临床表现，生物标本中检出毒素，生物标本中检出毒素，生物标本中检出毒素，而进行的相同型别抗毒素治疗有效

附录 B.2 常见化学性食源性疾病的主要临床表现、常见病因食品、实验室检测及判定标准

化学物	潜伏期	主要临床表现		常见病因食品	生物标本	实验室检测	判定标准
亚硝酸盐	一般在10分钟~3小时，偶尔长达1天	主要或最初症状为上消化道症状（恶心、呕吐等）					
		轻度中毒	可出现头晕、嗜睡、头痛、乏力、心慌、胸闷、恶心、呕吐、口唇、耳郭、指（趾）甲轻度发绀等，高铁血红蛋白在10%~30%	熟肉制品、腌制蔬菜等食品，或将亚硝酸盐当食用盐误用	呕吐物或胃内容物、血液	GB/T 5009.33	符合以下两种情形之一，可判定亚硝酸盐中毒：①符合主要临床表现，有明确暴露史；②符合主要临床表现，且生物标本中检出
		重度中毒	可出现皮肤、黏膜发绀，口唇、指甲、眼结膜、眼眶和耳朵等部位青紫明显，高铁血红蛋白可超过50%、心悸、心律紊乱、呼吸困难、惊厥、休克、昏迷甚至死亡，患者呼吸衰竭甚至死亡				
有机磷农药	10分钟~2小时（一般在30分钟内）	神经系统症状（视觉障碍、眩晕、震颤等）					
		表现为头晕、头痛、恶心、呕吐、多汗、流涎、胸闷、视物模糊、视物模糊，瞳孔缩小等。中毒明显者可出现肌束震颤等烟碱样表现；严重者可表现为肺水肿、昏迷、呼吸衰竭、脑水肿，且伴有不同程度的全血胆碱酯酶活性下降		喷洒有机磷农药的蔬菜水果及农作物	呕吐物或胃内容物	GB/T 5009.20	符合以下两种情形之一，可判定有机磷农药中毒：①符合主要临床表现，有明确暴露史；②符合主要临床表现，且生物标本中检出
甲醇	1~24小时，偶尔长达2~3天	轻者	出现头痛、头晕、乏力、视力、视物模糊，轻至中度意识障碍，或视乳头充血、视乳头视网膜水肿或视野检查有中心或旁中心暗点，或轻度代谢性酸中毒	假酒	呕吐物、血液、尿液	GA/T 1073	符合以下两种情形之一，可判定甲醇中毒：①符合主要临床表现，有明确暴露史；②符合主要临床表现，且生物标本中检出
		重者	出现重度意识障碍，或视力急剧下降，甚至失明或视神经萎缩，或严重代谢性酸中毒				

化学物	潜伏期	主要临床表现	常见病因食品	生物标本	实验室检测	判定标准
		胃肠道和/或神经系统症状				
致痉挛杀鼠剂（毒鼠强、毒鼠硅等）；（氟乙酰胺、氟乙酸钠、毒鼠硅、甘氟及氟乙酸钠及甘氟等）	多小于30分钟（毒鼠强、毒鼠硅等）；30分钟~2小时（氟乙酰胺、氟乙酸钠、毒鼠硅、甘氟及氟乙酸钠及甘氟等）	头痛、头晕、恶心、呕吐、四肢无力等症状，可有同大性癫痫样发作，重者癫痫样发作，或精神病样症状，如幻觉、妄想等；严重者可出现癫痫持续状态，或合并其他脏器功能衰竭	被杀鼠剂污染的粮食、蔬菜、水果等食品	血液、呕吐物、胃内容物	GA/T 205	符合以下两种情形之一，可判定致痉挛杀鼠剂中毒：①符合主要临床表现，有明确暴露史；②符合主要临床表现，生物标本中检出
氨基甲酸酯农药	10~30分钟	头晕、头痛、乏力、视物模糊、恶心、流涎、多汗、瞳孔缩小等，小部分患者可出现面色苍白、上腹部不适、呕吐、胸闷，以及肌束颤动等。严重者可出现肺水肿、脑水肿等	喷洒氨基甲酸酯类农药的蔬菜、水果及农作物	呕吐物或胃内容物	GB/T 5009.104 GB/T 5009.163 GA/T 1907	符合以下两种情形之一，可判定氨基甲酸酯农药中毒：①符合主要临床表现，有明确暴露史；②符合主要临床表现，生物标本中检出
瘦肉精	30分钟~10小时，平均为1~2小时	心动过速，呼吸加速，面颈、四肢肌肉颤动，四肢抖动甚至不能站立，四肢乏力，有时伴有呕吐，头痛、恶心、腹痛、面色潮红、两眼充血	羊、猪、牛等畜肉及内脏	呕吐物、血液、尿液	GB/T 5009.192 GB 21313 GB/T 22286	符合主要临床表现，生物标本中检出，可判定瘦肉精中毒
		循环系统症状				
抗凝血类杀鼠剂（溴敌隆、杀鼠灵、杀鼠醚、杀它仗以及敌鼠、氯敌鼠、杀鼠酮等）	一般1~3天	鼻衄、牙龈出血、皮肤瘀斑及紫癜等症状。中毒明显者可进一步出现血尿，或便血、或阴道出血，或球结膜出血等；严重者可出现消化道大出血，或颅内出血，或咯血等	被杀鼠剂污染的粮食、蔬菜、水果等食品	血液、呕吐物、胃内容物	GA/T 1905	符合以下两种情形之一，可判定抗凝血类杀鼠剂中毒：①符合主要临床表现，有明确暴露史；②符合主要临床表现，生物标本中检出

附录 B.3　常见有毒动植物性食源性疾病的主要临床表现、常见病因食品、实验室检测及判定标准

有毒动植物及其毒素	潜伏期	主要临床表现		常见病因食品	生物标本	实验室检测	判定标准
河鲀毒素	10分钟~4小时	神经系统症状（麻木、刺痛、麻痹等）		河鲀鱼、织纹螺、蟾等	呕吐物、血液、尿液	GA/T 1608 GB 5009.206	符合以下两种情形之一，可判定河鲀毒素中毒：①符合主要临床表现，有明确暴露史；②符合主要临床表现，生物标本中检出河鲀毒素
		轻者	口唇、舌尖及肢端感觉麻木，手指和脚趾刺痛或麻痛等				
		重者	出现运动神经麻痹，四肢瘫痪，共济失调，言语不清，失声，呼吸困难，循环衰竭，呼吸麻痹；还可有恶心、呕吐、头晕、腹泻、腹痛、血压下降、心律失常等临床表现				
贝类毒素	麻痹性贝类中毒 数分钟~20分钟	胃肠道和/或神经系统症状	唇、舌、指头、腿、颈麻木，运动失调、头痛，重症者呼吸肌麻痹死亡	主要为贻贝、文蛤、赤贝、扇贝、牡蛎、杂色蛤等双壳贝类及织纹螺、泥螺等贝类和蟹类螃蟹等	呕吐物、胃内容物	GB 5009.212 GB 5009.213 GB 5009.261 GB 5009.198	符合以下两种情形之一，可判定贝类毒素中毒：①符合主要临床表现，有明确暴露史；②符合主要临床表现，生物标本中检出贝类毒素
	神经毒性贝类中毒 数分钟~数小时		唇、舌、喉咙和手指麻木，肌肉痛，头痛，冷热感觉倒错，腹泻，呕吐				
	腹泻性贝类中毒 30分钟~3小时		恶心、呕吐、腹泻、腹痛、寒战、头痛、发热				
	失忆性贝类中毒 24~48小时		呕吐、腹泻、腹痛、神志不清、失忆、失去方向感、惊厥、昏迷				

有毒动植物及其毒素	潜伏期	主要临床表现		常见病因食品	生物标本	实验室检测	判定标准
发芽马铃薯（龙葵素）	10分钟~10小时	咽喉部烧灼感和烧灼感，头晕、乏力、恶心、呕吐、上腹部疼痛、腹泻等，严重者有耳鸣、脱水、体温升高、烦躁不安、谵妄、昏迷、瞳孔散大、脉搏细弱、全身抽搐，可因呼吸麻痹致死		发芽或表皮变成青绿色的马铃薯及未充分成熟的番茄等	血液、呕吐物	GA/T 1909	符合以下两种情形之一，可判定发芽马铃薯中毒：①符合主要临床表现，有明确暴露史；②符合主要临床表现，生物标本中检出龙葵素
菜豆（皂甙、植物凝集素）	1~5小时	初期感觉胃部不适，继而恶心、呕吐、腹痛，部分可有腹泻、头晕、头痛、胸闷、心悸、乏力、四肢麻木，甚至电解质紊乱等		未煮熟的扁豆、四季豆、芸豆、刀豆等	—	—	符合主要临床表现，有明确暴露史，可判定菜豆中毒
桐油	30分钟~4小时	轻者	恶心、呕吐、腹泻、腹痛等，常伴有胸闷、口干、手足麻木、全身乏力、抽搐，部分有发热	桐油、油桐果实等	—	GB 5009.37	符合主要临床表现，有明确暴露史，可判定桐油中毒
		重者	可出现蛋白尿、血尿、血便；肝、肺功能异常；间质性肺水肿、血气分析异常；心慌、心肌酶升高、心电图异常，可因心脏麻痹而死亡				

有毒动植物及其毒素	潜伏期	主要临床表现		常见病因食品	生物标本	实验室检测	判定标准
乌头类	10分钟~10小时	轻者	出现舌唇、指尖及四肢麻木，伴有恶心、呕吐、头晕、视力模糊等症状	川乌、草乌、附子等	血液	GA/T 1904 GA/T 934	符合以下两种情形之一，可判定乌头类中毒：①符合临床主要表现，有明确暴露史；②符合主要临床表现，生物标本中检出乌头类物质
		重者	出现心率加速、心律不齐、血压下降、呼吸困难、昏迷，甚至死亡				
组胺	10分钟~3小时	过敏症状		金枪鱼、沙丁鱼、鲐鱼等青皮红肉鱼	血液	GB/T 5009.45	符合以下两种情形之一，可判定组胺中毒：①符合主要临床表现，有明确暴露史；②符合主要临床表现，生物标本中检出组胺
		皮肤潮红、恶心、呕吐、腹痛、腹泻、四肢麻木、视力模糊，并伴有头痛、头晕、脉搏快、胸闷、心跳呼吸加快、血压下降。一般体温正常					

附录 B.4　常见寄生虫性食源性疾病的主要临床表现、常见病因食品、实验室检验及判定标准

寄生虫	潜伏期	主要临床表现		主要病因食品	生物标本	实验室检验	判定标准
绦虫	2~3个月	主要或最初症状为下消化道症状（腹痛、腹泻等）		主要为生的或半生的及未烧熟煮透的猪、牛肉、淡水鱼及海鱼	粪便	WS 379	符合主要临床表现，生物标本中检出虫卵或节片，可判定绦虫病
旋毛形线虫（旋毛虫）	一般为5~15天，多为10天，长者达40天	出现全身感染的症状（发热、发冷、乏力、疼痛等）		主要为生的或半生的及未烧熟煮透的动物肉类（猪肉、狗肉、羊肉及其制品）	胖肠肌或三角肌等横纹肌组织、血清、脑脊液	WS 369	符合主要临床表现，生物标本中检出毛幼虫或血清或脑脊液检出旋毛虫抗体阳性，可判定旋毛虫病
		幼虫侵入肠型期	恶心、呕吐、腹泻、腹痛，可伴乏力、厌食、畏寒、低热，持续时间约为1周				
		幼虫移行肌型期	弛张热或不规则热，发热38℃~40℃，可伴畏寒、头痛，出汗，局部或全身肌肉剧痛，有明显触痛，压痛，以胖肠肌最明显。眼睑、面部浮肿，可扩展至全身，重者可出现肺炎、心肌炎、心功能不全、脑膜炎、脑炎等表现。持续时间1周~2个月				
		囊包形成期	急性炎症消失，全身症状逐渐消失，肌肉疼痛，可持续数月				
			多数呈亚临床型，表现为长期不明原因发热和腰背肌肉酸痛，可伴早期眼睑水肿，无胃肠症状、无皮疹，部分患者肌痛不显，仅四肢酸困乏力				

寄生虫	潜伏期	主要临床表现		主要病因食品	生物标本	实验室检验	判定标准
华支睾吸虫（肝吸虫）	一般为 15~26 天	急性	畏寒发热、头痛、恶心、乏力、腹胀、腹痛、食欲不振等症状，并伴有肝大、腹泻和右上腹痛等症状，黄疸及外周血嗜酸性粒细胞增多等体征	主要为生的或半生的及未烧熟煮透的淡水鱼、虾或饮用含有囊蚴的生水	粪便、十二指肠引流液、胆汁或血清	WS 309	符合主要临床表现，生物标本中检出成虫或虫卵或成虫，或血清用抗体阳性，可判定华支睾吸虫病
		慢性	一般无症状，或以纳差、腹胀、腹泻、乏力和神经衰弱等症状为主。常并发胆囊炎、胆结石。晚期患者有肝硬化、腹水，儿童可出现生长发育障碍等				
并殖吸虫（肺吸虫）	3~6 个月	胸肺型	咳嗽、胸痛、铁锈色血痰或血丝痰、烂桃样血痰和（或）胸膜病变的相关症状与体征	主要为生的或半生的及未烧熟煮透的淡水蟹、蝲蛄、蛙、野兔、野猪等	痰、粪便、皮下包块及各种组织、胸腔积液或血清	WS 380	符合主要临床表现，生物标本中检出虫卵或成虫，或血清抗体阳性，可判定并殖吸虫病
		肺外型	常见的有皮下包块型、腹型、肝型、心包型、脑型、脊髓型、眼型、阴囊肿块型等，各有相应的症状与体征				
广州管圆线虫	一般为 1~35 天，平均 14 天	起病较急，以发热、可伴有恶心、呕吐，可伴神经系统表现。剧烈头痛、颈项强直常见，或有其他神经系统表现。检查时可有颈部抵抗。痛觉过敏。患者可因颅内压增高而出现恶心、呕吐，颈项强直等症状，严重时谵妄、意识障碍、昏迷，甚至死亡		以生的或半生的及未烧熟煮透的淡水螺为主	血清、脑脊液	WS 321	符合以下两种情形之一，可判定广州管圆线虫病：①符合主要临床表现，脑或眼部检出虫体；②符合主要临床表现，血清或脑脊液中抗体/循环抗原阳性

附录 B.5 常见真菌性食源性疾病的主要临床表现、常见病因食品、实验室检测及判定标准

真菌及其毒素		潜伏期	主要临床表现	常见病因食品	生物标本	实验室检测	判定标准
			神经系统和／或胃肠道症状				
	胃肠炎型	10 分钟~6 小时	恶心、呕吐、腹痛、腹泻、黏液水样便，或伴有头晕、头痛、全身无力等	青褶伞菌、日本红菇、近江粉褶菌、黄粉末牛肝菌、毒新牛肝菌、苦粉孢牛肝菌、发光类脐菇等	尿液、血液、呕吐物、胃内容物	形态学和分子生物学鉴定、毒素检测	符合以下两种情形之一，可判定毒蘑菇中毒：①符合主要临床表现，有明确暴露史；②符合主要临床表现，生物标本中检出毒蕈毒素
	神经精神型	30 分钟~6 小时	有或无胃肠道症状，可出现瞳孔缩小、多汗、流涎、流泪、兴奋、幻觉、步态蹒跚、心动过缓等。严重者可出现呼吸困难、昏迷等，并可伴有谵妄、精神失常、兴奋、狂躁、幻视、幻听、被害妄想、攻击行为等	球基鹅膏、兰茂牛肝菌、热带紫褐裸伞、丝盖伞属物种、裸盖菇属物种等			
有毒蘑菇	溶血型	30 分钟~3 小时	除有恶心、呕吐、腹泻、腹痛等胃肠道症状外，可出现溶血性黄疸、贫血、血红蛋白尿、肝脾肿大等	卷边桩菇			
	急性肝损害型	6~24 小时	早期可有恶心、呕吐、腹泻等。多数中毒者经 1~2 天的"假愈期"后，再次出现恶心、呕吐、腹部不适、纳差，并有肝区疼痛，肝脏肿大、黄疸，出血倾向等。少数呈暴发性，可出现肝性脑病、呼吸衰竭、循环衰竭，少数病例可有心律失常、少尿、尿闭等表现	致命鹅膏、灰花纹鹅膏、黄盖鹅膏、肉褐鳞环柄菇、毒环柄菇、条盖盔孢伞等			
	急性肾衰竭型	8~12 小时	主要表现为少尿、无尿，肾功能衰竭，肝功能中度受损	欧氏鹅膏、拟卵盖鹅膏、假褐云斑鹅膏等			

续表

真菌及其毒素		潜伏期	主要临床表现		常见病因食品	生物标本	实验室检测	判定标准
有毒蘑菇	横纹肌溶解型	15分钟~2小时	早期表现为恶心、呕吐、腹泻、腹痛等胃肠道症状，6~12小时后出现酱油色尿、肌肉疼痛、肢体无力等横纹肌溶解症状，可导致急性肾功能衰竭甚至死亡		亚稀褶红菇	尿液、血液、呕吐物、胃内容物	形态学和分子生物学鉴定、毒素检测	符合以下两种情形之一，可判定毒蘑菇中毒：①符合主要临床表现，有明确暴露史；②符合主要临床表现，生物标本中检出毒蘑菇毒素
	光敏皮炎型	24~48小时	可出现皮肤红肿或疱疹，日光照射后症状加重		胶陀螺、叶状耳盘菌			
霉变甘蔗		一般2-8小时，短者十几分钟，长者十几小时	轻者	恶心、呕吐、腹痛等胃肠道症状	霉变甘蔗	呕吐物、血液	GB 4789 16 WS/T 10	符合以下两种情形之一，可判定霉变甘蔗中毒：①符合临床表现，有明确暴露史；②符合主要临床表现，生物标本中检出3-硝基丙酸
			重者	视力障碍、眼球垂直或水平震颤、阵发性抽搐、现为四肢强直、屈曲、内旋，手呈鸡爪状)、昏迷、死亡				
脱氧雪腐镰刀菌烯醇		一般0.5~2小时，短者10~15分钟，长者4~7小时	呕吐、恶心、腹痛、腹泻、口干、流涎、无力、头晕、头痛，可有发热、颜面潮红		赤霉病麦、霉变小麦、霉变玉米等制作的食品	呕吐物	GB 5009.111	符合以下两种情形之一，可判定脱氧雪腐镰刀菌烯醇中毒：①符合临床表现，有明确暴露史，排除其他中毒；②符合主要临床表现，生物标本中检出脱氧雪腐镰刀菌烯醇

食源性疾病暴发诊断（美国 CDC）

病原体		潜伏期	临床表现	认定依据
细菌性				
蜡样芽胞杆菌	致呕毒素	1~6 小时	呕吐、部分腹泻、发热少见	2 名以上病例例粪便中检出相应病原菌，而对照组患者粪便中未检出；或从正确采样处理的 1g 可疑食物中检出相应病原菌达 1×10^5 个
	致泻毒素	6~24 小时	一些患者出现腹泻、腹部绞痛和呕吐；发热不常见	
布鲁氏菌		几天至几个月，一般 >30 天	乏力、发热、头痛、多汗、发冷、关节痛、体重减轻、脾肿大	有 2 名以上病例且患者血或骨髓培养物中检出相应病原菌；数周后血清滴度上升 4 倍以上，或有共同进食史和类似临床表现者的单次血清滴度达到 1:160 以上
空肠 / 结肠弯曲菌		2~10 天，通常为 2~5 天	腹泻（常常带血）、腹痛、发热	2 名以上病例粪便和（或）可疑食物中检出相应病原菌
肉毒梭菌		2~8 天，通常为 12~48 小时	症状轻重不等，常见复视、视力模糊、眼肌无力、双侧自上而下且进行性加重的软瘫	病例血清、粪便、胃内容物或可疑食物中检出相应毒素；或采自病例类便或肠道的样本中检出相应病原菌
产气荚膜梭菌		6~24 小时	腹泻、腹绞痛。呕吐和发热较少见	从正确采样处理的两名以上病例 1g 类便和（或）可疑食物中检出相应病原菌达 1×10^5 个或检出相应肠毒素

病原体		潜伏期	临床表现	认定依据
致病性大肠埃希氏菌	出血性大肠埃希氏菌	1~10 天；通常 3~4 天	腹泻（常带血）、腹痛（常较剧烈）、轻度发热或不发热	2 名以上病例粪便和（或）可疑食物中检出 O157：H7 菌或其他产志贺样毒素的大肠埃希氏菌
	产肠毒素性大肠埃希氏菌	6~48小时	腹泻、腹绞痛、恶心。呕吐和发热较少见	2 名以上病例粪便中检出相应血清型且能产生耐热和（或）不耐热肠毒素的病原菌
	致病性大肠埃希氏菌	不固定	腹泻、发热、腹部绞痛	2 名以上病例粪便中检出相应血清型的病原菌
	侵袭性大肠埃希氏菌	不固定	腹泻（偶尔带血）、发热、腹绞痛	2 名以上病例粪便中检出相应血清型的病原菌
单核细胞增生李斯特菌	侵袭型病	2~6 周	脑膜炎、新生儿脓毒症、发热	从用普通灭菌法消毒过的部位检出相应病原菌
	腹泻型病	不详	腹泻、腹绞痛、发热	2 名以上病例粪便和（或）可疑食物中检出相应血清型的病原菌
非伤寒沙门氏菌		6~10 天；通常 6~48小时	腹泻，常伴有发热和腹绞痛	2 名以上病例粪便和（或）可疑食物中检出相应血清型的病原菌
伤寒沙门氏菌		3~60 天；通常 7~14 天	发热、厌食、不适、头痛、肌肉酸痛，有时伴腹泻或便秘	2 名以上病例粪便和（或）可疑食物中检出相应病原菌
志贺氏菌		12小时~6天，通常 2~4 天	腹泻（常带血），常伴发热和腹绞痛	2 名以上病例粪便和（或）可疑食物中检出相应血清型的病原菌
金黄色葡萄球菌		30 分钟~8 小时，通常 2~4小时	呕吐，腹泻	2 名以上病例粪便或呕吐物中检出相同形态的病原菌；或从 1g 可疑食物中检出的相应病原菌达 1×10⁵ 个 或检出该菌肠毒素
A 型链球菌		1~4 天	发热、咽炎、猩红热、上呼吸道感染	2 名以上病例咽拭样本和（或）可疑食物中检出 M 型或 T 型病原菌

病原体		潜伏期	临床表现	认定依据
霍乱弧菌	O1 或 O139	1~5天	水样腹泻，常伴呕吐	2名以上病例粪便或呕吐物中检出能产生毒素的相应病原菌，或可疑食物中检出相应病原菌；或最近未经过免疫接种病例的急性期和恢复期早期的抗病原菌或其毒素的抗体显著升高
	非O1和非O139	1~5天	水样腹泻	2名以上病例粪便中检出相应血清型的病原菌
副溶血性弧菌		4~30小时	腹泻	2名以上病例粪便中检出神奈川现象阳性的病原菌；或从1g可疑食物中检出神奈川现象阳性的病原菌达 1×10^5 个
小肠结肠炎耶尔森菌		1~10天；通常4~6天	腹泻、腹痛（常较重）	2名以上病例粪便和（或）可疑食物中检出致病性的相应病原菌株
化学性				
水产品毒素	雪卡毒素	1~48小时，通常2~8小时	通常先有胃肠道症状，然后出现神经系统症状（包括唇、舌、喉和四肢麻痹及冷热感觉颠倒等）	可疑鱼类食物中检出鱼肉毒素，或进食了曾导致过鱼肉毒素中毒的鱼类（如甲鱼、鲶鱼或梭鱼）而出现相应临床症状
	组胺	1分钟~3小时；通常＜1小时	皮肤潮红、眩晕、口腔和喉咙灼热、头痛、胃肠道症状、风疹、全身瘙痒	可疑鱼类食物中检出（大量）组胺；或进食了曾导致过组胺中毒的鱼类（如鲭科鱼、金枪鱼、沙丁鱼等）而出现相应特征的临床症状
	麻痹性或神经毒性贝类	30分钟~3小时	唇、口腔或面部、四肢等处麻痹，肠道症状或蠕动减弱，呼吸困难	可疑食物中检出相应毒素；或出产可疑贝类的水域检出大量甲藻类海藻
	河鲀鱼、河鲀毒素	10分钟~3小时，通常10~45分钟	唇、舌、脸、颊、四肢等处麻痹，继而麻木、本体感丧失或产生漂浮感	可疑鱼类食物中检出河鲀毒素，或进食过河鲀鱼的人出现了相应特征的临床症状

病原体	潜伏期	临床表现	认定依据
重金属（锑、镉、铜、铁、锡、锌）	5分钟~8小时，通常＜1小时	呕吐，通常有金属味	可疑食物中检出高浓度的相应金属元素
味精（谷氨酸钠）	3分钟~2小时，通常＜1小时	胸、颈、腹、四肢烧灼感，轻飘感，脸部紧束感，胸部重压感	进食的食物中含大量（通常超过1.5g）味精，并出现了相应特征的临床症状
有毒蘑菇毒素 — 短效毒素（蝇蕈醇、蝇蕈碱致幻素、鬼伞属、鹅膏蕈氨酸）	2小时	常见呕吐和腹泻，其他症状因毒素而异，主要有头晕、视力模糊、流涎、大汗、幻觉、类二硫仑反应	进食过有毒蘑菇并出现了相应特征的临床症状，或可疑蘑菇或食物中检出相应毒素
有毒蘑菇毒素 — 迟发毒素（如鹅膏菌属）	6~24小时	腹泻，腹绞痛达24小时，继而肝衰竭、肾衰竭	
寄生虫性			
隐孢子虫	2~28天，平均7天	腹泻、恶心、呕吐、发热	2名以上病例粪便或小肠活检样本中检出相应病原体或其抗原；或可疑食物中检出相应病原体
环孢子虫	1~14天，平均7天	腹泻、恶心、厌食、体重减轻、痉挛、胀气、疲劳、低热，可能复发或持续	通过显微镜或分子方法在2名或2名以上病例的粪便中发现或肠吸出物中发现寄生虫的证据，或在与病例有关的食品中发现寄生虫的证据
贾第鞭毛虫	3~25天，平均7天	腹泻、胀气、痉挛、恶心、疲劳	在2名或2名以上病例的粪便或小肠活检样本中发现寄生虫
旋毛虫	肠内期1~2天	发热、肌痛、眼眶浮肿、嗜酸性粒细胞增多	2名以上病例血清学检测阳性和（或）肌肉活检样本中检出旋毛虫囊蚴，或可疑食物中检出旋毛虫囊蚴

病原体	潜伏期	临床表现	认定依据
		病毒性	
甲型肝炎	15~50 天，平均 28 天	黄疸、茶色尿或黑尿、疲劳、厌食、恶心	2 名以上进食过可疑食物的病例血清中检出 IgM 型甲型肝炎抗体
诺如病毒	12~48 小时，平均 33 小时	腹泻、呕吐、恶心、腹绞痛、低烧	至少通过实时或常规逆转录－聚合酶链反应（RT-PCR）在两份粪便或呕吐物样本中检测到病毒 RNA；或者至少在两份或多份粪便或多份粪便通过电子显微镜观察到具有特征形态的病毒；或者两份或多份粪便通过商业酶联免疫吸附试验（ELISA）检测呈阳性
星状病毒	12~48 小时	腹泻、呕吐、恶心、腹部绞痛、低烧	至少通过实时或常规逆转录－聚合酶链反应（RT-PCR）在两份粪便或呕吐物样本中检测到病毒 RNA；或者至少在两份或多份粪便或多份粪便通过电子显微镜观察到具有典型形态的病毒；或者两份或多份粪便通过商业酶联免疫吸附试验（ELISA）检测呈阳性